临床多学科联合诊疗经典病例解析

主 编 王昆华

人民卫生出版社

图书在版编目（CIP）数据

临床多学科联合诊疗经典病例解析 / 王昆华主编
. —北京：人民卫生出版社，2020
ISBN 978-7-117-29402-7

Ⅰ.①临…　Ⅱ.①王…　Ⅲ.①临床医学–病案　Ⅳ.
①R4

中国版本图书馆 CIP 数据核字（2020）第 058750 号

| 人卫智网 | www.ipmph.com | 医学教育、学术、考试、健康，购书智慧智能综合服务平台 |
| 人卫官网 | www.pmph.com | 人卫官方资讯发布平台 |

临床多学科联合诊疗经典病例解析

主　　编：王昆华
出版发行：人民卫生出版社（中继线 010-59780011）
地　　址：北京市朝阳区潘家园南里 19 号
邮　　编：100021
E - mail：pmph @ pmph.com
购书热线：010-59787592　010-59787584　010-65264830
印　　刷：北京盛通印刷股份有限公司
经　　销：新华书店
开　　本：710×1000　1/16　印张：21
字　　数：388 千字
版　　次：2021 年 2 月第 1 版　2021 年 2 月第 1 版第 1 次印刷
标准书号：ISBN 978-7-117-29402-7
定　　价：98.00 元
打击盗版举报电话：010-59787491　E-mail：WQ @ pmph.com
质量问题联系电话：010-59787234　E-mail：zhiliang @ pmph.com

顾　问　何　黎

主　编　王昆华

副主编　曾　仲　何　飞　黄　洁　俞　岚

编　委（按姓氏笔画排序）

王　兵　王昆华　申吉鸿　代晓明
刘孝东　汤　昜　祁文瑾　苏艳军
杜开利　李　薇　李文亮　李玉叶
李经辉　李彦林　杨　斌　何　飞
余化霖　宋滇平　张　敏　张力燕
周　竹　孟照辉　赵学凌　钟莲梅
俞　岚　施云飞　袁瑞红　耿　力
夏仁品　钱　军　钱传云　徐　健
徐　静　徐玉善　翁　敏　黄　洁
黄永坤　崔　悦　梁　进　蒋爱梅
程若川　曾　仲　谭　洪　缪应雷

多学科协作(multiple disciplinary team,MDT)诊疗是现代国际医疗领域广为推崇的诊疗新模式。MDT真正实现以患者为中心,以疾病为出发点,由多名不同学科专家共同为患者进行诊疗决策,提出最佳诊疗方案。继而由主管该患者的学科单独或多学科联合严格执行该治疗方案,定期反馈患者的治疗情况,并进行质量评估和优化,实现"多对一"的诊疗新模式。MDT使患者得到同质化的诊断和治疗,可有效避免不规范诊疗及过度医疗,最大限度减少误诊误治,缩短患者诊断和治疗的等待时间,制定最佳治疗手段,让患者得到个体化精准治疗。同时,MDT避免了不停转诊、重复检查给患者及其家庭带来的负担,从根本上降低医疗费用,极大地改善了患者的就医体验。

国际上顶尖的医院均是MDT诊疗实践的先驱者,目前MDT诊疗模式已覆盖到所有疾病,尤其应用在肿瘤诊治方面。在法国、英国等国家,MDT诊疗模式已经成为医院医疗体系的重要组成部分,由国家强制实行;美国的部分肿瘤治疗中心也建立了MDT诊疗工作制度,美国国家综合癌症网络(NCCN)发布的肿瘤诊治指南即是MDT诊疗模式讨论后得出的诊疗规范。在20世纪,我国许多肿瘤医院已开展MDT诊疗,2010年卫生部开始组建全国肿瘤规范化诊疗专家委员会,2015年5月15日,中国医师协会外科医师分会多学科综合治疗专业委员会(简称"中国医师协会外科医师分会MDT专委会")成立,并发布《MDT的组织和实施规范(第一版)》。

昆明医科大学第一附属医院是一所集医疗、教学、科研、干部保健于一体的大型综合医院,是国家首批"三甲"医院,为云南省医疗行业的龙头医院,近年来在探索实践智慧医疗、优化就医流程、提升就医感受、创新医联体建设等方面做出实绩,综合实力快速提升,在西南地区享有较高的影响力。2010年在全院范围内开展MDT诊疗模式,先后建立专科病种MDT团队30余个。通过

MDT 诊疗模式,打破学科间壁垒,促进学科间横向交流,最大化地实现各专业学科的优势整合,推动学科间联动式发展,不断提升医院整体医疗服务水平、学术研究水平以及临床创新能力。

本书收集、整理了医院近五年来各临床专业 MDT 团队具有代表性的病例,图文并茂,通过每一个真实病例的 MDT 诊疗过程记录、阶段性总结以及诊治关键点回顾,与国内同行分享诊治经验。经过多轮次遴选,书中所收录的三十三例经典病例涉及学科领域广泛、内容系统全面,具有较强的参考性和实用性,希望为广大临床医护工作者和医院管理者提供一份学习实践的重要资料。在此,对为本书编著付出辛勤汗水的全体编委和给予指导、帮助的多位临床前辈表示诚挚谢意!

王昆华　昆明医科大学第一附属医院院长
2020 年 11 月

目 录

胸椎管内外肿瘤到底谁来切

（MDT 科室：骨科、神经外科、胸外科、医学影像科、
病理科、化疗科、放疗科）

一、病 例 分 析

患者，女，55 岁，已婚已育，农民。

（一）主诉

左胸疼痛伴麻木感半年，加重 2 周。

（二）病史

半年前无明显诱因出现左侧胸部疼痛，疼痛较轻，呈灼热样疼痛，由后方向前方放射，做扩胸运动时可诱发疼痛。当时未予重视，症状时轻时重。2 周前患者因"上呼吸道感染"出现咳嗽，上述胸痛加重，到当地医院行 CT 检查，提示"左侧后纵隔占位，神经源性肿瘤可能"，遂到上级医院就诊。起病以来，体重无明显减轻，大小便正常，现咳嗽等"上呼吸道感染"症状已缓解。既往史、个人史无特殊。

（三）体格检查

生命体征平稳，营养中等，全身浅表淋巴结未及肿大，皮肤黏膜无异常，无"咖啡牛奶斑"，心、肺、腹部未见异常。做胸廓过度扩张动作可诱发左胸放电样疼痛、麻木感。脊柱全长未见畸形，体表未扪及包块，棘突、棘旁无压痛、叩痛；左侧肋缘水平条形皮节区域痛觉、触觉减退，双下肢感觉对称存在，

1

肌张力、肌力正常,深反射存在,病理征阴性;会阴区感觉正常,括约肌功能正常。

(四) 辅助检查

1. 实验室检查 血常规、生化检查、凝血功能、肿瘤标记物未见明显异常。

2. 影像学检查

(1) 胸椎正侧位 X 线片(图 1-1):T_8 椎体左侧弧形软组织影,未见明显骨质破坏。

(2) 胸部 CT 平扫(图 1-2):左后纵隔占位病变,邻近椎体左侧椎间孔扩大,纵隔占位似与邻近椎体左侧椎间孔相连,考虑神经源性肿瘤。

(3) 胸椎 CT(图 1-3):T_8 水平椎管内可见软组织密度影,无明显分界,局部经左侧椎间孔向外生长,$T_8 \sim T_9$ 左侧椎间孔扩大,相应水平硬膜囊稍受压。T_8 水平椎管内外神经源性肿瘤可能性大。

(4) 胸椎 MRI(图 1-4):$T_8 \sim T_9$ 水平椎管内、左侧椎间孔及椎旁异常信号,在 T_2WI 呈哑铃状等和稍长 T_2 信号,增强实性成分明显强化,其囊变区未见强化,病灶大小约 4.1cm × 2.6cm × 2.2cm,$T_8 \sim T_9$ 左侧椎间孔扩大,相应水平硬膜

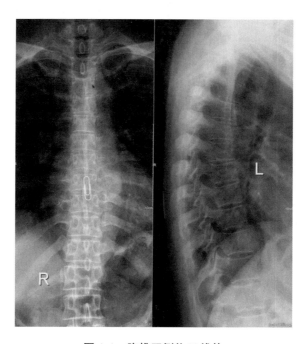

图 1-1 胸椎正侧位 X 线片

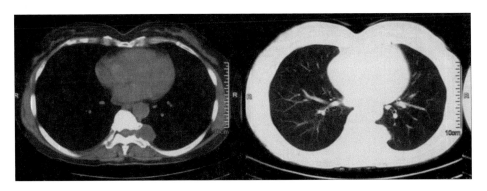

图 1-2　胸部 CT 平扫

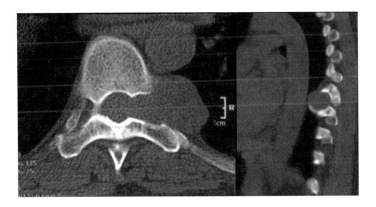

图 1-3　胸椎 CT

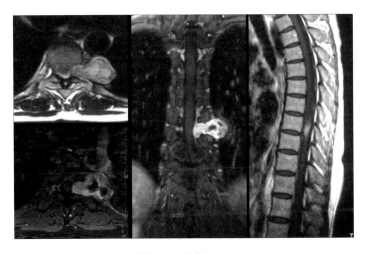

图 1-4　胸椎 MRI

囊左侧缘稍受压。多考虑神经源性肿瘤。

（5）心脏超声：未见异常。

（五）初步诊治

初步诊断：胸 8~9 椎管内外神经源性肿瘤伴神经根损伤。

进一步明确诊断，排除手术禁忌证，拟手术治疗。

二、MDT 分析

（一）病情演变

经过营养神经、对症处理等治疗，患者症状无明显缓解，患者手术意愿强烈。由于病灶位置特殊，同时存在于胸椎管内外，且大部分位于胸廓内，脊椎、胸廓、胸膜等毗邻结构复杂，周围脊髓、肺、主动脉等重要组织众多，手术难度大、风险大，需要进一步定性、定位、定功能的诊断，以制订精准的手术方案。

（二）MDT 意见

1. 术前 MDT

骨科：患者为中年女性，起病缓慢、病程较长，临床表现主要为无诱因的神经根性疼痛及神经根支配区域感觉异常，符合神经源性肿瘤的常见临床表现。患者病程较长，症状进展缓慢，提示病灶生长速度不快，生物恶性程度低，且患者没有消瘦等恶病质表现，辅助检查也未发现全身其他系统及部位肿瘤或肿瘤转移的征象。从临床表现看，符合胸椎神经源性良性肿瘤的特征。结合影像学特点，病灶为软组织性质，单发，经过 T_8~T_9 椎间孔同时侵占椎管内外，部分进入骨性胸腔，符合椎管内外神经源性肿瘤特征，且呈现典型哑铃状分布，在 MRI 增强下实性成分明显强化，其囊变区未见强化，符合神经鞘瘤的特征。初步诊断为 T_8~T_9 椎管内外硬膜外神经源性良性肿瘤，神经鞘瘤可能性大。对于椎管内外肿瘤，诊断中很重要的一部分是神经功能的诊断。患者目前存在 T_8 神经根支配区域的疼痛、麻木及感觉异常，尚未出现远端感觉减退、肌力减弱、肌张力升高、反射异常及括约肌功能异常等脊髓损伤的表现，故神经功能诊断考虑为：T_8 神经根损伤，Frankel 分级 D 级。

医学影像科：椎管内外肿瘤通常有其特定的好发部位，定位是其诊断的第一步。根据肿瘤发生的部位可将椎管内外肿瘤分为髓内肿瘤、髓外硬膜内、硬膜外及混合型。髓外硬膜内肿瘤可表现肿瘤局部蛛网膜下腔增宽、脊髓受压显著。硬膜外肿瘤表现为硬膜外脂肪层的中断、狭窄，肿瘤位于硬膜外脂肪层内。本病例中肿瘤主要位于左侧,沿椎间孔内外分布,脊髓受压不明显,考虑其层次位于硬膜外。

神经源性肿瘤最常见神经鞘瘤和神经纤维瘤,平扫 T_1WI 多表现为低信号,部分为等信号或等低混杂信号,T_2WI 表现为均匀或不均匀的高信号,增强扫描表现为均匀或不均匀明显强化。发生于硬膜外的神经鞘瘤,常沿椎间孔向外蔓延,呈哑铃状或分叶状。哑铃征在其他肿瘤中少见,对定性诊断有较大意义。神经鞘瘤体内有较多液体,常有囊腔形成。

结合本病例,CT、MRI 提示 T_8~T_9 水平椎管内、左侧椎间孔及椎旁异常信号,在 T_2WI 呈哑铃状等和稍长 T_2 信号,增强实性成分明显强化,其囊变区未见强化,与椎管内外神经鞘瘤的影像特点高度吻合,结合临床表现,同意骨科意见,诊断为 T_8~T_9 椎管内外硬膜外神经鞘瘤。

神经外科:同意以上分析及诊断意见。诊断初步明确,治疗上建议手术切除肿瘤。因为患者有症状,且考虑病灶性质为椎管内外肿瘤,即使为良性肿瘤,也会逐渐发展至压迫脊髓引起下肢瘫痪,同时手术也有利于明确诊断。但由于病灶部位特殊,位于胸椎管内外,部分突入骨性胸腔,骨科(脊柱外科)、神经外科、胸外科联合手术,可大幅提高手术成功的概率。

胸椎椎管内外肿瘤累及范围广,周边重要结构多,暴露困难。一期切除椎管内外肿瘤能减少脊髓因出血、牵拉、压迫引起的损伤。Akwari 在 1978 年报告采用椎板切除及肋骨椎体横突切除术治疗胸椎管内外神经鞘瘤;Grillo 采用同一切口后外侧开胸,先切除胸腔内肿瘤,再完成神经外科操作,暴露良好;McCormick 采用外侧胸腔外入路,一期切除胸腰椎和椎旁肿瘤,术中切断椎旁肌肉、关节面、椎弓根、椎板、胸肋关节、4~6cm 肋骨,切除对侧椎板,最多可进行脊髓 360° 减压,避免开胸,但该入路手术要求高,耗时长,影响脊柱稳定性;Onesti 在此基础上进行了改良,经椎旁入路切除胸椎哑铃状肿瘤,但脊柱前外侧暴露不够,若肿瘤累及椎体前方则难以完整切除。

从神经外科的角度,椎管内部分瘤体需切除左侧半椎板,椎管内部分瘤体需要在显微镜下进行精细切除,以保证完整切除及脊髓安全。视术中情况判断是否需要切除对侧椎板。至于椎间孔及胸廓内瘤体的切除,以及脊柱稳定性重建方面,征求骨科和胸外科的意见。

胸外科:术前根据肿瘤主体所在部位将其分为 4 型。Ⅰ型,肿瘤主体位于椎管内,胸腔内肿瘤甚小;Ⅱ型,肿瘤主体位于胸腔内,椎管内肿瘤甚小;Ⅲ型,椎管及胸腔内肿瘤均较大;Ⅳ型,肿瘤累及椎管内、胸腔,且浸润椎弓根、横突、椎板、肋椎关节、椎体。其中Ⅰ型因为胸腔肿瘤较小,实施椎板切除及扩大椎间孔切开术便可充分显露肿瘤;Ⅱ型、Ⅲ型胸腔内肿瘤大,与椎旁重要血管(主动脉、腔静脉、奇静脉)紧密相邻,经胸手术暴露满意,切除肿瘤同时也可保护重要椎旁组织,但术中需要重置体位再切除椎间孔椎管内肿瘤。以上三型常为良性肿瘤,极少侵蚀椎体附件,上述手术方法对脊柱稳定性影响较小。Ⅳ型侵犯范围较广,多为恶性肿瘤,切除椎管内肿瘤同时切除受累的组织可良好暴露胸腔内肿瘤,切除前必须注意保护椎旁组织,避免损伤。

本病例符合以上分型的Ⅲ型,可由胸外科医生采用胸腔镜或开胸手术切除突入胸腔的瘤体,但突入椎间孔及椎管的瘤体则需多科室联合手术治疗,由骨科和神经外科经后路切除,即一期前后路联合手术,以保证肿瘤切除彻底。

综上所述,椎管内外肿瘤可由椎间孔长出突入胸腔后部。由于该肿瘤主体可位于后纵隔,手术可由胸外科医生采用胸腔镜或开胸手术切除,但当肿瘤突入椎间孔和/或椎管时经胸入路则难以完整切除,需要骨科、神经外科等联合手术,一方面保证瘤体切除干净,另一方面保证脊髓得到最大程度的保护。后外侧开胸切口手术野暴露较好,但是存在以下问题:①如定位欠佳误入椎间隙,可能导致显露不良;②需要双腔气管插管以获得更佳显露;③因需要进入胸腔,可能引起肺挫伤,且术后需要留置引流管外接胸腔闭式引流瓶,术后恢复期偏长。胸腔镜手术对瘤体体积偏大、胸腔广泛粘连的患者切除较为困难,且止血欠佳。椎管内外生长的肿瘤经后正中或旁正中切口进行显微手术治疗,多数病例可一期手术切除。

手术要点:①彻底切除肿瘤。②保护脊髓。③尽量保护脊柱稳定结构及重建稳定性;保护胸主动脉等大血管及胸膜。

手术难点:①肿瘤部位特殊,分布于椎管内、椎间孔、骨性胸腔内,涉及不同专科的解剖范畴。②周围重要解剖结构多,脊髓、胸主动脉、下腔静脉、胸膜、肺等,对于不同重要结构的保护需要不同专科的技术和经验。③在切除肿瘤过程中会不同程度破坏脊柱稳定性,应尽量保护椎板、棘突、关节突、韧带等组织,并根据破坏程度进行稳定性重建。

手术计划:①采用后正中或旁正中入路可以满足暴露一侧半椎板、上下关节突、横突及部分肋骨的需要。②在术前准确定位的前提下,切除病变部位相关的部分半椎板、上下关节突、横突及部分肋骨完全可以满足肿瘤切除的需要,尽量保留棘突和棘上韧带、棘间韧带,切除范围可依据术中需要,为避免切除范围过大,去除骨性结构时使用动力系统。③肿瘤切除顺序:椎管内—椎间孔—椎管外胸廓内,按由内而外的顺序切除肿瘤的好处是可尽量保持术野清晰,减少对脊髓及脊神经根的损伤;肿瘤的滋养血管一般和脊神经根伴行,尽早处理肿瘤滋养血管有利于保持术野清晰和减少术中出血。④在包膜内分块切除肿瘤并保持包膜完整是较佳的肿瘤切除方法,只有通过不断地缩小肿瘤体积,才能在有限的空间内完成肿瘤全切。⑤在切开肿瘤包膜和分离肿瘤包膜时,必须是确认为肿瘤真性包膜后才能进行,只有顺肿瘤真性包膜分离,才能确保不损伤周围正常结构。⑥不急于离断肿瘤包膜,利用肿瘤包膜牵拉,采用锐性及钝性分离相结合的方法分离包膜,达到全切肿瘤。⑦T_7~T_{10}左侧椎弓根钉棒系统固定并植骨融合。

手术分工:①骨科:进行切口显露、切除T_8~T_9左侧半椎板、关节突、T_8~T_9左侧部分肋骨,显露肿瘤,过程中注意保护稳定结构、脊髓、胸膜、大血管等组织。②神经外科:在显微镜下切除椎管内瘤体,注意保护脊髓等重要神经结构,并尽量向外扩大显露分离瘤体。③胸外科:进行胸廓内瘤体切除,注意保护胸膜及大血管,避免胸膜撕裂,如有撕裂及时进行修补。④骨科:肿瘤切除后,进行T_7~T_{10}单侧钉棒系统内固定,并植骨融合重建稳定性,视术中稳定结构破坏情况补充固定融合范围。

术前诊断:胸8~9椎管内外硬膜外神经源性良性肿瘤(神经鞘瘤可能性大),神经功能 Frankel 分级 D 级。

治疗方案:手术治疗,骨科、神经外科、胸外科联合手术,经后路T_8~T_9左侧半椎板、关节突切除,T_8~T_9肋骨部分切除,椎管内外神经源性肿瘤切除,T_7~T_{10}左侧钉棒系统固定植骨融合术。

2. 术中 MDT　按术前计划,骨科、神经外科、胸外科三个科室联合,成功完成手术。术中肿瘤显露良好,肿瘤位于硬膜外,包膜完整,采用包膜内分块切除方式完整切除肿瘤,未出现脊髓、胸膜、大血管损伤等情况,稳定性重建良好,植骨充分,内固定稳固。术后影像(图 1-5)提示:肿瘤切除彻底,胸膜完整,脊髓信号正常,压迫解除、无损伤,内固定位置良好。术后患者恢复顺利,未出现相关并发症。术后病理检查(图 1-6)提示神经鞘瘤(良性)。

3. 术后 MDT

病理科:手术所提供病理标本取材满意,苏木精 - 伊红染色(HE 染色)及免疫组化均提示间叶源性肿瘤,符合良性神经鞘瘤的表现,结合临床表现、影像学表现,可确诊为良性神经鞘瘤。

神经外科:手术顺利成功,肿瘤切除完整,未出现术前所担心的并发症,患者术后恢复良好。诊断明确为良性神经鞘瘤,手术为主要治疗手段,多数效果良好。

骨科:手术按计划完成,脊柱稳定结构破坏不多,单边固定融合可满足稳定重建需要,减少了创伤、节省了费用。术后需长期随访,动态排除肿瘤复发、脊柱失稳的情况。

放疗科:对于恶性神经鞘瘤,手术加放射治疗(以下简称"放疗")是本病的主要治疗方法,术后放疗可明显降低局部复发率,减少远处转移率。良性神经鞘瘤对放疗不敏感,且在完整切除肿瘤的情况下无须辅助放疗。故本病例不建议行术后放疗。

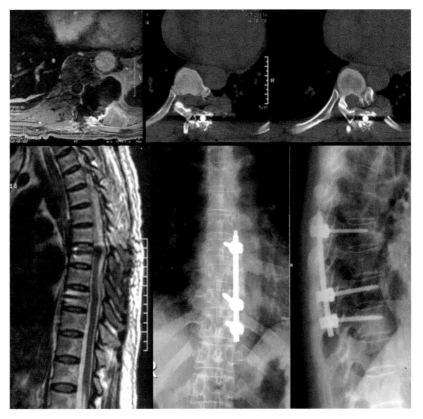

图 1-5　术后影像资料

化疗科:良性神经鞘瘤对化学治疗(以下简称"化疗")不敏感,且肿瘤已完整切除,无须辅助化疗。本病例不建议行术后化疗。

术后随访 2 年情况:患者一般情况良好,未诉特殊不适,原有肋间放射痛消失,专科查体同前,日常生活如常。复查影像资料(图 1-7)提示脊柱稳定性良好,未见肿瘤复发征象。

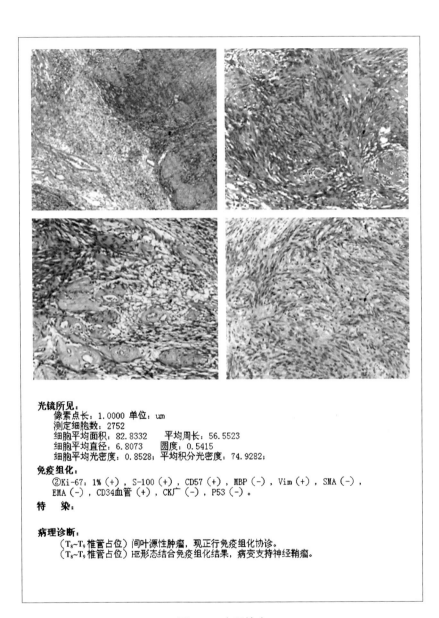

光镜所见：
　　像素点长：1.0000 单位：um
　　测定细胞数：2752
　　细胞平均面积：82.8332　　平均周长：56.5523
　　细胞平均直径：6.8073　　圆度：0.5415
　　细胞平均光密度：0.8528，平均积分光密度：74.9282；

免疫组化：
　　②Ki-67：1%（+），S-100（+），CD57（+），MBP（-），Vim（+），SMA（-），
　　EMA（-），CD34血管（+），CK广（-），P53（-）。

特　　染：

病理诊断：
　　（T₈~T₉椎管占位）间叶源性肿瘤，现正行免疫组化协诊。
　　（T₈~T₉椎管占位）HE形态结合免疫组化结果，病变支持神经鞘瘤。

图 1-6　病理检查

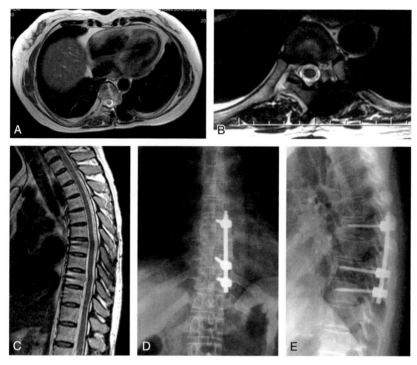

图 1-7　术后 2 年影像资料

A.胸部 MRI T_8 水平横断面;B.胸椎 MRI $T_8 \sim T_9$ 水平横断面;C.胸椎 MRI 矢状面;D.胸椎正位片;E.胸椎侧位片。

三、最终诊断

1. 胸 8~9 椎管内、外神经鞘瘤
2. 神经功能 Frankel 分级 D 级

四、诊治关键点

◆ 胸椎椎管内外肿瘤具有发病率低、解剖部位特殊、病灶性质特殊、所产生症状不典型等特点,常造成诊断、治疗困难、手术风险高的局面。

◆ 本例胸椎椎管内外肿瘤累及胸廓内,毗邻结构复杂、周围重要组织众多,解剖部位涉及多个学科,手术难度大、风险大,MDT 意义重大。

◆ 椎管内外肿瘤的诊断应包括位置层次、良恶性质、神经功能及合并症等方面。

◆ 对于神经鞘瘤,实验室检查方面通常无显著阳性表现,如行腰椎穿刺可发现脑脊液压力增高,脑脊液蛋白含量增高。

◆ 影像学检查(尤其 MRI)对椎管内外肿瘤的诊断、鉴别诊断及治疗方案有重大意义。

◆ 发生于硬膜外的神经鞘瘤,常沿椎间孔向外蔓延,呈哑铃状或分叶状,哑铃征在其他肿瘤中少见,对定性诊断有较大意义。

◆ 胸椎管内外肿瘤,即使为良性,也可能逐渐发展至压迫脊髓引起下肢瘫痪,应积极治疗,必要时手术。椎管内瘤体需要在显微镜下精细切除,以保证完整切除及神经安全。

◆ 胸椎管内外肿瘤突入胸廓内,可选择前侧方经胸腔入路或后方肌肉筋膜入路,经胸腔入路术野显露较好,但存在损伤胸膜、椎管内瘤体显露困难等缺点;后方入路显露胸廓内瘤体困难,但具有无须损伤胸膜、椎管内瘤体显露充分、重建稳定性可靠等优点,应根据具体情况,骨科、神经外科、胸外科等多学科协作以得出最佳手术方案。

◆ 良性神经鞘瘤对放疗和化疗不敏感,手术切除为最佳选择,通常预后良好。

(杜开利　张春强　郭培宇)

推荐阅读资料

［1］毛颖,吴劲松,梁晓华.神经系统肿瘤病例析评:华山医院多学科诊疗团队临床病例精粹.人民卫生出版社,2018.

［2］王忠诚.王忠诚神经外科学.2版.武汉:湖北科学技术出版社,2015.

［3］YONG-JIN P,SUNG-KYU K,HYOUNG-YEON S. Ligament-saving laminoplasty for intraspinal tumor excision:a technical note. World Neurosurg,2019,128:438-443.

中年女性，不明原因心悸气促，真凶究竟是谁

（MDT 科室：心脏内科、呼吸内科、消化内科、风湿免疫科、感染性疾病科、血管外科、医学影像科）

一、病 例 分 析

患者，女，43 岁，已婚已育，公务员。

（一）主诉

发现肺动脉段突出 10 年，活动后心悸、气促 1 年。

（二）病史

10 年前体检时行胸部 X 线片检查发现肺动脉段突出。无心悸、胸闷、气促等不适。以后每年行胸部 X 线片检查发现肺动脉段逐渐增宽，亦未出现任何不适。1 年前，患者出现活动后心悸气促，休息后可好转。行心脏超声示：肺动脉高压（肺动脉收缩压 85mmHg）。无黑矇、晕厥、出汗，无胸痛，无肢体麻木感，无恶心、呕吐、腹痛、腹泻等。为求诊治来诊，以"肺动脉高压"收住心脏内科。

既往史：无先天性心脏病、肺病、结缔组织病、肝病病史。

个人史：无服用减肥药物和静脉吸毒史，无滥用其他毒物、药物史，无放射线接触史。

家族史：无家族遗传病史。

(三) 体格检查

T 36.5℃,P 61 次 /min,R 20 次 /min,BP 120/85mmHg。肺动脉瓣区闻及 3/6 级收缩期杂音。未发现其他异常体征。

(四) 辅助检查

1. 血常规　RBC $5.12×10^{12}$/L,Hb 159g/L,其余正常。
2. BNP　192.28ng/L。
3. HIV 抗体　阴性。
4. 免疫全套检查　阴性。
5. 甲状腺功能　FT_3 1.82ng/L,FT_4 9.90ng/L,TSH 5.27mIU/L。
6. 心电图(图 2-1)　Ⅲ导联异常 Q 波,各导联 T 波低平或浅倒。
7. 胸部 X 线片(图 2-2)　肺动脉段突出,右心室扩大。
8. 超声心动图　肺动脉收缩压 71mmHg,主肺动脉内径增宽,右室前壁增厚。
9. 胸部 CT 和肺动脉 CTA(图 2-3)　心影稍大,以右心房为主;可见肺动脉高压征象,肺动脉增粗,主干直径约 3.9cm;肺动脉及其二级分支未见充盈缺损。
10. 腹部超声　肝脏形态和结构正常,无门静脉高压征象。
11. 下肢血管超声　下肢静脉瓣功能正常,未发现下肢静脉血栓。

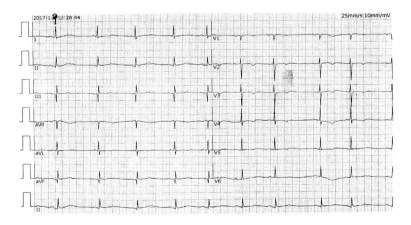

图 2-1　心电图

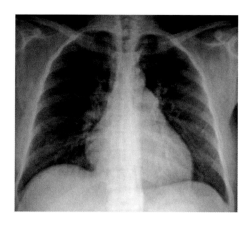

图2-2 胸部X线片

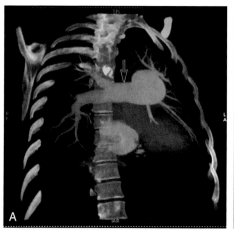

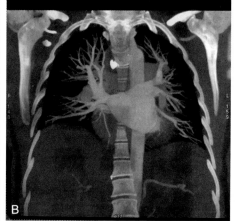

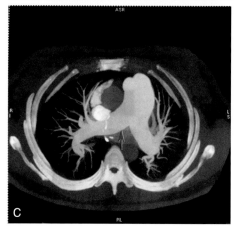

图2-3 肺动脉CTA

空心箭头示主肺动脉增宽；实心箭头示右肺动脉增宽；A.肺动脉CTA冠状面：肺动脉纽和主肺动脉；B.肺动脉CTA冠状面：左右肺动脉及其分支；C.肺动脉CTA水平面：主肺动脉和左右肺动脉。

二、MDT 分析

(一) 病情演变

患者有肺动脉高压的典型症状,胸部 X 线片、心脏超声和胸部 CT 能够证实肺动脉高压的存在,诊断的关键是明确肺高压的原因。导致肺动脉高压的疾病种类繁多,涉及多个科室。经过心脏内科、呼吸内科、风湿免疫科、感染性疾病科、消化内科、血管外科、医学影像科共 7 个科室的会诊讨论,得出诊治意见。

(二) MDT 意见

心脏内科:先天性心脏病,如房间隔缺损、室间隔缺损、动脉导管未闭等,是导致肺动脉高压的常见病因,而患者经过心脏超声和胸部 CT 检查,未发现先天性心脏病的证据,可排除先天性心脏病。

呼吸内科:与肺动脉高压有关的呼吸内科疾病包括慢性阻塞性肺疾病和肺栓塞。患者既往无慢性支气管炎病史,体检未发现肺气肿体征,胸部 CT 不支持慢性阻塞性肺疾病,可排除慢性阻塞性肺疾病所导致的肺动脉高压;下肢血管超声未发现静脉血栓,肺动脉 CTA 未发现肺动脉主干和二级分支的血栓,上述检查未见肺栓塞的确切证据。

消化内科:患者无肝病史,肝功能正常,腹部超声未见肝脏形态结构异常,可排除门静脉高压所致的肺高压。

风湿免疫科:患者为中青年女性,应该考虑风湿免疫性疾病,但患者无风湿免疫性疾病活动的病史,风湿免疫性相关抗体均为阴性,目前不考虑风湿免疫性疾病所致的肺高压。

感染性疾病科:患者无静脉吸毒史,HIV 抗体阴性,可排除 HIV 感染所致的肺高压。详细询问病史,了解到患者无长期滥用药物、毒物史和放射线接触史,亦不考虑此方面原因所致的肺高压。

血管外科:肺动脉 CTA 不支持肺动脉畸形所致的肺动脉高压。

医学影像科:患者的胸部 CT 和肺动脉 CTA 发现肺动脉高压的征象,如肺动脉主干增宽、右心房增大,但没有先天性心脏病、肺栓塞、慢性阻塞性肺疾病和肺动脉畸形的影像学表现,同意心脏内科、呼吸内科和血管外科的意见,目前可排除先天性心脏病、慢性阻塞性肺疾病、肺动脉畸形这三种疾病,且暂无肺栓塞的确切证据。但影像学检查能清晰探测到肺动脉主干、叶、段肺动脉内的栓子,而对亚段及外周肺动脉栓子的敏感性有限,尚不能排除亚段肺动脉和周围动脉栓塞。

经上述 7 个科室讨论,认为需行右心导管检查进一步明确诊断及治疗。患者行右心导管检查和急性肺血管反应试验,结果如下:肺动脉平均压(mPAP)56mmHg,测算肺血管阻力(PVR)41.84mmHg·min/L(Wood 单位),肺动脉楔压(PAWP)8mmHg,Fick 法测心输出量(CO)4.5L/min。吸纯氧 10min 后,测 mPAP 44mmHg,PVR 22.48mmHg·min/L(Wood 单位)。伊洛前列素溶液 2ml 雾化吸入持续 10min,15min 后再次测 mPAP 38mmHg,PVR 26.23mmHg·min/L(Wood 单位),重复测算 CO 4.5L/min。

经过右心导管检查,确诊肺动脉高压存在,且因急性肺血管反应试验阳性,提示患者对钙通道阻滞剂敏感。

三、最 终 诊 断

特发性肺动脉高压

四、诊治关键点

◆ 肺动脉高压的平均发病年龄是 36 岁,75% 患者集中于 20~40 岁年龄段。

◆ 肺动脉高压的常见病因:先天性心脏病(如房间隔缺损、室间隔缺损、动脉导管未闭等)、慢性阻塞性肺疾病、贫血、睡眠呼吸障碍、结缔组织病、门静脉高压和肝病、静脉血栓病、HIV 感染等可引起继发性肺动脉高压的相关疾病;长期接触毒物(如毒性油菜籽油)、服用抑制食欲的药物(如阿米雷司、芬氟拉明)、长期接触放射线等。肺动脉高压的临床分类见表 2-1。

◆ 肺动脉高压的诊断流程见图 2-4。在本病例中,通过询问病史和相关的无创辅助检查,可排除先天性心脏病、肺栓塞、慢性阻塞性肺疾病、贫血、门静脉高压、结缔组织病、HIV 感染、肺动 / 静脉畸形、药物 / 毒物 / 放射线所致肺动脉高压,初步考虑为特发性肺动脉高压。右心导管检查是诊断肺动脉高压的金标准,该患者在静息状态下测得 mPAP 56mmHg,超过 25mmHg,可确诊为肺动脉高压;PAWP<15mmHg 可排除左心疾病所致肺动脉高压。患者吸入伊洛前列素后,mPAP 由 56mmHg 降至 38mmHg,心输出量前后不变,是阳性结果,提示有较多的肺血管处于痉挛状态,对钙通道阻滞剂敏感。

◆ 序贯联合治疗是特发性肺动脉高压的治疗策略,针对该患者的特点,选择内皮素受体拮抗剂和钙通道阻滞剂联合治疗。①内皮素受体拮抗剂:波生坦 62.5mg,2 次 /d,1 个月后如无肝功能受损,剂量增加至 125mg,2 次 /d,长

表 2-1　肺动脉高压的临床分类

分类	分项
1. 动脉性肺动脉高压	1.1　特发性 1.2　遗传性 1.3　药物和毒物所致动脉性肺动脉高压 1.4　疾病相关肺动脉高压 　　1.4.1　结缔组织疾病 　　1.4.2　HIV 感染 　　1.4.3　门静脉高压 　　1.4.4　先天性心脏病 　　1.4.5　血吸虫病
1′ 肺静脉闭塞病和 / 或肺毛细血管瘤样增生症	1′.1　特发性 1′.2　遗传性 1′.3　药物、毒物和放射性所致 1′.4　疾病相关 　　1′.4.1　结缔组织疾病 　　1′.4.2　HIV 感染
2. 左心疾病所致肺动脉高压	2.1　左心室收缩功能不全 2.2　左心室舒张功能不全 2.3　心脏瓣膜病 2.4　先天 / 获得性左心流入 / 流出道梗阻和先天性心肌病 2.5　先天性 / 获得性肺静脉狭窄
3. 肺部疾病和 / 或低氧血症所致肺动脉高压	3.1　慢性阻塞性肺疾病 3.2　间质性肺疾病 3.3　其他限制性与阻塞性通气功能障碍并存的肺部疾病 3.4　睡眠呼吸障碍 3.5　肺泡低通气 3.6　长期居住高原环境 3.7　肺发育异常
4. 慢性血栓栓塞性肺动脉高压和其他肺动脉阻塞性疾病	4.1　慢性血栓栓塞性肺动脉高压 4.2　其他肺动脉阻塞性疾病 　　4.2.1　血管肉瘤 　　4.2.2　其他血管内肿瘤 　　4.2.3　动脉炎 　　4.2.4　先天性肺动脉狭窄 　　4.2.5　寄生虫病(棘球蚴病)
5. 未明和 / 或多因素所致肺动脉高压	5.1　血液系统疾病:慢性溶血性贫血、骨髓增生异常综合征、脾切除 5.2　系统性疾病:结节病、肺组织细胞增多症、淋巴管平滑肌瘤病 5.3　代谢性疾病:糖原贮积症、戈谢病、甲状腺疾病 5.4　其他:肺肿瘤血栓性微血管病、纤维素性纵隔炎、慢性肾功能不全、节段性肺动脉高压

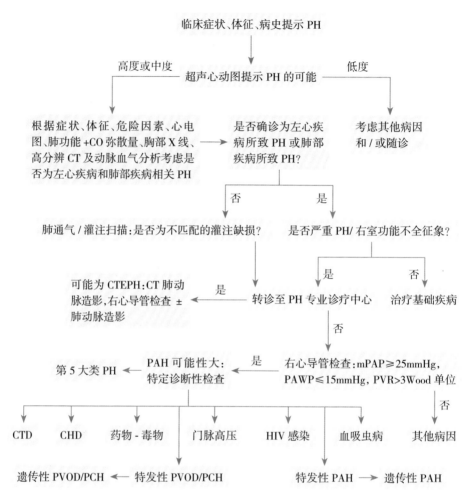

临床症状、体征、病史提示 PH

高度或中度 ← 超声心动图提示 PH 的可能 → 低度

根据症状、体征、危险因素、心电图、肺功能 +CO 弥散量、胸部 X 线、高分辨 CT 及动脉血气分析考虑是否为左心疾病和肺部疾病相关 PH

是否确诊为左心疾病所致 PH 或肺部疾病所致 PH?

考虑其他病因和 / 或随诊

否　　　是

肺通气 / 灌注扫描:是否为不匹配的灌注缺损?

是否严重 PH/ 右室功能不全征象?

是　　　否

可能为 CTEPH:CT 肺动脉造影,右心导管检查 ± 肺动脉造影

← 是 ← 转诊至 PH 专业诊疗中心　　治疗基础疾病

否

第 5 大类 PH ← PAH 可能性大:特定诊断性检查 ← 是 ← 右心导管检查:mPAP≥25mmHg,PAWP≤15mmHg, PVR>3Wood 单位

否

CTD　　CHD　　药物 - 毒物　　门脉高压　　HIV 感染　　血吸虫病　　其他病因

遗传性 PVOD/PCH ← 特发性 PVOD/PCH　　特发性 PAH → 遗传性 PAH

PH. 肺动脉高压;CTEPH. 慢性血栓栓塞性肺动脉高压;PAH. 动脉性肺动脉高压;mPAP. 平均肺动脉压;PAWP. 肺动脉楔压;PVR. 肺血管阻力;CTD. 结缔组织病;CHD. 先天性心脏病;PVOD. 肺静脉闭塞病;PCH. 肺毛细血管瘤样增生症;1mmHg=0.133kPa;1Wood 单位 =80dyn·s·cm⁻⁵

图 2-4　肺动脉高压的诊断流程

期维持。②钙通道阻滞剂:氨氯地平 10mg,1 次 /d,如无明显低血压或下肢水肿,剂量增加至 20mg,1 次 /d。

◆ 治疗 3~4 个月后需要右心导管检查重新评估血管反应性。

(张敏)

推荐阅读资料

[1] 高倩,陈丽莎,金艳坤,等 . ESC/ERS《肺动脉高压诊断和治疗指南》解读之诊断思路与策略 . 中华医学杂志,2016,96(22):1787-1789.

[2] 谢万木,黄可,张泽宇,等 . ESC/ERS《肺动脉高压诊断和治疗指南》解读之定义与分类 . 中华医学杂志,2016,96(10):827-829.

[3] 杨媛华,马瑞晓,庞文翼,等 . ESC/ERS《肺动脉高压诊断和治疗指南》解读之治疗策略 . 中华医学杂志,2016,96(22):1793-1795.

[4] GALIÈ N,HUMBERT M,VACHIERY J L,et al. 2015 ESC/ERS guidelines for the diagnosis and treatment of pulmonary hypertension. Rev Esp Cardiol(Engl Ed),2016,69(2):177.

肝移植术后门静脉血栓如何破解

（MDT 科室：器官移植科、介入科、消化内科、临床营养科）

一、病 例 分 析

患者，男，31 岁，已婚，农民。

（一）主诉

肝移植术后 1 个月余，反复腹胀、呕血、黑便 2d。

（二）病史

患者 1 个月前因"乙型肝炎肝硬化失代偿"在器官移植科行同种异体原位肝移植术，术后相继出现胆漏、腹腔内感染，予以穿刺引流、对症支持治疗后好转出院；2d 前患者出现上腹部胀痛，并发恶心、呕吐，呕吐物为鲜红色血液，量约 500ml，同时解柏油样黑便数次，总量约 500ml。在当地医院予以输血等对症支持治疗，病情稍有好转，为求进一步诊治，遂就诊于上级医院急诊外科。完善胃镜检查，考虑为食管 - 胃底静脉曲张破裂出血，予以套扎止血后转入器官移植科住院治疗。起病以来，患者食欲缺乏，精神可，小便正常，体重无明显变化。既往患者发现慢性乙型肝炎（简称"乙肝"）合并肝硬化 3 年余，规律服用抗病毒药物；3 个月前因食管 - 胃底静脉曲张破裂导致消化道大出血，在外院行内镜下止血治疗；个人史无特殊。

(三)体格检查

T 36.5℃,P 98次/min,R 20次/min,BP 90/60mmHg。患者全身状况差,体重指数(BMI)12.8kg/m²,极度消瘦,皮肤巩膜轻度黄染,全身浅表淋巴结未触及肿大。心肺查体无异常。腹稍膨隆,剑突下脓腔穿刺引流管引流通畅,每日引流出脓性胆汁样液体约50ml。T管引流通畅,引流出胆汁约200ml,未及包块,全腹无压痛及反跳痛,墨菲征(Murphy征)(-),肝肋下未触及,脾Ⅲ度肿大,肚脐下2cm可触及,肝肾区无叩击痛,移动性浊音(+),肠鸣音1~2次/min,双下肢轻度水肿。

(四)辅助检查

1. 实验室检查

(1)血常规:RBC 3.0×10¹²/L,Hb 88g/L,HCT 28%,PLT 65×10⁹/L,其余正常。

(2)肝功能:TBIL 33.2μmol/L,DBIL 25.6μmol/L,IBIL 7.6μmol/L,余正常。

(3)凝血功能、电解质正常。

2. 影像学检查 腹部增强CT示:肝脏移植后,肝门区脓腔较前明显缩小,门静脉主干完全栓塞,门静脉高压伴食管-胃底静脉曲张,脾大,腹腔大量积液,如图3-1。胃镜示食管-胃底静脉曲张并破裂出血。

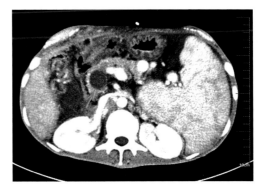

图3-1 腹部增强CT示门静脉血栓(箭头示)

(五)初步诊治

初步诊断:肝移植术后门静脉血栓形成;门静脉高压合并食管-胃底静脉曲张破裂出血;失血性休克。

立即予以输血、补液等抗休克治疗,同时予以禁食、制酸、抑酶、特利加压素降低门静脉压力等对症支持治疗,若再次出现消化道活动性出血,则急诊胃镜下止血;进一步明确诊断,行MDT诊疗分析,指导下一步治疗。

二、MDT 分析

（一）病情演变

患者诊断考虑为肝移植术后门静脉血栓形成，Yerdel 分级Ⅱ级，即门静脉完全栓塞不伴有肠系膜上静脉栓塞。经过相应对症支持治疗后，患者仍然反复出现上消化道出血，病情危急，患者及家属手术意愿强烈，遂组织器官移植科、介入科、消化内科、临床营养科、ICU 等多学科协同诊疗，拟订安全有效的治疗方案。

（二）MDT 意见

器官移植科：患者为肝移植术后 1 个月余，相继出现胸腔积液、胆漏合并腹腔内感染，已行穿刺引流，目前引流效果较好，肝门区脓腔明显缩小，胆漏明显局限控制。现患者出现门静脉血栓形成并栓塞，门静脉高压并食管 - 胃底静脉曲张破裂出血，患者门静脉主干完全栓塞，当务之急必须取出门静脉血栓，解除梗阻；但患者为肝移植术后 1 个月余，目前营养状况极差，消化道大出血后，患者耐受力极差，若外科手术取栓，患者可能难以耐受手术，手术风险极高。而经皮肝门静脉穿刺溶栓取栓、门静脉球囊扩张、门静脉支架植入术可在局部麻醉下进行，对患者心肺及全身营养状况要求低，创伤小，手术风险及并发症出现概率低，故应该作为首选方案。

介入科：患者门静脉血栓形成并栓塞，目前已出现消化道大出血（食管 - 胃底静脉曲张破裂出血）2 次，必须解除梗阻，降低门静脉高压。首先，若行介入经皮肝穿刺门静脉溶栓取栓，存在穿刺窦道高危出血风险；其次，门静脉周围存在脓腔感染，可能已波及门静脉血管壁，行穿刺可能导致感染加重，出现感染性休克、甚至死亡；再次，若行球囊扩张或植入支架，可能导致门静脉吻合口或者门静脉血管壁破裂大出血。故术前需告知患者家属相应情况，同时作出相应对策，如出现大出血，必须第一时间外科手术干预，同时充分备血。

消化内科：患者为门静脉血栓并门静脉高压，目前食管 - 胃底静脉曲张破裂出血数次，若围术期再次出现消化道出血，消化内科则第一时间内镜下止血。同时建议静脉持续泵入特利加压素以降低门静脉压力，质子泵抑制剂抑酸、保护胃黏膜及其他对症支持治疗。

临床营养科：患者极度消瘦，营养风险评分为高危，建议围术期制订合理的营养计划，肠内营养及肠外营养双重补给，保证正氮平衡及维持水电解质平衡，维持白蛋白在 35g/L 以上。

综上所述,确定治疗方案:

治疗要点:解除门静脉血栓栓塞,降低门静脉压力,从而达到解除食管-胃底静脉曲张出血。

治疗难点:患者营养状况极差,消化道大出血后,患者耐受力极差,无论是行外科手术,还是介入下经皮肝穿刺门静脉溶栓取栓,手术风险极高;若出现并发症,患者均有可能预后不良,甚至死亡。

治疗计划:由临床营养科制订详尽营养方案,为患者围术期提供营养支持,改善患者营养不良情况,维持内环境稳定;同时消化内科协助,尽可能降低围术期消化道出血风险,术前将患者血红蛋白补充至正常;介入科先行介入手术,若出现门静脉破裂出血等情况,则器官移植科第一时间行外科手术干预。

(三)诊疗经过

1. 治疗过程 在多学科协助诊疗下,患者按计划在介入科经皮肝穿刺行门静脉造影、门静脉溶栓、门静脉球囊扩张、门静脉支架植入术,如图3-2。术后3d均使用门静脉鞘管行尿激酶持续局部溶栓,溶栓期间密切监测患者生命体征及凝血功能、纤溶三项等。术后口服华法林及阿司匹林肠溶片,将国际标准化比值(INR)控制在2.0~2.5。患者术后症状明显缓解,食欲恢复,复查门静脉造影及增强CT均示门静脉血流恢复,如图3-3、图3-4,患者正常出院。

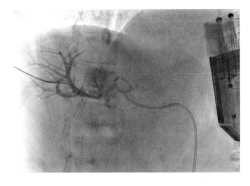

图3-2 介入术中示门静脉狭窄及血栓(箭头示)

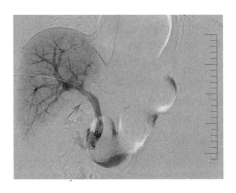

图3-3 介入术后门静脉血流恢复(箭头示)

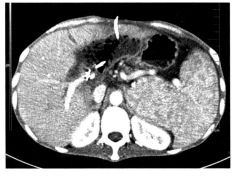

图3-4 介入术后增强CT示门静脉显影(箭头示)

2. 术后随访　患者术后每 2 个月返院复查 1 次。口服华法林 6 个月、阿司匹林 9 个月,一般情况良好,未诉特殊不适,血常规、肝功能、肾功能基本正常,凝血功能中 INR 控制在 2.0~2.5,凝血酶原时间 20s 左右,复查腹部增强 CT 及腹部超声示门静脉支架位置正常,血流良好,未形成血栓;消化道未再出血。

3. 诊疗小结　该患者为肝移植术后 1 个月余出现门静脉血栓形成,门静脉高压合并食管 - 胃底静脉曲张破裂出血,一度出现失血性休克,在数次急诊内镜下止血成功后,生命体征平稳,同时予以输血补液等对症支持治疗。但患者门静脉血栓栓塞所导致的门静脉高压若不解除,则患者仍然会反复消化道出血。在对该患者并发症处理方面,遇到三大难题:第一,患者反复几次消化道出血,若行全身性的溶栓治疗,出血风险极高,且可预计溶栓效果不佳;第二,患者极度消瘦,重度营养不良,全身状况差,如果外科手术干预,患者难以耐受;第三,患者曾有胆漏,在肝门区形成脓腔,虽已引流良好,但可以预测,肝门区粘连水肿较重,若行开腹手术,难度极大。多学科共同协作,首先制订围术期营养计划,改善患者营养,维持患者内环境及生命体征稳定,然后行介入手术,同时备外科急诊手术及内镜急诊止血准备,保障患者安全。患者成功在介入下行经皮肝门静脉穿刺、门静脉球囊扩张、门静脉支架植入、门静脉导管局部溶栓,术后恢复良好。

总之,通过该病例的 MDT 诊疗,为肝移植患者出现门静脉血栓并发症的治疗提供了新的思路及方法,为肝移植患者进一步保驾护航。

三、最 终 诊 断

1. 肝移植术后门静脉血栓形成(Yerdel 分级 II 级)
2. 门静脉高压合并食管 - 胃底静脉曲张破裂出血
3. 失血性休克
4. 轻度贫血
5. 营养不良
6. 胆瘘
7. 肝门部脓肿穿刺引流术后
8. 肝移植状态

四、诊治关键点

◆ 本例患者为肝移植术后 1 个月余并发门静脉完全栓塞,根据 Yerdel 分级为 II 级,同时合并消化道大出血,营养状况极差,病情危重,涉及多个学科,诊治难度大、风险大，MDT 意义重大。

◆ 本病例诊断不难，通过胃镜即可确定为食管 - 胃底静脉曲张破裂出血，完善腹部增强 CT+ 血管成像，即可证实为门静脉血栓栓塞，最后介入术中门静脉造影可进一步确诊。

◆ 门静脉血栓的治疗目前尚未形成统一指南，处理方法多样，如全身系统性抗凝、外科血栓切除、门静脉插管局部溶栓取栓、门静脉球囊扩张、门静脉支架植入、门体分流、再次肝移植等。可根据血栓的严重程度、医院医疗经验及技术水平，个体化治疗，多学科协作。

◆ 目前介入技术日益发展，为门静脉血栓的治疗提供更多的策略。经门静脉局部尿激酶溶栓、门静脉球囊扩张及门静脉支架植入等方法目前已成为肝移植术后门静脉血栓一线治疗方案，成功率高。其优势在于创伤少，对患者全身条件要求低，减少外科手术带来的各种并发症，患者及家属更容易接受。但是同时也要注意避免介入可能带来的新问题，如门静脉穿刺失败可能导致出血及感染等，所以在围术期必须做好充分准备，防患各种可能存在的问题。

◆ 本次手术要点在于解除门静脉梗阻，降低门静脉压力，缓解食管 - 胃底静脉曲张破裂出血；但同时需保障患者能安全渡过围术期，故围术期改善患者营养及尽可能降低手术创伤，减少手术应激，为本次诊治重点。通过器官移植科、介入科、消化内科、临床营养科等多学科协作，制订出最佳治疗方案，使患者受益。

（卿哲　杨世昆　夏仁品）

推荐阅读资料

［1］郑树森. 肝移植. 2 版. 北京：人民卫生出版社，2012.

［2］CAVALCANTE A C B S，ZURSTRASSEN C E，CARNEVALE F C，et al. Long-term outcomes of transmesenteric portal vein recanalization for the treatment of chronic portal vein thrombosis after pediatric liver transplantation. Am J Transplant，2018，18（9）：2220-2228.

［3］NARITA Y，SUGAWARA Y，IBUKI S，et al. Portal vein stent placement in living-donor liver transplantation：a single-center experience. Transplant Proc，2019，51（5）：1522-1524.

［4］XUE Z C，ZHANG X Z，LI X Z，et al. Analysis of portal vein thrombosis after liver transplantation. ANZ J Surg，2019，89（9）：1075-1079.

［5］YERDEL M A，GUNSON B，MIRZA D，et al. Portal vein thrombosis in adults undergoing liver transplantation：risk factors，screening，management，and outcome. Transplantation，2000，69（9）：1873-1881.

怎样对付"缠人又善变"的前列腺癌君

（MDT 科室：泌尿外科、医学影像科、胃肠外科、肿瘤放疗科、病理科）

一、病例分析

患者，男，71 岁，已婚已育。

（一）主诉

进行性排尿困难 6 年余，前列腺特异性抗原异常 1 个月余。

（二）病史

患者 6 年前无明显诱因出现尿频尿急，夜尿增多（每晚 2~3 次），未予重视。后症状加重，出现排尿困难、尿线变细、尿等待、尿滴沥、排尿时间延长、尿不尽等，就诊于当地医院行超声检查示前列腺增生，给予口服药物治疗（具体不详），后症状缓解，自行停药。6 年来上述症状反复出现，但未予重视，自行口服药物治疗。1 个月前体检发现前列腺特异性抗原（PSA）24.8μg/L，1 周前上级医院门诊复查 PSA 31.2μg/L，收入院。起病以来，体重无明显减轻，大便正常。既往史、个人史无特殊。

（三）体格检查

心、肺、腹未见异常。专科检查：直肠指检示前列腺体积增大，质韧，中央沟变浅，右侧叶可触及结节。

(四) 辅助检查

1. 实验室检查　血常规、生化检查、凝血功能未见明显异常。PSA 及 f-PSA 分别为 31.2μg/L、3.4μg/L。

2. 影像学检查　胸部 X 线未见异常。前列腺 MRI 平扫 + 增强 + 弥散 +DWI 示 (图 4-1):前列腺外周带及中央腺体右前份异常信号,多考虑前列腺癌(PI-RADS 5 分);前列腺移行带稍增大并异常信号,考虑前列腺增生(PI-RADS 2 分);直肠及乙状结肠远端肠壁不规则增厚、强化。

3. 骨扫描　第 3、5 腰椎小关节退行性改变;第 2 腰椎体圆形低密度灶,考虑良性病变。

4. 心脏超声未见异常。

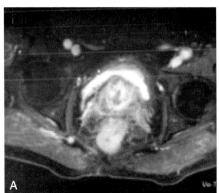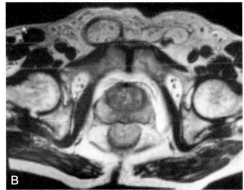

图 4-1　前列腺 MRI 平扫 + 增强 + 弥散 +DWI

A. PI-RADS 5 分,多考虑前列腺癌;B. PI-RADS 2 分,多考虑前列腺增生。

(五) 初步诊治

初步诊断:前列腺增生,前列腺癌可能。

进行肠道准备,局部麻醉,在超声引导下行经直肠前列腺穿刺活检。病理检查:左 1~6 针穿刺组织为良性前列腺增生,个别腺体高级别上皮内瘤变;右 2~6 针穿刺组织免疫组化示肿瘤细胞 PCK(+)、PSA(+)、PSAP(+)、AMACR(+)、P63(-)符合前列腺癌诊断,Gleason 评分 3+3=6 分。排除手术禁忌证,拟手术治疗。

二、MDT 分析

(一) 病情演变

患者为老年男性,年龄 71 岁,呼吸循环系统未见相关基础疾病,预期寿命大于 10 年。目前患者相关检查不考虑远处转移,为局限性前列腺癌,临床分期为 $T_2M_0N_0$,Gleason 评分 3+3=6 分,但患者 PSA 大于 20μg/L,根据 NCCN 风险评估标准为高危前列腺癌。患者具有高危因素,无法等待观察,需进一步治疗。患者为局限性前列腺癌,预期寿命大于 10 年,可行根治性治疗。目前根据 NCCN 指南根治性放疗联合内分泌治疗对于高危 / 极高危局限性前列腺癌具有良好疗效;也有相关研究报道根治性手术 + 辅助内分泌治疗显示出较根治性放疗联合内分泌治疗更好的治疗效果。随着手术技术的提高,腹腔镜前列腺癌根治手术在泌尿外科已经得到很好的应用,患者术后出现并发症概率低,术后恢复时间快。且患者本人对放疗抵触,遂拟腹腔镜手术治疗。

(二) MDT 意见

1. 术前 MDT

泌尿外科:患者为老年男性,呼吸循环系统未见相关基础疾病,预期寿命大于 10 年。目前诊断已经明确为前列腺癌,且患者 PSA 大于 20μg/L,具有高危因素,但患者相关影像学检查肿瘤尚局限,有根治性治疗机会(患者术前 MRI 提示直肠及乙状结肠远端肠壁不规则增厚、强化,请医学影像科及胃肠外科会诊排除转移)。虽然患者前列腺穿刺结果 Gleason 评分 6 分,但根据相关报道,PSA 大于 20μg/L 的患者往往根治性切除后真实 Gleason 评分会升高,生物恶性度比预想要高。目前腹腔镜下前列腺癌根治术主要并发症为尿失禁、直肠损伤、尿道吻合口狭窄。为术前充分评估手术风险,请医学影像科及胃肠外科会诊:前列腺与直肠间脂肪层菲薄但间隙尚可,前列腺外周与直肠分界清晰,为除外直肠侵犯,行直肠镜未见异常;MRI 提示患者前列腺异常信号主要集中在前列腺右侧叶基底及体部,未侵犯前列腺尖部,术中可适当保留尿道长度,减少尿失禁及尿道吻合口狭窄发生率;术中应尽量在前列腺基底部仔细操作,可适当切除膀胱颈,不必追求小膀胱吻合口,避免切缘阳性。

医学影像科:前列腺癌通常好发于前列腺外周带,癌灶 T_2WI 表现为均匀或不均匀的低信号,DWI 表现为高信号,强化期明显增强。目前相关研究推荐根据磁共振多参数扫描进行 PI-RADS 评分,其诊断敏感性及特异性极高。该例患者前列腺右侧叶基底及体部 PI-RADS 评分达到 5 分,高度怀疑前列腺癌。靠近精囊但未见侵犯,前列腺直肠间隙菲薄但清晰,未见直肠与前列腺粘连,前列腺尖部未见异常信号,穿刺结果也未报尖部穿刺点阳性,盆腔淋巴结未见异常信号。遂结合目前情况,考虑前列腺癌组织局限于前列腺右侧叶,有根治性切除条件,但术中应适当注意避免损伤肠道,也应注意右侧叶基底部切缘阳性发生可能性。直肠及乙状结肠远端肠壁不规则增厚、强化,还应结合肠镜情况。

胃肠外科:患者已行肠镜检查,肠腔黏膜光滑,未见异常隆起及凹陷,暂不考虑肠道侵犯及转移。但前列腺直肠陷凹菲薄,术中应仔细操作防止直肠损伤,术前应进行肠道准备,以防直肠损伤后无法进行一期修复。

肿瘤放疗科:放疗是治疗前列腺癌的常规手段,它具有疗效好、适应证广、并发症少等优点。根据治疗目的的不同,可以把放疗分为三类:根治性放疗,是局限期及局部进展期前列腺癌患者的根治性治疗手段;术后放疗,又分为术后辅助放疗和术后挽救放疗两类;转移性前列腺癌的姑息性放疗,延长生存时间及提高生活质量。该患者为有高危因素的局限性前列腺癌患者,对于局限性前列腺癌,放疗与根治术效果相当,各有优劣,但由于有高危因素,放疗应联合雄激素剥夺,优于单一治疗。针对该患者,肿瘤放疗科推荐方案为放疗联合雄激素剥夺。

泌尿外科:目前患者诊断明确为含有高危因素的局限性前列腺癌,尽管临床分期目前为 $T_2M_0N_0$,但有高危因素,目前根据 NCCN 指南及相关临床共识,患者可选择的治疗方案为腹腔镜下前列腺癌根治 + 局部淋巴结清扫术或放疗应联合内分泌治疗(辅助或新辅助)。由于患者对放疗抵触,结合泌尿外科手术技能水平,对于腹腔镜下前列腺癌根治 + 局部淋巴结清扫术已经有一定理解,能在较短手术时间内达到理想的手术效果,遂建议患者手术治疗。但考虑到患者前列腺体积较大且含有高危因素,建议患者接受 3 个月的新辅助内分泌治疗(亮丙瑞林 + 比卡鲁胺方案)。

综上所述,确定术前诊断与手术方案:

术前诊断:局限性前列腺癌。

手术方案:3 个月的新辅助内分泌治疗(亮丙瑞林 + 比卡鲁胺方案)后行腹腔镜下前列腺癌根治 + 局部淋巴结清扫术。

2. 术中 MDT　经过 3 个月的新辅助内分泌治疗后,患者再次入住泌尿外科接受了腹腔镜下前列腺癌根治 + 局部淋巴结清扫术。根据医学影像科及胃肠外科意见,泌尿外科术前给予患者肠道准备,术中仔细分离直肠与前列腺间隙,未损伤直肠,术中适当保留尿道长度,但在分离前列腺与膀胱颈时组织有粘连,其余过程顺利。

3. 术后 MDT　评估预后、确定术后治疗方案。

患者术后 2d 进饮食下床活动，术后 4d 拔除引流管，术后 6d 出院，术后 2 周拔除导尿管，术后 4 周完全控尿。术后病理检查回报：前列腺右前、右后查见腺癌，免疫组化示肿瘤细胞 PCK（+）、PSA（+）、PSAP（+）、AMACR（+）、P63（-），支持前列腺癌诊断，Gleason 评分 4+4=8 分。标本右侧基底部可见少量癌组织位于涂墨切缘。癌未累及标本之左、右侧精囊腺及输精管，送检淋巴结未见癌转移。术后 1 个月和 2 个月复查 PSA 分别为 0.29μg/L 和 0.24μg/L。

病理科：手术所提供病理标本取材满意，由于标本为整个前列腺组织，最终 Gleason 评分 8 分，高于穿刺活检时的 6 分，使高危因素增加，且患者右侧基底部出现切缘阳性。

泌尿外科：手术顺利成功，未出现术前所担心的并发症（尿失禁、直肠损伤、尿道吻合口狭窄），患者术后恢复良好，但由于患者肿瘤主要集中于右侧基底部，造成切缘阳性，患者术后 PSA 水平未降至预期考虑与切缘阳性相关。相关文献报道对于病理切缘阳性患者，可在术后即刻进行辅助内分泌治疗可有效延长患者生存期，但 NCCN 指南中提到根治性前列腺切除后辅助内分泌治疗的作用只针对发现淋巴结阳性的病例。对于根治术后病理切缘阳性的患者，NCCN 指南首推术后辅助放疗，这可使患者取得确切的生存获益，包括总生存期、无转移生存期及无生化检查进展生存期。且术后辅助放疗联合内分泌治疗能使前列腺癌根治术后患者获得更大的生存获益。因此对于该患者，建议即刻行辅助放疗联合内分泌治疗，但由于患者抵触，暂未接受放疗，仅进行亮丙瑞林 + 比卡鲁胺 MAB 方案，建议持续 18 个月的内分泌治疗，治疗期间检测 PSA 及复查 MRI 择机进行辅助放疗。

肿瘤放疗科：对于高危且切缘阳性前列腺癌患者，术后辅助放疗联合内分泌治疗，可使患者取得确切的生存获益，包括总生存期、无转移生存期及无生化检查进展生存期。若患者抵触放疗会对疾病进展造成不利影响，肿瘤局部复发也只能接受补救性放疗，最终还是需要放疗。

术后随访 2 年情况：患者一般情况良好，规律进行亮丙瑞林 + 比卡鲁胺方案，PSA 维持在 4~5μg/L 水平，未见远处转移，嘱患者密切检测 PSA，择期放疗，若出现去势抵抗则进行化疗或者更换内分泌治疗药物。

三、最 终 诊 断

前列腺癌 $T_2M_0N_0$ Gleason 评分 8 分

四、诊治关键点

◆　自从对前列腺癌引入了危险因素评估,对其研究越来越深入,前列腺癌的治疗变得多样化。由于患者疾病本身的多样化,加上不同医院不同医师手术技术、放疗技术的不同,使得医师在治疗方式的选择上,不仅要根据患者情况,还要根据医院技术水平作出相应选择。由于治疗措施的多样化,病情演变的多态性,有必要在 MDT 的基础上根据前列腺癌患者病情作出综合治疗决策。

◆　在术前诊断阶段,影像科可根据 PI-RADS 评分提供相对较高准确性与特异性的诊断,临床医师可和 MRI 诊断医师合作,在超声引导穿刺过程中进行超声 -MRI 认知融合系统与靶向结合的前列腺穿刺活检,提高有临床意义前列腺癌的检出率。影像信息还提供了相对准确的临床分期,为治疗方法的选择及治疗决策提供依据。

◆　由于影像技术的发展,MRI 甚至可在术前对相关并发症作出预警。如该病例术前 MRI 提示前列腺体积较大,术前可使用新辅助方案缩小前列腺体积,降低手术难度;术前 MRI 提示癌灶主要集中前列腺右侧叶体部及基底,前列腺尖部未受累,在手术操作中应注意相关步骤的操作,术前对术后并发症的出现概率有相对可靠的预估。

◆　应警惕含有高危因素(PSA 大于 $20\mu g/L$)但穿刺活检 Gleason 评分较低的患者。绝大多数该类患者由于穿刺漏检了高 Gleason 评分组织,在进行根治术后患者 Gleason 评分会升高,对于该类病例有必要积极治疗或者定期监测重复穿刺。根治性手术术前 / 术后评估为高危,或切缘阳性,或淋巴结阳性患者,根治切除术后应尽早采取适当的辅助治疗,减少手术难度及并发症出现情况、延缓肿瘤复发或转移。

◆　根治切除术后生化检查复发或局部肿瘤复发,补救性放疗对局部肿瘤控制有价值,其时机应尽早,保证适当的放疗剂量。

◆　该患者切缘阳性但拒绝接受术后辅助放疗,仅接受辅助内分泌治疗,应做好患者病情进展为去势抵抗前列腺癌、局部复发或远处转移的准备。针对该情况,有必要对患者进行间歇性内分泌治疗的指导,在治疗过程中有必要对药物进行替换,在治疗过程中密切随访,监测局部是否复发及是否远处转移,准备好随时进行补救放疗或化疗。

(陈跃龙　刘孝东　李颢　张白羽)

推荐阅读资料

［1］ 那彦群, 叶章群, 孙颖浩, 等 . 2014 版中国泌尿外科疾病诊断治疗指南 . 北京: 人民卫生出版社, 2013.

［2］ MOHLER J L, ARMSTRONG A J, BAHNSON R R, et al. Prostate cancer, version 1.2016. J Natl Compr Canc Netw, 2016, 14 (1): 19-30.

复杂枕颈畸形

（MDT 科室：骨科、神经外科、耳鼻咽喉科、医学影像科、麻醉科）

一、病 例 分 析

患者，男，20岁，未婚。

（一）主诉

双上肢麻木活动受限2年余，加重并行走不稳1年余。

（二）病史

患者诉2年余前无明显诱因出现双手麻木，以指尖麻木为重，呈持续性，未予重视，随后双上肢麻木无力，伴颈肩部酸痛。无头晕、头痛、晕厥，无恶心、呕吐，无胸痛、胸闷等症状，曾多次至当地医院就诊，行检查（具体不详），诊断为"肩周炎"，予对症治疗（具体不详）后症状无好转。2年来患者症状进行性加重，近1年来，患者双上肢麻木无力感加重，并出现步态不稳、声音嘶哑等症状，明显影响患者日常生活。为求进一步诊治，至医院就诊，门诊以"颅底畸形"收住入院。患者自发病以来，精神饮食尚可，睡眠可，大小便如常，体重无明显改变。

（三）体格检查

发际线低，颈部有轻度斜颈畸形，左侧胸锁乳突肌紧张挛缩，右侧胸锁乳突肌松弛，下颌轻度右偏，头颈部屈伸受限，颈胸腰椎无明显侧凸畸形，各椎棘突棘间无压痛。伸舌居中，咽反射正常，无构音障碍，味觉正常，指鼻试验（-），闭目难立征(-)。四肢及躯干感觉减退,右侧更明显,四肢肌力4级,双手夹纸试验(+),四肢腱反射均亢进,双侧霍夫曼征(+),双侧巴宾斯基征(+),右侧髌阵挛(+),右侧踝阵挛(+)。

(四)辅助检查

1. 实验室检查　血常规、生化检查、凝血功能等未见明显异常。

2. 影像学检查

(1)颈椎X线片:正侧位见下颌向右侧稍微偏斜,寰枕融合,颈2椎体发育异常有两对椎弓根,寰枢脱位,齿状突超过腭枕线并后倒。颈椎前屈后伸位见寰齿间隙并未随体位改变而发生变化,提示可能为难复性寰枢脱位(图5-1)。

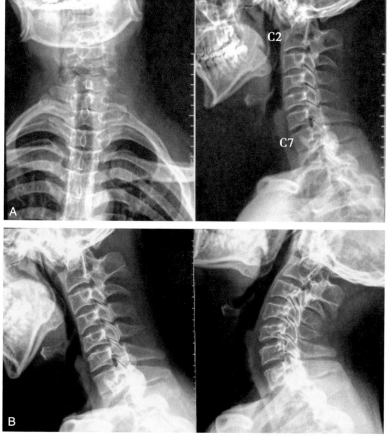

图 5-1　颈椎 X 线片

A. 正侧位片;B. 前屈后伸位片。

（2）颈椎 CT：见寰枕完全融合，寰枢脱位明显，且寰枢之间有部分骨质融合，进一步提示为难复性脱位，齿状突超过腭枕线并后倒（颅底凹陷），颈 2 椎体发育异常有两对细小椎弓根（图 5-2）。

（3）颈椎 MRI：见齿状突上移后倒延髓及上颈段脊髓明显受压出现高信号（图 5-3）。

（五）初步诊治

患者为年轻男性，有明显的神经损伤表现，出现了四肢躯干感觉肌力的减退，但暂未出现共济失调等小脑损伤表现和吞咽困难等下四组脑神经损伤表现，结合影像资料有明显的寰枕融合、寰枢脱位、颅底凹陷、枢椎发育异常、颈

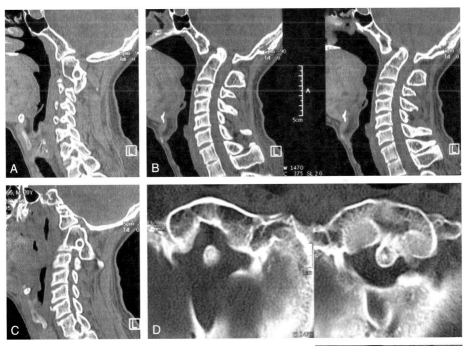

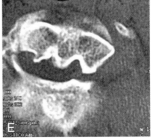

图 5-2　颈椎 CT
A. 寰枕融合；B. 颅底凹陷伴寰枢脱位；C. 寰枢部分融合；
D. 寰枢脱位、寰齿前间隙增宽；E. 寰枢部分融合。

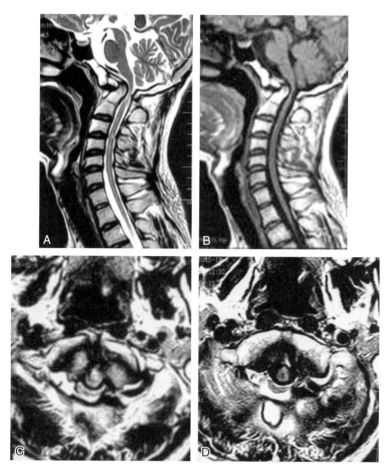

图 5-3　颈椎 MRI

A. T_2 矢状面；B.T_1 矢状面；C. 延髓水平；D. 上颈髓水平。

髓损伤等表现,患者初步诊断为:枕颈畸形;延髓脊髓损伤并不全四瘫(ASIA 评分 D 级)。

二、MDT 分析

(一) 病情演变

患者来诊时已有明显的神经损伤表现,四肢躯干感觉肌力减退,暂未出现共济失调等小脑损伤表现和吞咽困难等下四组脑神经损伤表现。经过营养神经、对症处理等治疗,患者症状无明显缓解,患者手术意愿强烈。由于病变位置特殊,毗邻结构复杂,周围延髓、小脑、颈髓、椎动脉等重要组织众多,手术难度大、风险大,需要术前周密准备,制订详细手术方案,再进一步诊治。

(二) MDT 意见

骨科:枕颈畸形疾病发作的部位是枕颈结合部,包括枕骨、寰椎(颈椎第一节)及枢椎(颈椎第二节)。枕颈畸形涵盖上述部位的骨、神经组织和血管的畸形,该连接结构的异常可以直接压迫血管和神经结构,也不同程度地影响椎间关节的稳定性和活动范围,引起椎间关节脱位或不稳定。

枕颈畸形涵盖类型(图 5-4):①枕颈部骨骼畸形,包括枕骨发育畸形、寰椎发育畸形、枢椎发育畸形;②枕颈部骨对位畸形,包括寰枢关节脱位、颅底凹陷;③神经组织畸形,包括阿诺德 - 基亚里畸形(Arnold-Chiari 畸形)、脊髓空洞;④合并的其他畸形,包括克利佩尔 - 费尔综合征(Klippel-Feil 综合征)、脊柱侧弯畸形。存在 2 种及以上畸形并且合并寰枢关节脱位的枕颈畸形即为复杂枕颈畸形。该患者有超过 2 种以上的骨骼及对位畸形,同时合并了寰枢关节脱位,因而其主要诊断明确,即复杂枕颈畸形。

神经外科:枕颈畸形病例常见的症状体征包括 7 方面。①外貌特征:短颈畸形、头颈部旋转、屈伸、侧屈活动受限。②寰枢椎关节不稳定,高位神经根受刺激,枕颈部酸痛、麻木。③延髓颈髓受压:脊髓本身损伤,感觉、肌力、肌张力

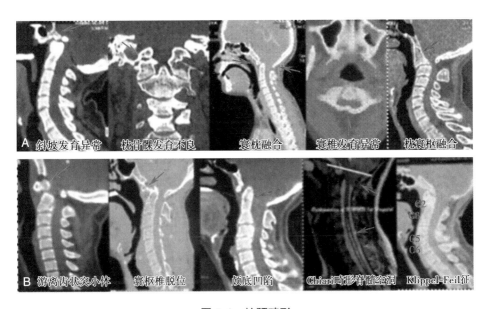

图 5-4　枕颈畸形

A. 枕颈部骨骼畸形;B. 其他枕颈畸形。

障碍；脑脊液回流受阻，脑室增大、颅高压、脊髓空洞。④小脑受压，小脑性共济失调、眼震颤。⑤脑干受压，呼吸功能减退、异常呼吸方式。⑥脑神经受压，吞咽和构音功能障碍。⑦椎动脉受压，头晕、晕厥、记忆力减退。

该患者主要表现为脊髓本身损伤，已出现了四肢感觉肌力障碍，以及头颈部的活动受限，有明确的手术指征，需手术解除脊髓的压迫。但该病例脊髓压迫来自前方的齿状突及后方的寰椎后弓，有必要对脊髓前后方进行全方位减压。前方减压目的在于解除寰枢脱位，恢复寰枢力线，让齿状突不再压迫脊髓；后方减压目的在于切除寰椎后弓及枕骨大孔扩大减压，要注意后覆膜束状物的切除松解。

骨科：该患者确实需要前后方的减压，根据临床经验，寰枢脱位如果为可复性脱位，术中大重量牵引 + 钉棒系统内固定复位即可。但如寰枢脱位为难复性脱位，即因附着于寰枢关节前面的肌肉、韧带及关节囊挛缩，和 / 或寰枢间的骨赘增生，严重阻碍寰枢椎复位，即使用很大重量做颅骨牵引也不能复位，则有必要行口咽部的松解复位。该患者术前颈椎前屈后伸位未见寰齿间隙有变化，且 CT 见寰枢之间有骨质的融合，提示该患者可能为难复性寰枢脱位，可于术中全身麻醉后大重量牵引进一步证实（判断方法见图 5-5），但难复性可能性更大，故需做好经口咽行寰枢椎松解的准备。做完经口咽松解寰枢椎，见寰枢脱位纠正，齿状突下移后，再改为俯卧位行后路寰椎后弓切除枕骨大孔扩大减压，枕颈固定融合术。

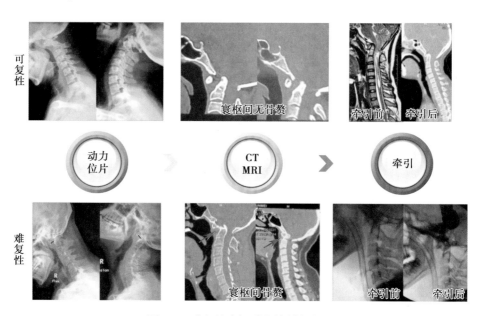

图 5-5　难复性寰枢脱位的判断方法

医学影像科：从目前患者影像资料分析，患者为难复性寰枢椎脱位可能性更大，故而需行经口咽寰枢松解的可能性大；另外患者枢椎发育畸形，有两对细小的椎弓根，均不利于骨科置钉固定，有可能需要延长固定节段至颈3，甚至颈4。但如果固定到颈3或颈4，则患者丢失的运动节段过多，对于该年轻患者之后的生活产生较大影响，故建议行 3D 打印实体模型，术前模拟手术，找到颈2两对椎弓根准确的置钉点及方法，既增加锚定点加强复位能力及稳定性，又尽可能保留颈部的运动节段。

耳鼻咽喉科：该患者需行经口咽寰枢椎松解可能性大，需做到6点。①术前 5~7d 保持口腔清洁，复方氯己定漱口；②检查患者口腔有无义齿、有无破溃及感染病灶，并确认患者上下切牙均牢固；③术前检查鼻道，判断呼吸功能，如鼻道畸形，脑干受压呼吸功能受影响，需行气管切开；④确认患者无上呼吸道及咽喉部感染；⑤放置胃管，术后 5~7d 通过鼻饲管进食；⑥术中严格口咽部消毒，术后严密观察口咽部伤口，避免该部位的感染。

麻醉科：该患者需行经口咽寰枢椎松解，不能行常规的经口插管麻醉，必须行经鼻插管。且该患者需行前后联合入路手术，体位摆放需先仰卧过伸位，再改为俯卧过伸位，在变化体位过程中，插管容易脱落，故需确保插管的牢固。

总结上述各科室意见，患者诊断明确，有手术指征，应行"经口咽寰枢椎松解大重量牵引复位 + 后路寰椎后弓切除枕骨大孔扩大减压，枕颈固定融合术"。确定治疗方案如下：

（1）检查口腔及鼻道无异常，复方氯己定漱口 7d，为口咽部手术做准备。

（2）对该患者枕颈部行 3D 打印模型，模拟手术，明细手术方案及枢椎两对椎弓根置钉点及方法（图 5-6）。

（3）经鼻插管全身麻醉，并于另一侧鼻孔留置胃管，大重量牵引确定寰枢椎不可复位（图 5-7）。

（4）仰卧过伸位，行经口咽寰枢椎彻底松解，并行大重量牵引明确齿状突明显下移，术中注意大量过氧化氢溶液、淡碘附、盐水反复冲洗，避免口咽部感染（图 5-8）。

（5）改为俯卧位，行后路寰椎后弓切除枕骨大孔扩大减压，枕颈固定融合术，3D 打印模型辅助枢椎两对椎弓根置钉，内固定物进一步复位（图 5-9）。

（6）术后留置胃管，鼻饲肠内营养液 1 周，每日继续复方氯己定漱口，并检查口咽部伤口愈合情况，1 周后口咽部愈合良好可拔除胃管进食。

（7）复查术后影像资料（图 5-10、图 5-11），见齿状突已明显下移并紧贴寰椎前弓后缘，脊髓已无压迫，枢椎两对椎弓根钉位置良好，寰椎后弓已切除，枕骨大孔扩大减压范围足够，植骨块位置良好。术后检查神经功能，感觉恢复正常，四肢肌力 4 级，较前改善，病理征（−）。

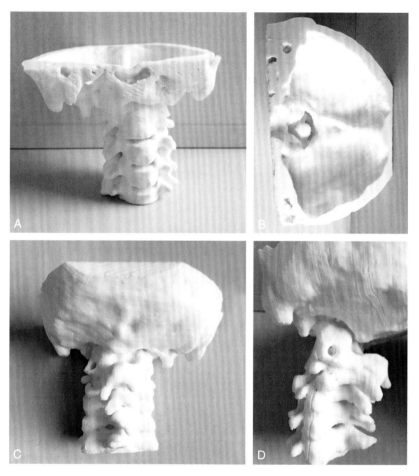

图 5-6 枕颈部 3D 打印模型

A. 正面观；B. 上面观；C. 后面观；D. 侧面观。

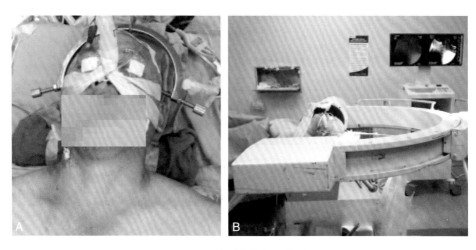

图 5-7 麻醉插管及牵引

A. 经鼻插管头颈过伸位;B. 大重量牵引。

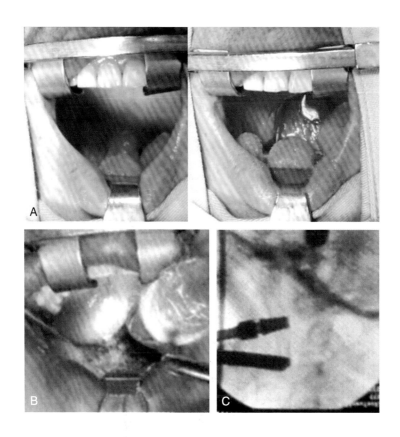

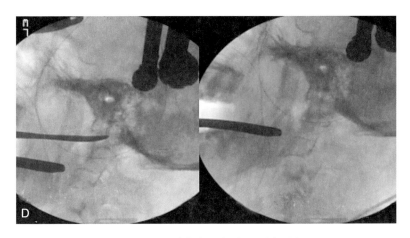

图 5-8 经口咽寰枢椎松解大重量牵引复位

A.安置张口器,牵拉悬雍垂,显露咽喉壁;B.经口咽松解寰枢椎;C.透视定位;D.清除寰齿间隙间骨赘,大重量牵引复位。

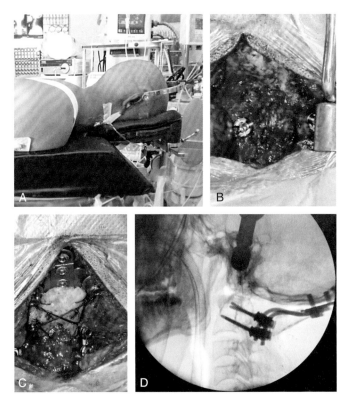

图 5-9 后路寰椎后弓切除枕骨大孔扩大减压枕颈固定融合术

A.过伸位牵引;B.后路暴露及置钉;C.后颅窝减压与植骨固定;D.术中透视。

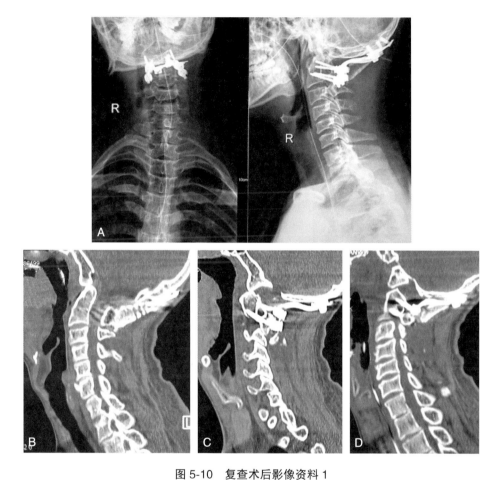

图 5-10　复查术后影像资料 1

A. 颈椎正侧位片；B. 齿状突下移，寰枢椎关系良好；C. 椎弓根螺钉位置良好；D. 减压充分，植骨块位置良好。

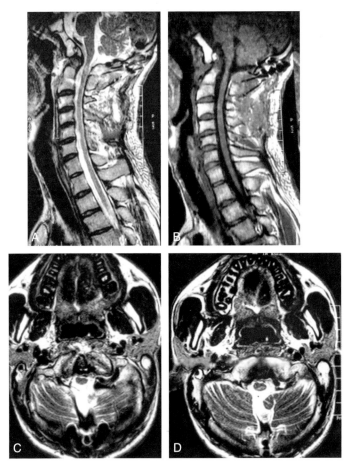

图 5-11　复查术后影像资料 2
A. 术后 T_2 矢状面;B. 术后 T_1 矢状面;C. 延髓水平;D. 上颈髓水平。

三、最终诊断

1. 复杂枕颈畸形:①难复性寰枢脱位;②颅底凹陷症;③寰枕融合;④枢椎发育异常;⑤骨性斜颈

2. 延髓脊髓损伤并不全四肢瘫(ASIA 评分 D 级)

四、诊治关键点

◆ 枕颈畸形患者往往有多种畸形存在,需于术前明确畸形种类,正确诊断。

◆ 该类患者需判断是否为复杂枕颈畸形(两种以上畸形并有寰枢关节脱位),并判断是否为难复性寰枢脱位。

◆ 如伴有难复性寰枢脱位,需做口咽部清洁,经鼻插管全身麻醉下行经口咽寰枢椎松解 + 大重量牵引复位。

◆ 术前行 3D 打印模拟手术,可制订完善的手术方案,并为术中准确置钉提供参考。

◆ 后路手术需减压彻底,固定牢固,结构性支撑植骨。

◆ 对于该类特殊病例,使用 MDT 讨论模式,多学科协作,有助于帮助患者制订更为全面和规范的治疗方案。

(陈凌强　王兵　董俊杰　杨晋　龚志强)

推荐阅读资料

［1］ 王超,阎明,周海涛,等 . 难复性寰枢关节脱位的手术治疗 . 中华骨科杂志,2004,24(5):290-294.

［2］ 尹庆水,刘景发,夏虹,等 . 寰枢椎脱位的临床分型、外科治疗和疗效评定 . 中国脊柱脊髓杂志,2003,13(1):38-41.

［3］ HO W S C,BROCKMEYER D L. Complex Chiari malformation:using craniovertebral junction metrics to guide treatment. Childs Nerv Syst. 2019,35(10):1847-1851.

［4］ LIAO C L,VISOCCHI M,ZHANG WC,et al. The relationship between basilar invagination and Chiari malformation type I:a narrative review. Acta Neurochir Suppl. 2019,125(1):111-118.

［5］ LIN W W,DUAN G M,XIE J J,et al. Comparison of results between posterior fossa decompression with and without duraplasty for the surgical treatment of Chiari malformation type I:a systematic review and meta-analysis. World Neurosurg. 2018,110(1):460-474.

病例 6

是男是女,谁说了算

（MDT 科室：内分泌科、妇科、精神科）

一、病 例 分 析

患者,女,13 岁,初一学生,未婚未育。

（一）主诉

发现外阴畸形 10 余年,生长发育迟缓 2 年。

（二）病史

患者为第 2 胎第 2 产,足月顺产,出生体重 3 500g,身长 48cm,出生时无窒息,产后母乳喂养,6 月龄时添加辅食;1 岁说话、会走路;其母否认孕期放射性物质及异常药物接触史;其母诉出生时阴蒂似"肥大",未重视;3 岁时发现外阴畸形,似男性阴茎,未重视;7 岁上小学,智力较同龄儿童无差异,学习成绩中等,体力较同龄人无差异;10 岁声音变粗;11 岁"月经初潮",仅持续 1d,量少,1 个卫生巾即可,后未再来月经;11 岁前身高较同龄人高,11 岁后身高无变化。13 岁读初一住校,同宿舍同学发现其"外阴畸形",故来就诊。否认父母近亲结婚,父亲身高 160cm,母亲身高 155cm,哥哥(19 岁)身高 155cm。否认家族遗传病史。

（三）体格检查

T 36.5℃,P 89 次 /min,R 18 次 /min,BP 108/72mmHg。 身高 146.2cm

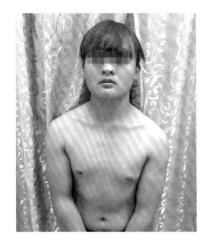

（−2s～−1s），体重51kg（<+1s），BMI 23.86kg/m²，腰围86cm，臀围96cm，腰臀比0.9。双侧甲状腺Ⅰ度肿大，质软，无压痛，未闻及血管杂音，心、肺、腹无异常，腹股沟区未触及包块。专科检查：声音低沉，上唇髭毛增多，喉结可见，全身皮肤未见痤疮、紫纹，双肩饱满稍宽，颈蹼阴性，腋毛稀少，右侧乳房Tanner Ⅰ期，左侧乳房Tanner Ⅱ期，阴毛似菱形分布，Tanner Ⅳ期，阴蒂增生肥大，长约2cm，其上未见尿道口，大小阴唇、阴道口正常，可见处女膜缘，可见女性尿道口（图6-1～图6-3）。

图6-1 治疗前面容

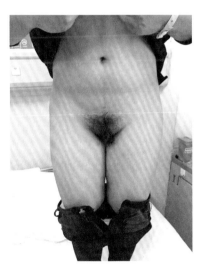

图6-2 治疗前阴毛外观

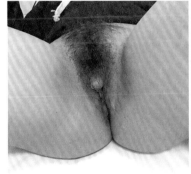

图6-3 治疗前外阴

（四）辅助检查

1. 实验室检查 血常规、尿常规、大便常规、肝肾功能、血脂、尿酸、电解质、凝血功能、肿瘤标志物正常。

2. 内分泌实验室检查

（1）OGTT及胰岛功能见表6-1。

表 6-1　OGTT 及胰岛功能

项目	空腹	30min	120min
血糖 /(mmol·L^{-1})	3.4	8.37	7.3
胰岛素 /(mIU·L^{-1})	7.31	49.64	63.46
C 肽 /(μg·L^{-1})	1.22	4.22	6.29

（2）垂体、性腺、肾上腺激素（表 6-2、表 6-3）：睾酮明显升高，ACTH 轻度增高，皮质醇正常，ACTH- 皮质醇节律正常。

表 6-2　垂体 - 性腺激素测定

项目	PRL/ (μg·L^{-1})	GH/ (μg·L^{-1})	FSH/ (IU·L^{-1})	LH/ (IU·L^{-1})	E$_2$/ (ng·L^{-1})	P/ (μg·L^{-1})	T/ (ng·L^{-1})
正常值	3.00~17.00	0.06~6.88	6.00~9.00	1.50~3.90	1.00~9.00	0.40~2.70	0~300.00
第 1 次	21.30	12.50	4.28	1.90	145.00	16.50	6 090.00
第 2 次	20.93	10.10	5.77	2.54	89.70	4.69	5 890.00
第 3 次	17.96	0.13	6.28	2.37	56.52	2.33	5 300.00

表 6-3　ACTH- 皮质醇测定

项目		时间		
		08:00	16:00	00:00
第一轮	ACTH/(ng·L^{-1})	51.36	24.72	10.84
	皮质醇 /(μg·L^{-1})	129.10	109.70	27.07
第二轮	ACTH/(ng·L^{-1})	31.36	23.36	6.96
	皮质醇 /(μg·L^{-1})	124.50	85.28	21.56
第三轮	ACTH/(ng·L^{-1})	44.64	15.55	9.83
	皮质醇 /(μg·L^{-1})	95.95	79.18	16.27

（3）地塞米松抑制试验（表 6-4）：口服地塞米松片 0.75mg，1 次 /6h，共 5d，结果提示 ACTH 与睾酮被抑制。

表 6-4　小剂量地塞米松抑制试验

项目	服药前	服药后第 2 天	服药后第 5 天
ACTH/(ng·L^{-1})	54.36	8.06	6.94
T/(ng·L^{-1})	5 630.00	507.00	452.50

（4）17-羟孕酮：明显升高，>300.00μg/L（1～13岁正常值<2.32μg/L）。

（5）甲状腺激素、甲状旁腺激素：正常。

3. 影像学检查

（1）心脏超声及心电图：正常。

（2）经直肠子宫附件超声：子宫大小4.5cm×2.9cm×2.0cm，子宫内膜厚度0.27cm，子宫腔分离0.2cm。卵巢左3.2cm×1.5cm，探及8个卵泡，最大0.87cm；右3.2cm×1.7cm，探及8个卵泡，最大1.7cm×1.3cm。双侧附件区（－）。双侧腹股沟及盆腔未探及睾丸及肿块。

（3）染色体核型（图6-4）：46，XX。

（4）骨龄片（图6-5）：根据中国人骨龄表，该骨龄超过患者实际年龄3岁以上。

（5）垂体、肾上腺MRI（图6-6）：垂体MRI未见异常。肾上腺MRI提示双侧肾上腺位置正常，双侧肾上腺内、外支及结合部均匀增粗，呈等T_1、稍长T_2信号，增强扫描呈明显均匀强化，与周围组织间隙清晰，提示双侧肾上腺弥漫性增生。

4. 基因检测 *CYP21A2*基因复合杂合核苷酸变异，*HSD3β2*基因杂合核苷酸变异。

（五）初步诊治

初步诊断：21-羟化酶缺乏症（单纯男性化型）。

拟行糖皮质激素治疗。

原始图像：

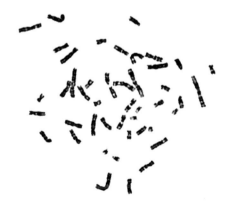

核型分析图像：

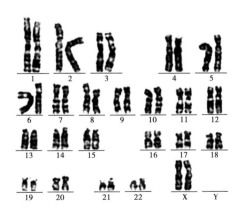

图6-4 染色体核型

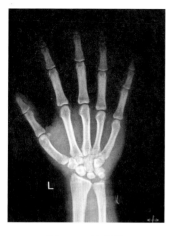

图 6-5　骨龄片

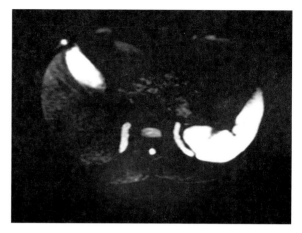

图 6-6　肾上腺 MRI

二、MDT 分析

（一）病情演变

患者存在阴蒂增生肥大,似男性阴茎,在校期间被同学看到外阴畸形,不知道如何去向周围的同学解释,不愿再到学校上课;在诊疗过程中消极、自卑,不愿主动与医生沟通。为使患者能积极配合治疗,需要进一步制订更为全面的治疗方案。

（二）MDT 意见

内分泌科:该患者社会性别为女性,出生时有"阴蒂肥大",随着青春期的启动,外生殖器畸形加重,外表似男性。曾有月经来潮。近 2 年来生长发育停滞,内生殖器发现子宫卵巢,未见睾丸,染色体核型检测为 46XX。该患者的染色体核型为正常女性,性腺为卵巢,生殖导管衍化器官为子宫和输卵管,而外生殖器发生了男性化改变,故该患者存在女性假两性畸形。女性假两性畸形常见原因有雄激素合成过多、雄激素来源过多、卵巢发育障碍。进一步检查发现该患者睾酮升高明显,且能被地塞米松抑制,17- 羟孕酮升高,基础 ACTH 增高,皮质醇正常,考虑患者存在雄激素合成过多。导致雄激素合成过多最常见的原因是 21- 羟化酶缺乏症。结合骨龄提前,骨骺闭合,双侧肾上腺 MRI 提示双侧肾上腺增生,考虑患者为 21- 羟化酶缺乏症。

进一步基因分析发现:患者母亲 *CYP21A2* 基因 c.293-13C>G 变异,患者父亲 *CYP21A2* 基因 c.518T>A 变异,患者上述两种变异均存在,属于 *CYP21A2* 基因复合杂合子缺陷，导致发病。在该患者家系的基因检测中还发现患者的父亲、哥哥以及患者存在 3β 羟类固醇脱氢酶（*HSD3β2*）基因 c.13T>A 变异，而对于 3β 羟类固醇脱氢酶缺乏症，单一杂合变异不会导致发病。患者的哥哥有 *CYP21A2* 基因 c.293-13C>G 变异、*HSD3β2* 基因 c.13T>A 变异，均为单一的杂合变异，故未发病。同样患者的母亲、父亲均只存在单一杂合基因变异，故其母亲、父亲亦未发病。

泼尼松片第 1 周 30mg/d，第 2 周 20mg/d，第 3 周 10mg/d，第 4 周早 5mg/d、午 2.5mg/d 至今。治疗 3 个月后声音变细，皮肤较前细腻，体毛减少，双侧乳腺有胀痛感（图 6-7、图 6-8）；复查激素水平睾酮明显下降（表 6-5）。治疗 6 个月后月经来潮。

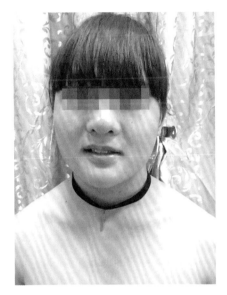
图 6-7　治疗 3 个月后（1）

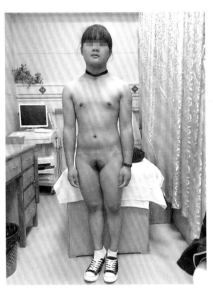
图 6-8　治疗 3 个月后（2）

表 6-5　治疗后复查激素水平

项目	PRL/ (μg·L⁻¹)	FSH/ (IU·L⁻¹)	GH/ (μg·L⁻¹)	LH/ (IU·L⁻¹)	E₂/ (ng·L⁻¹)	P/ (μg·L⁻¹)	T/ (ng·L⁻¹)
正常值	3.00~17.00	6.00~9.00	0.06~6.88	1.50~3.90	1.00~9.00	0.40~2.70	0~300.0
治疗后 1 个月	19.32	8.66	3.60	3.20	75.60	21.34	3 240.0
治疗后 3 个月	34.32	7.75	0.22	8.58	65.20	2.95	1 280.0

妇科:患者存在外阴畸形,阴蒂增生肥大,似男性阴茎。因患者遗传性别与社会性别均为女性,为了提高患者的生活质量,进一步联合妇科进行诊疗,是否能行外生殖器整形手术。妇科会诊后考虑患者有行会阴整形手术的指征,并在患者手术前详细介绍手术过程及预后情况、治疗目的,于 2017 年 3 月 29 日行阴蒂肥大增生切除术,术后 1 个月拆线,恢复良好,外生殖器与正常女性无异(图 6-9)。

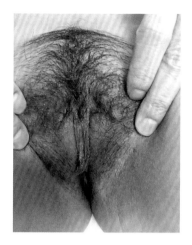

图 6-9　整形手术后 1 个月

精神科:患者不愿公开自己的病情,但在校期间被同学看到外阴畸形,不知道如何去向周围的同学解释,不愿再到学校上课,拒绝和别人交流。针对这一情况,联合精神科进一步诊疗。通过 90 项症状自评量表(SCL-90)评定考虑患者存在轻度焦虑、抑郁。向患者及家属详细讲解病情及预后,告知其通过激素及手术治疗病情可得到一定程度的纠正,打消患者在治疗中的顾虑,积极配合治疗。同时精神科医生予以心理咨询。治疗半年后再次进行 SCL-90 评定,焦虑抑郁情况好转。现患者已再次进入学校完成学业。

三、最终诊断

21-羟化酶缺乏症(单纯男性化型)

四、诊治关键点

◆　性分化异常在临床上少见,在临床工作中容易被漏诊。对于有外阴两性畸形、男性或女性儿童发生性早熟,均应考虑本病的可能,做到早发现、早诊断、早治疗、早控制。通过 MDT 诊疗,患者的病情得到了缓解,能和其他同龄的青少年正常相处,很好地融入社会生活和学习。

◆　该病例提示,内分泌科正确及时的诊断、多学科协作诊疗对性分化异常的诊疗尤为重要。须以患者为中心,从传统的单一内分泌科诊疗到内分泌科、妇科、精神科联合诊疗,依托多学科团队,制订规范化、个体化、连续性的综合治疗方案。

(江艳　徐玉善　张文华　杨慧英　李红)

推荐阅读资料

[1] 陈家伦.临床内分泌学.上海:上海科学技术出版社,2012.

[2] 崔佳,窦京涛.性腺疾病研究领域年度新进展——2014年8月至2015年7月.中华内分泌代谢杂志,2016,32(4):269-272.

[3] 中华医学会儿科学分会内分泌遗传代谢病学组.先天性肾上腺皮质增生症21-羟化酶缺陷诊治共识.中华儿科杂志,2016,54(8):569-576.

[4] EL-MAOUCHE D,ARLT W,MERKE D P. Congenital adrenal hyperplasia. Lancet, 2017,390(10108):2194-2210.

[5] SPEISER P W,ARLT W,AUCHUS R J,et al. Congenital adrenal hyperplasia due to steroid 21-hydroxylase deficiency:an Endocrine Society clinical practice guideline. J Clin Endocrinol Metab,2018,103(11):4043-4088.

病例 7

"肝癌"的思考

（MDT 科室：肿瘤内科、肿瘤科、医学影像科、病理科、肝胆外科、介入科、肿瘤放疗科）

一、病 例 分 析

患者，男，48岁，已婚已育，公务员。

（一）主诉

发现肝脏占位2年，TACE术后定期复查。

（二）病史

患者2014年体检发现肝脏占位，门诊行影像学检查考虑为良性病变，遂未予重视。2016年2月复查发现肝脏占位较前增多增大，考虑"原发性肝癌"，在2016年2~4月分别在医院行两次TACE术，术中予"奥沙利铂、吡柔比星"治疗（具体不详）。其间，行胃镜检查时发现十二指肠球部后壁异常隆起，活检考虑转移癌，但未进一步检查及治疗。2016年7月，患者为求复查入住肿瘤内科。自起病以来无恶心、呕吐，无腹胀、腹痛，无黄疸、皮疹、食欲缺乏、乏力、肝区疼痛等症状。精神、饮食、睡眠可，大小便正常。体重无明显变化。

既往史：无长期饮酒及肝炎病史。

家族史：无家族遗传病史。

（三）体格检查

一般情况可，神清，生命体征平稳，卡氏功能状态评分（KPS）90分，浅表淋巴结未触及肿大,心肺(-),腹平软,肝脾未触及肿大,肝区无叩痛,移动性浊音(-),腹膜刺激征(-),肠鸣音 4 次 /min,双下肢不肿。

(四) 辅助检查

1. 实验室检查

(1) 肿瘤标志物:AFP 正常、NSE 正常、皮质醇正常。

(2) 乙肝病毒感染血清标志物:正常。

(3) 甲状腺功能:TSH 14.19IU/L(超正常值 3 倍)。

2. 影像学检查

(1) 上腹部 CT 平扫 + 增强(2016-02-19)(图 7-1):肝内多发占位较前明显增大、增多,肝癌并肝内转移可能。

(2) 上腹部 MRI 平扫 + 增强(2016-02-19)(图 7-2):肝内多发病灶,

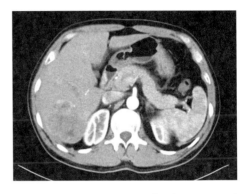

图 7-1　上腹部 CT 平扫 + 增强(2016-02-19)

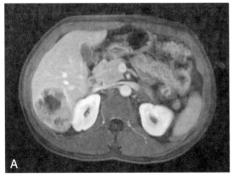

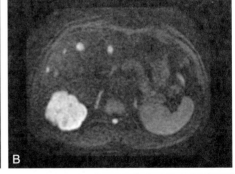

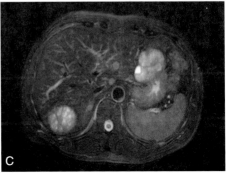

图 7-2　上腹部 MRI 平扫 + 增强(2016-02-19)

A.肝内多发病灶增大;B.肝内病灶增大;C.肝内病灶增多。

与 MRI(2014-09-29)对比,病灶明显增大,数量明显增多,多考虑肿瘤。

(3) 上腹部 CT(2016-03-30)(图 7-3):肝癌并肝内多发转移 TACE 术后复查;肝内见多发片状高密度影,考虑术后改变;余肝实质内点片状低密度灶。

(4) 上腹部 MRI(2016-03-30)(图 7-4):肝脏占位介入术后改变,与 MRI(2016-02-17)对比,肝右后叶、肝左外叶病灶内部未强化区明显增大,考虑术后改变;肝内多发小病灶较前改变不明显。

(5) 上腹部 CT(2016-07-05)(图 7-5):①肝癌并肝内多发转移 TACE 术后改变,请结合临床;②颅脑 CT 增强及胸部 CT 平扫及增强未见明显异常。

(6) 上腹部 MRI(2016-07-06)(图 7-6):①肝脏占位介入术后改变,与 2016-03-30 MRI 对比,肝右后叶、肝左外叶较大病灶较前缩小,其内坏死范围较前增加;②肝内多发小病灶大致同前。

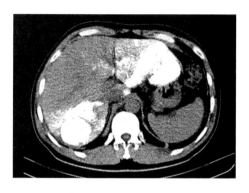

图 7-3 上腹部 CT 平扫 + 增强(TACE 术后)(2016-03-30)

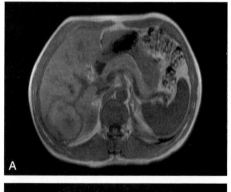

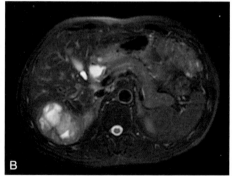

图 7-4 上腹部 MRI(TACE 术后)(2016-03-30)

A.肝脏占位介入术后改变;B.肝右后叶、肝左外叶病灶内部未强化区明显增大,考虑术后改变;C.肝内多发小病灶较前改变不明显。

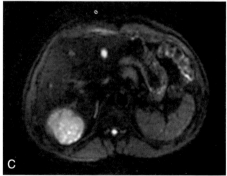

（五）初步诊治

初步诊断：肝脏占位 TACE 术后复查。

下一步治疗：①完善影像学检查，行肿瘤评估；②根据肿瘤生物学行为拟行穿刺活检。

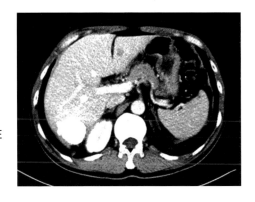

图 7-5　上腹部 CT（TACE 术后）（2016-07-05）

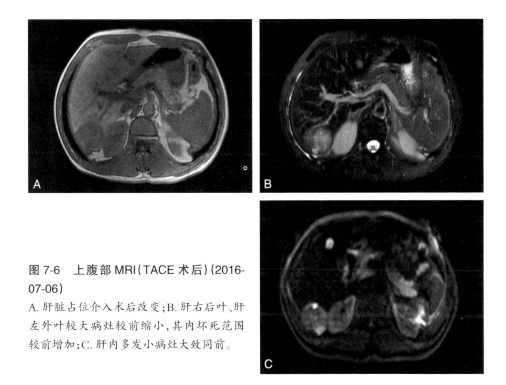

图 7-6　上腹部 MRI（TACE 术后）（2016-07-06）

A.肝脏占位介入术后改变；B.肝右后叶、肝左外叶较大病灶较前缩小，其内坏死范围较前增加；C.肝内多发小病灶大致同前。

二、MDT 分析

（一）病情演变

患者目前"肝癌"TACE 术后复查,仔细询问病史,发现患者肝脏病灶演变过程与一般原发性肝癌不相符合,且患者无慢性病毒性肝炎、血吸虫、长期饮酒史,且既往肿瘤标志物均为阴性,结合患者院外曾发现十二指肠球部恶性肿瘤,需 MDT 讨论该患者诊疗过程。

（二）MDT 意见

1. 治疗前 MDT

肿瘤内科:该患者中年男性,无慢性肝炎、血吸虫、长期饮酒史,发现肝脏占位已达 2 年余,4 个月前出现肝脏病灶进展,在未行病理学检查的情况下按照"原发性肝癌"行 2 次 TACE 术,术后复查病灶较前缩小;但结合患者疾病进展缓慢,病程较长,AFP 不高,无消瘦等恶病质改变,且患者院外曾行胃镜检查提示十二指肠球部肿物,活检提示"癌",辅助检查也未发现全身其余系统、部位肿瘤或转移的征象。从临床表现看,需考虑生物恶性程度较低的恶性肿瘤,而不是预后极差的原发性肝癌。初步诊断考虑十二指肠恶性肿瘤肝转移,目前需行肝脏或者十二指肠活检明确诊断方可指导下一步治疗方案。

肿瘤科:该患者十二指肠病变合并肝脏多发病变,无病理诊断,目前急须行肝脏或十二指肠球部肿物活检,建议行超声引导下肝脏肿物穿刺或者超声内镜下十二指肠球部肿物活检;目前患者肝脏病变多发、且十二指肠球部肿物原发的可能性大,已属于Ⅳ期,暂无手术指征。

医学影像科:该患者肝脏病灶自 2014 年发现至今,呈进行性增大,此次入院复查病灶仍为多发。最大病灶位于肝右后叶、肝左外叶,呈长 / 稍长 T_2、稍长 / 短 T_1 混杂信号,内部信号不均匀,DWI 呈高低混杂信号,大小分别为 $4.0cm×5.8cm×5.0cm$、$3.2cm×2.0cm×3.6cm$。动脉期未见强化,延迟期边缘强化及其内分隔强化,肝内另见大小不等稍长 T_2、稍长 T_1 信号,增强动脉期病灶边缘轻度强化,肝门区见多发淋巴结。结合其病史,诊断意见同肿瘤内科。恶性肿瘤诊断标准当以病理学为"金标准",故目前可考虑超声引导下肝脏穿刺活检或者内镜下十二指肠球部活检以明确诊断及后续治疗。

介入科:该患者病程中曾行两次 TACE 术,回报 MRI 提示肝脏病灶较前缩小,肿瘤内部坏死面积较前增大,介入治疗有效。目前肝脏新发小病灶,暂无再次介入指征;且该患者无病理诊断,需进一步完善病理检查,在明确病理检查的情况下,选择最优治疗方案。

肝胆外科:该患者目前肝脏病灶多发,分别位于肝左叶、肝右叶,且合并多发小病灶,转移可能。目前暂无手术指征,可考虑明确诊断后制订下一步治疗方案。

综上所述,初步诊断为十二指肠肿物及肝脏占位性质待查。拟订方案:①请超声室会诊明确能否行超声引导下肝脏穿刺活检;②同时请消化内科行内镜超声检查,明确诊断;③明确诊断后制订后续治疗方案。按照计划行相关检查:内镜超声检查(图 7-7)提示十二指肠球后隆起物,黏膜至浆膜层层次不清,结合外院病理检查,考虑类癌(图 7-8、图 7-9)。

2. 诊断明确后 MDT

病理科:神经内分泌肿瘤病理组织学诊断应当采用 HE 染色观察,免疫组化除常规检测 CgA 和 Syn 外,不同部位可根据诊断及鉴别诊断需要增加相应的指标。需要特别指出的是:CD56 可作为 CgA 和 Syn 的辅助标记;S-100 辅助诊断节细胞性副神经节瘤;CgB 辅助诊断结直肠 NETs;黏液和 CEA 辅助诊断

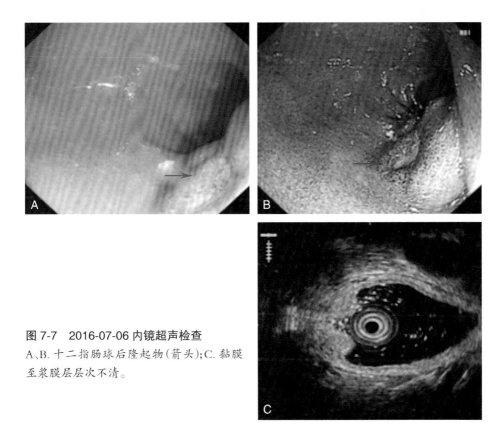

图 7-7 2016-07-06 内镜超声检查
A、B. 十二指肠球后隆起物(箭头);C. 黏膜至浆膜层层次不清。

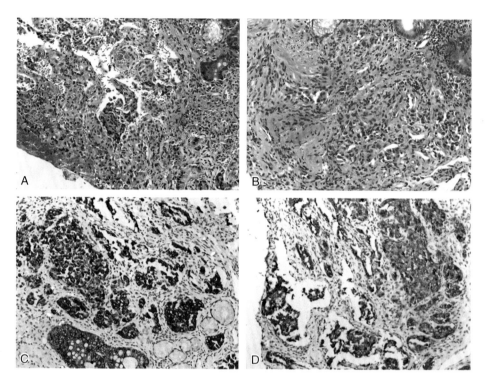

图 7-8　十二指肠球部肿物病理检查
A、B. HE 染色；C. CK（+）；D. Syn（+），Ki-67（2% 左右 +）；×100。

腺神经内分泌癌；Ki-67、高倍镜下核分裂象有助于病理分级。根据 2010 世界卫生组织 GEP-NETs 分级标准，神经内分泌瘤应按病理组织学和增殖活性进行分级，根据核分裂象数和 / 或 Ki-67 标记率两项指标可分为 G_1、G_2 和 G_3。G_1：核分裂象 <2 个 /10HP、Ki-67≤2%；G_2：核分裂象 2~20 个 /10HP、Ki-67 3%~20%；G_3：核分裂象 >20 个 /10HP、Ki-67>20%。根据上述标准，该患者十二指肠球部肿物及肝脏肿物活检标本取材满意，HE 染色及免疫组化均提示神经内分泌肿瘤，肝脏病灶分级为 G_2、十二指肠球部分级为 G_1。

　　肿瘤内科：神经内分泌肿瘤的内科治疗分为控制症状以及抗增殖两部分。控制症状主要是对症治疗，缓解由于肿瘤激素分泌导致的相关症状；而抗增殖主要包括生物治疗、靶向药物治疗以及化疗。针对 G_1/G_2 的患者，应根据其肿瘤负荷大小以及侵袭性强弱选择药物，对于生长缓慢且负荷较小的肿瘤甚至

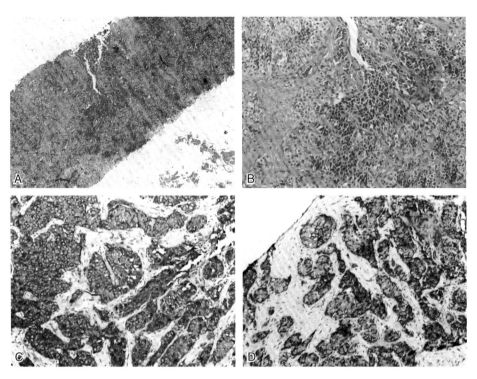

图 7-9 肝脏病理检查

A、B. HE 染色;C. Syn(+);D. CgA(+),Ki-67(10% 左右 +);× 100。

可以选择观察等待。而针对 G_3 的患者,应当积极采取化疗为主的治疗。总之,应综合原发病灶、转移部位及上述特点制订个体化的治疗方案。该患者病理组织分级为 G_1/G_2,且患者无内分泌症状,无须针对肿瘤激素治疗;其治疗以抗增殖为主,根据《中国胃肠胰神经内分泌肿瘤专家共识(2016 年版)》,无法手术切除的局部晚期及转移性 d-NENs 患者,最为常见的转移部位为肝脏,对于高、中分化(G_1/G_2)无法手术切除的局部晚期及远处转移患者,应采取全身治疗联合局部治疗的多学科治疗模式。患者目前肝脏已行 2 次 TACE 治疗,且结合患者目前肝脏病灶情况,暂无局部治疗指征。故此次治疗采取全身治疗为主,考虑 SSA、靶向、联合化疗等抗增殖治疗。

肿瘤放疗科:该类神经内分泌肿瘤无放疗获益数据支持,且患者肝脏病灶范围较广,局部放疗脏器损伤大,指南无放疗推荐,暂不考虑放疗。

三、最终诊断

1. 十二指肠神经内分泌肿瘤(d-NENs)并肝脏多发转移 $T_{3\sim4}N_xM_1G_{1\sim2}$ Ⅳ期
2. 肝脏转移灶 TACE 术后[分期参照 TNM 分期(AJCC)]

四、诊治关键点

◆ 本例"肝癌"患者疾病进程缓慢,肿瘤标志物 AFP 不高,无慢性肝炎、血吸虫肝病、长期饮酒史等肝癌高危因素,"肝癌"诊断需谨慎。

◆ 患者院外曾发现十二指肠球部肿物,活检提示"癌",肝脏病灶转移可能性较大,故涉及肿瘤内科、肿瘤放疗科、肿瘤科、医学影像科、介入科、病理科、肝脏外科等科室,需要 MDT 讨论确定下一步处理。

◆ 神经内分泌肿瘤病理组织学诊断应当采用 HE 染色观察,免疫组化除常规检测 CgA 和 Syn,还可根据高倍镜下核分裂象及 Ki-67 表达百分比进行分级(G₁、G₂、G₃),从而指导治疗。

◆ 十二指肠神经内分泌肿瘤实验室检查常有血 CgA、促胃液素、生长抑素、生长激素、皮质醇。

◆ 治疗方面常根据患者分期及病理分级采取外科手术、药物治疗。手术方式包括十二指肠局部切除、胰十二指肠切除、清扫周围淋巴结。

◆ d-NENs 患者最为常见的转移部位为肝脏,肝脏局部治疗可通过射频消融、动脉栓塞及选择性内放疗等局部治疗手段,控制肝转移灶,有效地减轻肿瘤负荷,减少激素分泌,改善患者的生活质量。局部治疗常与全身治疗联合进行。

◆ 晚期无法切除或者局部治疗的患者,常可采用药物包括生长抑素类似物、干扰素、依维莫司和化疗等;对于不同分级的患者首选的治疗方案应该不同。其中,对于肿瘤负荷相对较大的 G₁ 和 G₂ 患者,可以考虑替莫唑胺联合卡培他滨的化疗。NEC G₃ 患者一般首选 EP/IP 方案,对于无症状的、肿瘤负荷较低,同时疾病稳定的 NETs 患者,可考虑每 3~6 个月进行肿瘤标志物和影像学的密切随访,直至疾病明显进展。

◆ 复查项目包括腹部 CT 或超声、血 CgA 和 SRS。对于内镜下完整切除后、无症状的患者,应在半年、2 年和 3 年时复查;根治手术后的患者,建议第 1 年每半年复查 1 次,以后每年复查 1 次,至少随访 3 年;不可切除、存在远处转移、没有症状或疾病进展缓慢、无须治疗的患者应当每 3~6 个月复查 1 次;接受治疗的患者,应根据治疗方案定期复查并评估毒性反应。

(邓俊 洪敏 梁进)

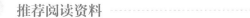

推荐阅读资料

徐建明,梁后杰,秦叔逵,等 . 中国胃肠胰神经内分泌肿瘤专家共识(2016 年版). 临床肿瘤学杂志,2016,21(10):927-946.

病例 8

肺肠型腺癌该如何诊治

（MDT 科室：肿瘤内科、胸外科、肿瘤放疗科、病理科、医学影像科）

一、病例分析

患者，男，47 岁。

（一）主诉

胸闷气促 2 个月，外院诊断为肺癌 3 周。

（二）病史

患者 2 个月前无诱因出现胸闷气促并逐渐加重，无胸痛，无发热盗汗。胸部 X 线片示：右侧胸膜增厚，右侧胸腔大量积液。行胸腔积液引流等对症支持治疗后气促症状明显缓解。3 周前行胸腔镜取组织送病理示：(右侧壁层胸膜)免疫组化结果支持腺癌，结合临床重点除外肺及消化道来源。PET/CT 示：周围性肺癌可能，伴右侧胸膜转移，为求进一步治疗，遂到医院就诊。起病以来，体重无明显减轻，大小便正常。

既往史：2 型糖尿病 10 年，长期使用门冬胰岛素，血糖控制可。

个人史及家族史：既往吸烟 30 年，平均 20 支 /d。无家族遗传病史。

（三）体格检查

一般情况可，神清，生命体征平稳，ECOG 评分 1 分，浅表淋巴结未触及肿大，心脏(−)，左肺呼吸音稍粗，右肺呼吸音弱，叩诊局部呈浊音，双肺未闻及明显干湿啰音,腹部平软,肝脾未触及肿大,肝区轻叩痛,移动性浊音(-),腹膜刺激征(-),肠鸣音 2 次 /min,双下肢不肿。直肠指检(-)。

(四) 辅助检查

1. 实验室检查

(1) 血常规、生化检查、凝血功能:无异常。

(2) 肿瘤标志物:CEA 11.41μg/L;CA19-9 1 000IU/ml;CA12-5 144.90IU/ml。

(3) TB-DNA、结核抗体、抗酸染色:阴性。

2. 胃镜、肠镜　未发现占位。

3. PET/CT　右肺下叶结节影,考虑周围性肺癌可能,并节段性肺不张;右侧胸膜增厚,考虑转移;右侧胸膜腔少量积液,部分包裹。

4. 基因检测　(右侧壁层胸膜)$EGFR/ALK/ROS1$ 基因为野生型。

5. 病理会诊　腺癌(肠型),除外胃肠道、肝、胰腺等转移后,应考虑肺来源。免疫组化指标:Vim(-),WT-1(-),Villin(+),TTF-1(+),Ki-67(+<5%),PCK(+),LCK(+),CR(+),CDX-2(+),CD20(-),CK7(+),MC(-)

二、MDT 分析

肿瘤内科:患者为中年男性,因胸闷气促 2 个月,胸膜活检病理考虑肺癌伴胸膜转移,入住肿瘤内科。病理提示肠型腺癌,临床症状上患者既往无疾病,全程中没有任何便血、腹泻、腹痛、腹胀等消化道症状,且 PET/CT 检查还是胃肠镜检查均未见到胃肠道的原发肿瘤。患者 CEA 和 CA19-9 这两项结直肠癌敏感性和特异性强的肿瘤标志物有明显升高,然而针对肺癌的肿瘤标志物没有增高。综合临床症状、病理、实验室检查及影像学检查,除外原发消化道肿瘤后,诊断为右肺肠型腺癌伴胸膜转移,Ⅳ期。

肺肠型腺癌非常罕见,治疗上早期肠型腺癌以手术治疗为主,术后辅助化疗及复发转移后的治疗文献报道很少。有文献报道,化疗方案包括针对非小细胞肺癌含铂双药方案,也包括针对结直肠癌的氟尿嘧啶类、伊立替康等药物。肠型腺癌的靶向治疗如何选择尚无定论。该患者 $EGFR/ALK/ROS1$ 野生型,无使用 TKI 及 ALK 抑制剂的指征。首选含铂双药方案化疗,2 周期评价 1 次治疗效果,必要时可结合放疗、抗血管生成治疗及免疫治疗。

胸外科:2011 年国际肺癌研究协会(IASLC)、美国胸科学会(ATS)和欧洲呼吸学会(ERS)提出了"2011 年国际多学科肺腺癌分类",将肺肠型腺癌作为浸润型腺癌独立分出。肺肠型腺癌少见,多为个案报道,需与其他类型肺癌和原发肠癌肺转移相鉴别。治疗上无高级别证据指导治疗,应该按照肺腺癌的治疗原则。患者诊断为肺肠型腺癌,$T_1N_xM_{1a}$,ⅣA 期,根据 NCCN 肺癌指南,患者已无手术机会,可行以化放疗、抗血管生成治疗为主的综合治疗手段。

　　肿瘤放疗科:Tsao 等在 1991 年首次提出了肺的原发性肠型腺癌的诊断,之后提出了"2011 年国际多学科肺腺癌分类"(表 8-1),肺肠型腺癌列为浸润性腺癌变异型的一种。本病发病率低,多为个案报告,目前国际上最大样本量显示其占肺腺癌的 0.32%(2/629)。发病年龄范围较大(24~82 岁),平均诊断年龄在 50~60 岁。患者综合临床症状、影像学及病理,除外消化道肿瘤后诊断为肺腺癌伴胸膜转移,Ⅳ期,*EGFR/ALK/ROS1* 野生型,不能口服 TKI 及 ALK 抑制剂,可先行含铂双药化疗为主的治疗,待肿瘤较前局限后可结合放疗。

表 8-1　2011 年国际多学科肺腺癌分类

分类	分型
浸润前病变	非典型腺瘤样增生 原位腺癌(≤3cm,原 BAC) 　非黏液型 　黏液型 　黏液/非黏液混合型
微浸润腺癌 (≤3cm,以鳞屑样生长 方式为主且浸润≤5cm)	非黏液型 黏液型 黏液/非黏液混合型
浸润性腺癌	以鳞屑样生长方式为主(浸润≤5cm,原非黏液型 BAC) 以腺泡样生长方式为主 以乳头状生长方式为主 以微乳头状生长方式为主 以实性生长方式为主,伴黏蛋白的产生
浸润性腺癌变异型	浸润性黏液型腺癌(原黏液型 BAC) 胶样型腺癌 胎儿型腺癌(低级别、高级别) 肠型腺癌

　　注:BAC,细支气管肺泡癌。

　　病理科:肺原发性肠型腺癌是非小细胞肺癌的一种少见病理类型,是指少数在形态上和免疫组织化学上与结直肠癌类似,出现肠型分化或肠型形态的原发性肺腺癌,当这种成分超过肿瘤的 50%,同时排除消化道来源的腺癌,可诊断为肺肠型腺癌。肺肠型腺癌异质性强,常具有其他肺腺癌组织学亚型成分,如沿肺泡壁生长的贴壁型为主的亚型,且肺肠型腺癌免疫表型至少表达一种结直肠癌的标志物。

肺肠型腺癌的鉴别诊断需要排除其他类型的原发性肺腺癌及结直肠癌肺转移。首先,其他类型的原发性肺腺癌和肺肠型腺癌均为肺腺癌的病理类型。形态学上,其他类型的原发性肺腺癌没有高柱状假复层排列,免疫表型上两者均可能表达原发性肺腺癌的特异标志物,如 CK7、TTF1、NaspinA;而肠型腺癌除此之外还部分表达肠型分化的免疫标记物如 CDX-2、CK20、Villin 和 MUC2等。其次,结直肠癌肺转移,既往结直肠癌病史的患者肺部出现病灶,结合临床和病理检查结果要考虑结直肠癌肺转移。肺的病灶在形态上呈腺管样排列,无其他组织类型,瘤组织境界清楚,不累及癌旁的正常肺结构。免疫表型上,针对肺癌免疫表型的 CK7、TTF-1、NapsinA 等呈阴性,针对肠癌免疫表型的为阳性。

对该患者胸膜取材,镜下可见结直肠腺癌的某些形态学特征,且肠型分化成分占肿瘤的主体(>50%)。免疫组化示:TTF-1(+)、CK7(+)、CDX-2(+)、Villin(+)。该患者结合临床症状、胃肠镜及 PET/CT 检查除外消化道肿瘤后,应考虑诊断为肺肠型腺癌伴胸膜转移。

医学影像科:肺肠型腺癌是一种少见的原发性肺腺癌,在胸部平扫或增强CT 均表现肺部和 / 或锁骨上及纵隔的占位,PET/CT 提示上述部位存在标准摄取值(SUV)代谢升高;肠型腺癌患者无论是 PET/CT 检查还是胃肠镜检查均未见到胃肠道的原发肿瘤。患者影像学检查提示右侧周围型肺癌伴胸膜转移可能,其余部位未见明显肿瘤性占位。结合临床及病理应诊断为原发性肺腺癌伴右侧胸膜转移。

三、最 终 诊 断

右肺肠型腺癌伴胸膜转移,$T_1N_xM_{1a}$,ⅣA 期,*EGFR/ALK/ROS1* 野生型

四、诊治关键点

◆　肠型腺癌是非小细胞肺癌的一种少见病理类型,是指少数在形态上和免疫组织化学上与结直肠癌类似,出现肠型分化或肠型形态的原发性肺腺癌,当这种成分超过肿瘤的 50%,同时排除消化道来源的腺癌,可诊断为肠型腺癌。

◆　肺肠型腺癌异质性强,常具有其他肺腺癌组织学亚型成分,如沿肺泡壁生长的贴壁型为主的亚型,且肺肠型腺癌免疫表型至少表达一种结直肠癌的标志物,如 CDX-2、CK20,但半数病例中 CK7 和 TTF-1 呈一致阳性。

◆　肺肠型腺癌发病率低,约占肺腺癌的 0.32%。本病例需与其他类型的

肺腺癌和肺继发恶性肿瘤(原发消化道肿瘤)相鉴别。

◆ 综合患者病史、临床症状、实验室及影像学检查、病理,排除消化道肿瘤来源后,诊断为肺肠型腺癌。治疗上无大宗病例报告,多为个案报道,一般采用常规肺腺癌的治疗方案。该病例诊断及治疗需要多学科协作,具有较高的 MDT 价值。多科室 MDT 合作,顺利完成诊断,并提出合理治疗方案,保障患者的疾病全程管理。

(钟兆铭　洪敏　梁进)

推荐阅读资料

［1］ LÁSZLÓ T,LACZA A,TÓTH D,et al. Pulmonary enteric adenocarcinoma indistinguishable morphologically and immunohistologically from metastatic colorectal carcinoma. Histopathology,2014,65(2):283-287.

［2］ LIN L I,XU C W,ZHANG B O,et al. Clinicopathological observation of primary lung enteric adenocarcinoma and its response to chemotherapy:a case report and review of the literature. Exp Ther Med,2016,11(1):201-207.

［3］ TRAVIS W D,BRAMBILLA E,NICHOLSON A G,et al. The 2015 World Health Organization classification of lung tumors:impact of genetic,clinical and radiologic advances since the 2004 classification. J Thorac Oncol,2015,10(9):1243-1260.

［4］ TRAVIS W D,BRAMBILLA E,NOGUCHI M,et al. International association for the study of lung cancer/american thoracic society/european respiratory society international multidisciplinary classification of lung adenocarcinoma. J Thorac Oncol,2011,6(2):244-285.

［5］ WANG C X,LIU B,WANG Y F,et al. Pulmonary enteric adenocarcinoma:a study of the clinicopathologic and molecular status of nine cases. Int J Clin Exp Pathol,2014,7(3):1266-1274.

巨大胸腔内占位,元凶竟是……

（MDT 科室:胸外科、呼吸内科、心脏外科）

一、病 例 分 析

患者,女,61 岁。

（一）主诉

咳嗽、咳白黏痰,伴有乏力、多汗 1 个月,无发热、咯血、胸痛等不适。

（二）病史

患者于 1 个月前受凉后出现咳嗽、咳白黏痰,伴有乏力、多汗,无发热、咯血、胸痛等不适。昨日至急诊科就诊,行胸部增强 CT 提示左侧胸腔积液部分包裹,左肺下叶少许渗出模糊影,心影增大,主动脉支架术后。以"左侧包裹性胸腔积液原因待查"急诊收住院。

高血压病史 4 年,血压最高 150/110mmHg,长期口服非洛地平片控制血压,规律监测血压,血压控制尚可。1989 年因"阑尾穿孔"行阑尾切除术。1994 年因子宫腺肌瘤行子宫全切术。2012 年因肩背部疼痛发现主动脉夹层,行主动脉支架植入术,术后患者长期反复出现肩背部疼痛。否认药物过敏史。

（三）体格检查

T 36.5℃,P 85 次 /min,R 20 次 /min,BP 132/84mmHg。神清,未吸氧时血氧饱和度为 92%,口唇及指端无发绀,咽无充血,扁桃体不大,颈静脉无怒张,颈部淋巴结未触及肿大。双侧胸廓对称无畸形,左侧语颤减弱,左上、中肺叩诊实音,双肺呼吸音粗,双肺未闻及干湿性啰音;叩诊心界不大,心率 85 次/min,律齐,未闻及杂音,剑下未见心脏搏动;腹软,无压痛及反跳痛,肝脾未触及,右侧腹股沟可见长 5cm×1cm 手术瘢痕,双下肢无水肿。

(四)辅助检查

1. 实验室检查

(1) 血常规:WBC $10.28×10^9/L$,RBC $6.01×10^{12}/L$,Hb 176g/L,其余指标正常。

(2) 动脉血气分析:pH 7.422,$PaCO_2$ 39.5mmHg,PaO_2 39.1mmHg,FIO_2=0.21,提示 I 型呼吸衰竭。

(3) 心肺七项:CRP 37.86mg/L,余指标正常。

(4) 尿常规:酮体 +,余指标正常。

2. 影像学检查

(1) 心电:窦性心动过速,正常心电图。

(2) 胸腔积液超声定位(图 9-1):①左侧胸膜腔囊实混合性结构(包裹性积液可能);②左侧胸膜腔少量积液;③右侧胸膜腔微量积液。

(3) 心脏超声(图 9-2):室间隔增厚(符合高血压心脏病改变)。

(4) 胸部增强 CT(图 9-3):左侧胸腔积液部分包裹,左肺下叶少许渗出模糊影;心影增大,主动脉支架术后;轻度脂肪肝,左肾上腺内支小结节。

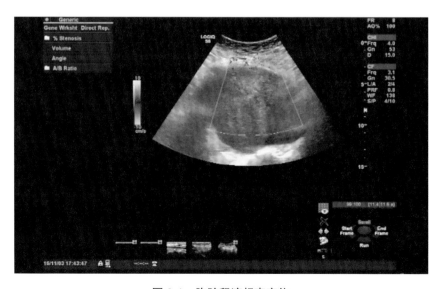

图 9-1 胸腔积液超声定位

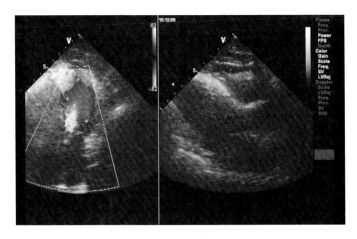

图 9-2　心脏超声

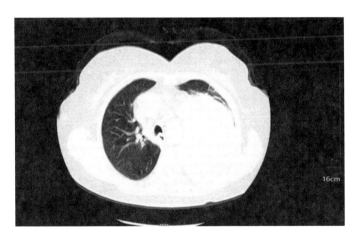

图 9-3　胸部增强 CT 平扫

(5) 患者左侧胸腔积液考虑包裹性胸腔积液可能,予以行"CT 引导下左侧胸腔穿刺闭式引流术",引流胸腔积液缓解压迫并送检。回抽见血性浓稠液体,穿刺后抽出 2~3ml 血性浓稠液体,回抽阻力大,未见液体流出,未送相关检查。

（五）初步诊断

左侧包裹性胸腔积液查因(类肺炎性胸腔积液可能、恶性胸腔积液、结核性渗出性胸膜炎待排);左肺下叶少许渗出模糊影性质待查(肺炎可能);高血压3 级,很高危组;主动脉支架植入术后;子宫全切术后。

二、MDT 分析

（一）病情演变

入院予氧疗，予"头孢他啶针"抗感染治疗 3d，症状较前稍微缓解，"头孢他啶针"调整为"头孢米诺针"继续抗感染治疗。同时予以止咳祛痰、增强免疫、镇痛、抑酸护胃、促胃动力、促消化、调节胃肠道菌群等对症支持治疗，患者症状无明显缓解，患者及家属手术意愿强烈。由于病灶位置特殊，且大部分位于胸廓内，脊椎、胸廓、胸膜等毗邻结构复杂，周围脊髓、肺、主动脉等重要组织众多，手术难度大、风险大，需要进一步定性、定位、定功能的诊断，以制订精准的手术方案。

（二）MDT 意见

1. 术前 MDT

呼吸内科：患者入院予以氧疗、监测血压，完善血尿便常规、血生化检查、凝血功能、痰培养、痰查抗酸杆菌、结核菌素试验（PPD 试验）、结核感染 T 细胞斑点试验（T-SPOT.TB）、心脏超声、肿瘤标记物等相关检查，予抗感染、止咳祛痰、增强免疫、抑酸护胃、促胃动力、促消化、调节胃肠道菌群等对症支持治疗。内科保守治疗无效，建议外科治疗。

心脏外科：同意呼吸内科分析及诊断意见，诊断初步明确，患者窦性心动过速，既往主动脉夹层病史并支架植入术后，不除外血肿可能。因患者症状明显，家属及患者手术意愿强烈，建议手术治疗，术中体外循环准备。

胸外科：患者胸主动脉夹层支架术后，血肿及肿瘤难以鉴别，若为血肿，术中易大出血，需要心脏外科体外循环支持，肿瘤位置与心脏粘连严重，体积较大，剥离困难，术中术后需大量备血，术后联系 ICU 做好患者接收准备。

诊疗计划如下：

（1）病危通知，患者绝对卧床，持续心电监护，硝酸甘油持续泵入控制血压，密切监测生命体征，必要时送重症监护病房。

（2）完善相关检查：血尿便常规、血生化检查、血型、感染性疾病筛查、心电图、胸部 X 线片、超声、CT 等。

（3）待检查结果完善后行手术治疗。患者病情较重，术前检查过程中可能出现夹层破裂风险，告知家属病情，家属愿意承担检查中出现的风险，并签字为证。

2. 术前诊断与手术方案

（1）术前诊断：左侧包裹性凝固性血胸；胸主动脉夹层支架植入术后；左肺

下少许渗出模糊影性质待查(肺炎可能);Ⅰ型呼吸衰竭;高血压3级,很高危组;主动脉支架植入术后;子宫全切术后;窦性心动过速;主动脉夹层可能。

(2) 手术方案

开胸探查术 + 左侧胸腔肿瘤切除术,手术简要经过如下(图9-4):

1) 沿正中劈开胸骨,切开左侧胸膜,见巨大肿瘤占满整个胸腔,侵犯肺叶,游离清除肿瘤组织为豆腐渣样混合物,质软,吸引器吸引暗红色胸腔积液,取组织送术中冷冻。

2) 由于肿瘤巨大,暴露不佳,取左胸联合横切口,用胸骨撑开器撑开胸骨,取出胸腔内血块及肿瘤组织,肿瘤质脆,剥离创面渗血多,给予电凝止血等处理,肺粘连处予切割闭合处理。

3) 检查左侧胸腔及纵隔,未见明显出血点,清理胸腔内血液及血凝块,术中冷冻切片回报为恶性。

4) 留置左侧胸腔、心包引流管。

5) 常规关胸,手术结束。

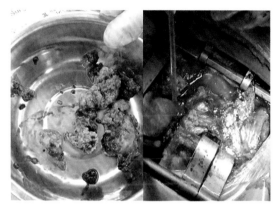

图 9-4　术中肿瘤切除

3. 术后处理措施　术后入住重症监护病房治疗,给予抗感染、补充血容量及凝血因子等治疗。

(1) 术后影像提示:肿瘤切除彻底,胸膜完整,术后患者恢复顺利,未出现相关并发症(图9-5)。

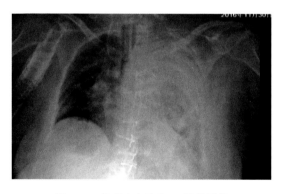

图 9-5　术后床旁胸部 X 线片影像

(2) 术后病理检查(图9-6):恶性间叶肿瘤。

免疫组化病理诊断为恶性间叶性肿瘤。结合免疫组化支持恶性纤维组织细胞 / 未分化肉瘤。

(3) 术后注意观察事项:注意监测生命体征,观察引流量。

(4) 术后 3d 患者情况。

1) T 38.5℃,P 103 次 /min,R 21 次 /min,BP 122/46mmHg,心脏听诊无杂

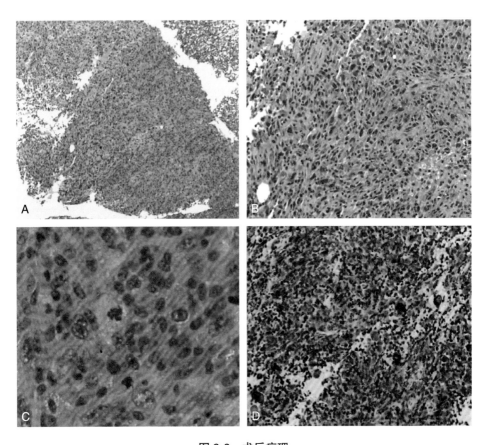

图 9-6　术后病理

A. HE 染色, ×100;B. 免疫组化, ×200;C. SP 法, ×400;D. DAB 法, ×200。

音。右肺呼吸音粗,左肺呼吸音弱,未闻及干湿啰音。腹软,无压痛、反跳痛,
全身皮肤未见瘀斑,余查体无异常。

2）手术切口未见明显红肿及渗出,敷料干洁固定,胸腔引流管通畅,术后
入量 2 776ml,出量 3 120ml,小便 2 900ml。实验室检查示心肌酶学有轻微升高,
白细胞等感染指标升高,血红蛋白稍低,凝血功能指标有轻度升高,肾功能指
标轻度升高。

3）患者感染重,建议更改抗生素为亚胺培南西司他丁钠 + 利奈唑胺。继
续重症监护治疗。

三、最 终 诊 断

1. 左侧胸腔恶性肿瘤

2. 胸主动脉夹层支架植入术后
3. 左肺下叶少许渗出模糊影性质待查(肺炎可能)
4. I型呼吸衰竭
5. 高血压 3 级,很高危组
6. 子宫全切术后
7. 窦性心动过速

四、诊治关键点

◆ 原发性肺肉瘤(PPS)是非小细胞恶性肿瘤,包含肉瘤或肉瘤样分化的细胞,是罕见肺原发性恶性肿瘤之一。国外文献报道 PPS 仅占肺部原发性恶性肿瘤的 1%~4%,PPS 是一种极少见的肺部恶性肿瘤,起源于肺脏间质、支气管基质、支气管壁、血管壁等间叶组织。

◆ 病理学上将其分型为多型瘤、梭形细胞瘤、巨型细胞瘤、肺母细胞瘤等。PPS 可发生于任何年龄,但一般发病年龄较轻,易误诊为肺癌或纵隔良性疾病。男性多于女性,文献报告为(1.2~1.7)∶1。临床表现无特异性,主要表现为咳嗽、咳痰带血、胸痛、胸闷、呼吸困难,随着病情发展,出现消瘦、贫血等恶病质表现。影像学是诊断 PPS 的一种重要手段,最终的诊断主要依据组织细胞学及免疫组化。手术是治疗 PPS 患者的首选方式,因肿瘤恶性程度较高,手术宜根治切除。

◆ 患者为老年女性患者,病程短,有咳嗽、咳痰、乏力、盗汗等症状,查体左侧语颤减弱,左上中肺叩诊实音,双肺呼吸音粗,胸部增强 CT 提示左侧胸腔积液部分包裹左肺下叶、少许渗出模糊影,患者类肺炎性胸腔积液、恶性胸腔积液、结核性渗出性胸膜炎,肿瘤待排。由于原发性肺肉瘤发病率较低、部位特殊(涉及胸外科、心脏外科等专科的解剖范畴)、病灶性质特殊(肿瘤病灶诊断涉及医学影像科、病理科,治疗涉及放疗科、化疗科)、所产生症状不典型等,常造成诊断、治疗困难,手术风险高等局面,具有较高的 MDT 价值。

(刘寅强　施云飞)

推荐阅读资料

[1] 李舒,方志伟,等 . 单中心 687 例软组织肉瘤临床病理统计分析 . 中国肿瘤外科杂志,2015,7(1):6-90.

[2] 张皓,刘昌平,唐绮曚 . 原发性肺未分化多形性肉瘤 1 例 . 川北医学院学报,2013,28(5):492-494.

［3］ FOROULIS C N，KLEONTAS A D，TAGARAKIS G，et al. Massive chest wall resection and reconstruction for malignant disease. Onco Targets Ther，2016，9：2349-2358.

［4］ SALEM J，SHAMSEDDINE A，KHALIFE M，et al. Malignant fibrous histiocytoma presenting with complete opacification of the hemithorax：a case report. Int J Surg Case Rep，2014，5（12）：1162-1163.

［5］ ZHANG H，XU C W，WEI J G，et al. Infant pleuropulmonary blastoma：report of a rare case and review of literature. Int J Clin Exp Pathol，2015，8（10）：13571-13577.

1岁小儿消化道出血险丧命,究其原因为哪般

（MDT科室：儿科、消化内科、胃肠外科、小儿外科、麻醉科、
放射介入科、医学影像科、核医学科）

一、病例分析

患儿,男,1岁5个月。

（一）主诉

腹泻,黄色稀水便9d,黑便3d。

（二）病史

患儿入院前9d无明显诱因出现解黄色稀水便,每日10余次,量多,无黏液脓血便,无果酱样大便。患儿无烦躁、哭闹不安等情况。病初伴呕吐,每日10余次,呕吐物为胃内容物,无咖啡渣样物。曾有一过性发热,体温约39℃,曾予"肠炎宁、秋泻灵口服及输液治疗",后热退,呕吐停止,腹泻次数有所减少。但入院前3d无明显诱因开始解黑色水样便,3~4次/d,量150~200g/次,继续予口服药物治疗。入院前2d患儿大便中带鲜血,且鲜血量逐渐增多,无呕吐、发热,患儿精神萎靡,尿量明显减少,为进一步诊治收住院。

既往无特殊病史,无家族遗传病史,父母亲否认消化性溃疡等病史。

（三）体格检查

T 37.8℃,P 180次/min,R 36次/min,BP 106/58mmHg。体重10kg,一般情况差,面色苍白,精神反应差。全身皮肤未见黄染,无皮疹及瘀点、瘀斑,

皮肤弹性可,全身浅表淋巴结未触及。眼眶凹陷,口唇苍白,干燥,舌津液少,咽充血。双肺听诊无异常,心率 180 次/min,律齐,心音有力,各瓣膜听诊区未闻及杂音。腹平软,无拒按,触诊无哭闹,未触及包块,肝脾未触及,肠鸣音 1~2 次/min,未闻及高调肠鸣及气过水声,肢端暖,皮肤无发花,毛细血管充盈时间(CRT)<3s。

(四) 辅助检查

1. 血常规　WBC $9.85 \times 10^9/L$,L% 34.8%,N% 58.1%,RBC $1.40 \times 10^{12}/L$,Hb 37g/L,HCT 11%,PLT $390 \times 10^9/L$。

2. 大便常规　未检出红细胞及白细胞,大便潜血阳性。

3. 肝肾功能　正常。

4. 凝血功能　APTT 29.5s,PT 13.2s,TT 13.6s,INR 1.12,纤维蛋白原 2.80g/L,D- 二聚体 0.46mg/L。

5. 腹部超声　肠腔胀气明显,仅部分能显示,未探及"同心圆"样包块;肝胆系统未见异常。

6. 直肠指检　未发现异常。

7. 大便培养阴性,血培养阴性。

(五) 初步诊治

初步诊断:血便原因待查;重度贫血;急性腹泻病。

入院即予开通静脉补液、输注悬浮红细胞纠正贫血及补充血容量,予禁食,PPI 抑酸,维生素 K_1、酚磺乙胺止血,生长抑素持续泵入及凝血酶、去甲肾上腺素、云南白药胃管内注入等治疗。

二、MDT 分析

(一) 病情演变

经上述治疗,患儿仍解黑便 220~300g/d,且大便颜色逐渐转为暗红色。入院前 3d 留置胃管回抽胃液均清亮,无咖啡渣样物及血液,入院第 3 天起回抽胃液见鲜血。输血后血红蛋白上升至 104g/L 后,又复下降至 76g/L,心率快,精神萎靡,需反复输血。内科治疗效果不佳。

(二) 第一次 MDT

儿科:此患儿为 1 岁 5 个月幼儿,年龄小,体重相对低,起病急,出血量大,入院时失血已达重度贫血,之后反复大量出血,内科保守治疗效果不佳。入院时出血病因及部位不明,小儿消化道出血通常分为上消化道出血和下消化道出血,常见原因分析如下:

1. 小儿上消化道出血的原因

(1)溃疡病:占上消化道出血的第一位,由于溃疡侵袭血管及伴炎症,致血管破溃出血。可能与滥用非甾体抗炎药及类固醇类药及幽门螺杆菌感染有关。

(2)门静脉高压:食管、胃底静脉曲张破裂,多数表现为大出血。儿童与成人不同,以门静脉海绵样变性最多见,其次为肝硬化;其他原因造成的门静脉阻塞、继发门静脉高压亦可引起大出血。

(3)食管、胃黏膜病变:食管 - 贲门黏膜撕裂综合征(又称“马洛里 - 魏斯综合征”,Mallory-Weiss syndrome)、药物(如非甾体抗炎药)、异物或酸碱等化学刺激物对黏膜的损伤都可引起食管、胃黏膜出血。

(4)胆道出血、胆道结石:管壁受压损伤伴炎症可致出血。肝癌、肝脓肿等破入胆管,亦可引起胆道出血。

(5)血管异常:特别是恒径动脉破裂,可致剧烈的上消化道出血。病变多在胃体上部。动静脉畸形、血管发育不良等亦可致出血,比较少见。

(6)全身疾病:血液病或肝脏疾病致凝血机制障碍,急性溃疡如灼伤、头伤、全身感染引起强烈应激性胃黏膜损伤,可致出血;尿毒症、血管疾病、结缔组织疾病引起胃十二指肠黏膜血管损伤,亦可致出血。值得注意的是,短期内大出血患儿有可能先出现休克而尚无呕血、黑便,应高度警惕,注意与其他原因休克鉴别。及时的直肠指检可查及黑便。

2. 小儿下消化道出血的原因

(1)消化道内病变:便血一般为下消化道出血表现,其颜色主要取决于出血部位、出血量的多少以及血液在肠内停留的时间。如出血量大,排便快,虽然部位高亦可呈暗红或鲜红;部位低、出血少、停留时间长,颜色亦可偏暗。主要病因为各种肠道炎症、肿瘤、血管病变、痔、肛裂、憩室或损伤等。

(2)全身性疾病、血液系统疾病、结缔组织病、感染、伤寒、流行性出血热、钩端螺体病和重症肝炎等。

消化道反复出血的原因较多,不明原因消化道出血的病变多位于消化系统内镜检查不易到达的部位,给临床诊断造成很大困难。年龄不同引起便血原因不同,儿童以大肠息肉或肠道憩室为多。注意血色、血量及出血与粪便的关系,对诊断十分有助。出血量少、血色鲜红、附于大便表面,多为直肠肛门病变;出血渐多、间断变持续伴大便变形、腹痛包块应注意大肠肿瘤;脓血、黏液便伴腹痛、里急后重者为下段结肠炎症;如为果酱样或洗肉水样血便,应注意近端结肠或小肠病变,如阿米巴痢疾或出血坏死性小肠炎。肿瘤溃烂伴感染则临床表现与感染性结肠炎无法区别。反复血便伴发热、腹痛者应注意肠道结核、克罗恩病或肠道淋巴瘤等疾病。

此患儿病程初期无明显呕血,回抽胃液未发现出血表现,以黑便、血便为主要表现,曾一度考虑为下消化道出血,但入院后患儿胃管内回抽可见鲜血,不能排除上消化道出血,临床难于与下消化道出血鉴别。目前出血病因及部位不明确,入院观察病情除外肠套叠、坏死性小肠结肠炎等疾病。通过相关实验室检查除外凝血功能障碍等全身性疾病,但目前尚不明确有无消化道溃疡、梅克尔憩室、结肠息肉等疾病。存在行胃肠道内镜、胃肠 SPECT 显像等检查指征。

消化内科:急性消化道出血病因不明者均有行内镜检查指征,根据消化道出血部位不同可选择胃镜或结肠镜检查。胃镜检查对上消化道出血的部位、原因和严重程度均有较准确的判断,是上消化道出血定性、定位诊断的首选方法。建议在消化道出血 12~48h 内进行检查,准确率较高,可达 85%~90%。但应掌握适应证,原则上患儿休克得到纠正,生命体征稳定,诊断不明确,应尽早行胃镜检查,以作出正确诊断,给予及时合理的治疗,并可预防出血复发。结肠镜是诊断直肠、结肠、回肠末段出血病变部位和性质的主要方法。凡疑诊下消化道出血,均是结肠镜适应证。针对病变的种类采取相应的内镜下止血治疗,如电凝、激光、微波等。但在急性大出血伴休克时宜暂缓施行。活动性出血时因肠腔内积血影响观察,宜先用清水或去甲肾上腺素溶液灌肠以清洁肠道后镜检。

根据患儿初期起病情况,疑为下消化道出血,但入院后患儿胃管内回抽可见鲜血,不能排除上消化道出血,如上消化道出血量小,临床难于与下消化道出血鉴别。经前一阶段对症支持治疗,生命体征稳定,无休克存在。经内科保守治疗,消化道出血量仍大,难于控制,有行胃镜及结肠镜治疗指征。但患儿为 3 岁以内幼儿,胃肠镜检查为侵入性操作,小儿难于配合,检查过程中发生意外情况(如胃肠穿孔等)概率大,建议在手术室全身麻醉下进行检查,并有外科支持,一旦发生意外可开腹补救。

麻醉科:经初步评估,患儿无明显麻醉禁忌证,可行全身麻醉配合检查。术后尽量手术室拔管。

胃肠外科:患儿目前无明显外科疾病存在,建议仍以内科治疗为主,暂无手术治疗适应证。但如经积极内科治疗后,仍继续出血或者反复再出血,可外科手术。外科手术治疗消化道出血的适应证:①出血量大,经内科治疗仍不能止血,并严重威胁患儿生命;②复发性慢性消化道出血引起贫血不能控制者;③出血控制后,有潜在大出血的危险者。手术方式主要根据病因、出血的部位来选择。

　　小儿外科：同意胃肠外科意见，目前暂无外科治疗干预指征，建议先行消化内镜检查明确病情，可在消化内镜下根据情况直视止血、直接喷洒药物，或电凝、激光、钳夹止血，也可选择注入硬化剂或内镜皮圈套扎术等治疗措施。

　　医学影像科：对于消化道出血的患者可选择的影像学检查手段有两种。

　　（1）X 线检查：一般用于有胃镜检查禁忌证或不愿意胃镜检查者，在出血停止和病情稳定数天后进行。钡剂主要用于对胃食管反流，食管 - 胃底静脉曲张，胃、十二指肠和小肠疾病的诊断，极少用于出血早期的诊断。钡剂灌肠可对直肠及结肠息肉、炎性病变、肠套叠、肿瘤和畸形作出诊断，但出血诊断的准确率不如内镜，对消化道畸形和位置异常的诊断价值较高。X 线钡剂造影可选用小肠插管气钡双重造影和结肠气钡双重造影两种方法，前者对小肠疾病更有价值，也可以检查到大肠；后者只限于检查大肠。X 线钡剂造影对肿瘤、憩室诊断价值大，不能发现浅小病灶、血管畸形。患儿目前处于消化道出血活动期，且出血量大，病情不稳定，以上检查均不适于患儿。

　　（2）腹部超声检查：是小儿肠套叠常用的辅助检查，也是引起食管 - 胃底静脉曲张性疾病的辅助检查（如肝硬化、门静脉海绵样变性检查）。目前患儿无腹胀，第一次超声检查未见上述疾病征象，必要时可根据病情需要复查超声。

　　放射介入科：如患儿内镜及 X 线检查未能发现病变时，可作选择性动脉造影，一般从股动脉插管，选择腹腔动脉、肠系膜上和下动脉造影，观察有无造影剂外漏和血管畸形情况，活动性出血时诊断阳性率高。通过选择性血管造影可染色出血的血管，根据情况行栓塞治疗。但此方法在临床应用较少，且患儿年幼，体重低，血管内径小，不建议将此方法作为首选。

　　患儿有消化道活动性出血，有行消化道核素扫描指征。对消化道出血用放射性 ^{99}Tc 扫描，可诊断梅克尔憩室和肠重复畸形；当活动性出血速度 >0.1ml/min，用硫酸胶体 ^{99}Tc 静脉注射能显示出血部位；当活动性出血速度 ≥0.5ml/min，^{99}Tc 标记红细胞扫描，能较准确标记出消化道出血的部位；同位素 ^{99}Tc 扫描是诊断梅克尔憩室的可靠方法。

　　本病例通过第一次 MDT 分析，制订了患儿治疗方案：以内科治疗为主，在维持患儿生命体征稳定情况下尽快完善内镜检查，根据检查所见采取相应止血措施。

（三）第二次 MDT

　　全身麻醉下行结肠镜检查，进镜至回肠末端约 5cm，肠腔内见大量暗红色液体，冲洗后黏膜光滑，未见异常（图 10-1）。再行胃镜检查见十二指肠球部直径 0.8cm 溃疡，中央见直径 0.1cm 血管裸露，试用钛夹夹闭血管，因肠腔狭窄

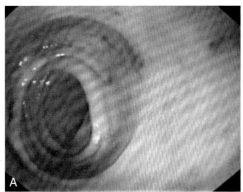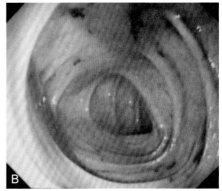

图 10-1 结肠镜图像

A.回盲部未见异常；B.横结肠未见异常。

操作困难未成功,仅夹住一枚钛夹(图 10-2、图 10-3)。因溃疡面大可能加重出血,未取活检。术后加强抑酸,并继续止血、生长抑素治疗,患儿暂停解血便1.5d。术后 1.5d 又出现大量暗红色血便,回抽胃液为暗红色血液及深咖啡色胃液,快速输血及输液维持生命体征稳定,再次进行消化内科、胃肠外科、小儿外科、放射介入科等相关科室会诊。

儿科:患儿经胃镜检查明确为上消化道出血,十二指肠球部溃疡活动期。结肠镜检查回肠末端至直肠肠镜检查未发现黏膜病变。按消化性溃疡规范治疗但效果不佳,内镜下钛夹止血亦未使消化道出血停止,可能与溃疡面较大、短期内难于迅速愈合及幼儿十二指肠黏膜娇嫩、脆弱有关。目前患儿持续活动性出血,且出血量已威胁患儿生命,应积极寻找对策。患儿十二指肠球部溃疡,应考虑有无幽门螺杆菌感染问题,患儿父母亲及近亲属均否认幽门螺杆菌

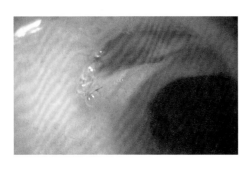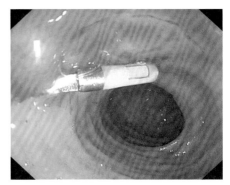

图 10-2 十二指肠球溃疡　　　　**图 10-3 试用钛夹夹闭血管**

感染史,患儿年龄小,不能配合行呼气试验。因溃疡面大,胃镜检查时恐加重出血未取材活检,行幽门螺杆菌感染相关检查前应停 PPI 至少 2 周,故目前此问题无法明确。目前除十二指肠溃疡外,尚需进一步除外梅克尔憩室、肠重复畸形及血管畸形等情况,因患儿年龄较小,一些检查手段如小肠镜、胶囊内镜应用受限,血管造影及栓塞治疗可考虑进行。

消化内科:此患儿内镜检查明确为上消化道出血、十二指肠球部溃疡活动期,回肠末端至直肠肠镜检查未发现黏膜病变,但小肠部分情况仍不明确。患儿年龄仅 1 岁 5 个月,小肠镜检查难度大,目前条件难于实施。胶囊内镜检查优点是可提高不明原因的消化道出血病灶检出率,缺点是价格昂贵,且目前多只适于 6 岁以上儿童。行第 2 次胃镜检查临床意义有限。一是幼儿肠腔过窄,黏膜脆弱,钛夹难于发挥作用夹住出血溃疡面,且可能造成继发性肠穿孔;二是患儿溃疡面相对于其年龄和肠腔直径来说都较大,钛夹止血或喷洒药物、电凝止血作用均有限。建议外科剖腹探查,根据情况采取适宜措施。

放射介入科:患儿有指征行血管栓塞术。但血管造影为有创检查,患儿年龄小,出血量大,生命体征不够平稳,需全身麻醉,恐患儿无法承受,暂不考虑该项检查及治疗。

胃肠外科:目前患儿有外科手术治疗指征,建议由小儿外科专科进行。

小儿外科:患儿仍反复消化道出血,不能排外其他疾病导致消化道出血,目前出血量大,已威胁到患儿生命,有外科手术治疗指征。但外科手术也有弊端,如术中探查患儿无其他导致出血原因,远期溃疡复发问题无法通过手术解决,还有可能出现新发溃疡或溃疡复发,术前需充分告知家属。

本次 MDT 分析确定了患儿经内科药物治疗及内镜治疗失败,出血量大,已威胁到患儿生命,有外科手术治疗指征。

(四) 后期诊治经过

入院后第 11 天,胃肠外科及小儿外科医师共同行急诊剖腹探查术。术中胃、小肠、结肠表面未见异常,未见梅克尔憩室及肠道血管畸形等情况,于十二指肠球部切开探查肠腔,球部后壁可见溃疡,溃疡面有渗血,予可吸收缝线缝扎止血后关腹。术后继续抑酸、补液、肠外营养供给等治疗,患儿大便逐渐转黄,血红蛋白值稳定,回抽胃液清亮,予流质饮食后再次出血。继续禁食,PPI 及 H_2 受体阻滞剂抑酸,生长抑素,阿莫西林克拉维酸钾防治幽门螺杆菌感染,以及凝血酶、去甲肾上腺素、云南白药胃管内注入,维持内环境稳定等治疗。后患儿病情逐渐好转,大便转黄,可进食流质饮食,逐渐恢复正常饮食,出院。随访至今患儿未再出现消化道出血。

三、最 终 诊 断

1. 十二指肠球部溃疡并出血
2. 重度贫血
3. 腹泻病

四、诊治关键点

◆ 消化道出血是小儿消化系统疾病常见的急性表现之一,小儿年龄不同,消化道出血病因人亦各异,除消化道本身的疾病外,也可能是全身性疾病的局部表现。不同部位出血致病原因不同。就体重和循环血量而言儿童患者出血后的危险性较成人为高,故迅速确定出血的病因、部位、出血量,并及时处理,对预后改善有重要意义。

◆ 诊治消化道出血时,应首先排除由上呼吸道出血咽下和食物、药物因素(如铁剂、铋剂、活性炭、动物血、草莓及甘草等摄入的影响)引起类似消化道出血表现。其次,应尽量明确出血部位为上消化道出血或下消化道出血。然后判断出血量多少,出血量≥血容量 20%~25%,可出现休克,需积极输血治疗。诊治过程中还需注意判断出血是否为活动性。以下征象提示活动性出血:①反复呕血或转为呕鲜红血。黑便次数增多或转为暗红,柏油样便,肠鸣音活跃。②周围循环衰竭的临床表现经治疗无好转或虽有好转但又恶化。脉搏慢而复快,安静状态≥120次/min,或不稳定。血压仍有下降趋势。③红细胞计数、血红蛋白、血细胞比容下降,网织红细胞升高。④在补液扩容后,尿量正常,但血尿素氮持续增高。⑤鼻胃管灌洗出血性液体。⑥内镜、核素扫描、血管造影等检查提示有活动性出血。

◆ 消化道出血患儿需做血常规、大便常规、大便潜血试验、肝肾功能等常规检查,在病情允许情况下尽早行内镜(如胃镜、结肠镜)检查以便作出正确诊断,给予及时合理的治疗,并可预防出血的复发。根据病情,必要时可选择行小肠镜、胶囊内镜的检查,可提高不明原因的消化道出血病灶检出率。可根据病情选择适宜的放射检查如 X 线钡剂造影等。当内镜及 X 线检查未能发现病变时,可作选择性动脉造影,根据情况可行栓塞治疗。也可选择核素扫描,同位素 ^{99}Tc 扫描是诊断梅克尔憩室的可靠方法。如疑有小儿肠套叠,腹部超声是常用的辅助检查;也是对引起食管 - 胃底静脉曲张性疾病的辅助检查(如肝硬化、门静脉海绵样变性检查)。

◆ 在消化道出血的治疗中,需注意监测血压、脉搏,记录出血量,观察意识、皮肤色泽、四肢温度和肠鸣音等,必要时吸氧。轻度出血者,可进流质饮食;中度及以上出血或频繁呕吐者,需暂禁食;早期建立静脉通道,快速静脉输入生理盐水或快速输入足量全血,补充有效血容量,防治休克。药物的应用应针对不同的病因选用不同的药物,如小静脉或毛细血管渗血可用酚磺乙胺、巴曲酶、云南白药等;门静脉高压食管静脉破裂出血可用垂体后叶素、生长抑素;应激性溃疡、消化性溃疡出血则用黏膜保护剂和制酸剂。

◆　可根据情况选择以下止血措施

(1) 胃灌洗止血:①药物灌注,去甲肾上腺素、凝血酶注入胃内保留,每 6~8h 可重复 1 次,也可使用云南白药、三七糊等。②胃内降温法,冰盐水洗胃可使胃黏膜表面血管收缩,达到止血目的,亦是急诊胃镜检查前的准备。

(2) 内镜止血:消化道出血可用内镜直视止血,根据病变不同选择不同的止血方法,如直接喷洒药物、电凝、激光、微波和钳夹止血等。食管 - 胃底静脉曲张破裂出血,注入硬化剂或在内镜下行皮圈套扎术,达到止血和预防再出血的目的。如息肉出血,可行息肉切除。

(3) 血管栓塞术:选择性动脉造影找到出血的血管,然后行栓塞术,此方法在临床应用较少。

(4) 外科手术治疗:经积极内科治疗,仍继续出血者或反复再出血者可外科手术。根据不同的病因、出血的部位选择手术方式。

◆　儿童消化道出血因患儿年龄较小,一些检查(如小肠镜、胶囊内镜)应用受限,某些特殊检查及治疗手段(如选择性动脉造影)难于寻找到适合相应小年龄段导管而不能进行。综上所述,儿童消化道出血临床诊治路径大致与成人相似,但又不同于成人,尤其是引起小儿大出血的疾病谱有其特殊性。目前有文献报道,胃肠镜与腹腔镜联合“一站式”交杂微创诊治模式在小儿不明原因消化道出血的诊治过程中有较高的临床应用价值,尤其适用于不明原因消化道出血经保守治疗没有明显效果或反复出血而原因不明者。

◆　在本病例中,消化道出血病因最终明确为十二指肠球部溃疡,患儿 1 岁 5 个月,此年龄段发生消化性溃疡大出血相对罕见。患者出现消化道出血之前存在肠道感染,此因素可能与患儿溃疡发生有一定关系。遗憾的是因病情及条件所限未能行幽门螺杆菌感染相关检查。经多学科通力合作,最终挽救了患儿生命。

(戴梅　孙婷婷　徐静)

推荐阅读资料

[1] 匡后芳,闫学强,卞红强 . 儿童消化道出血的诊治进展 . 临床外科杂志,2015,23

（11）：873-875.

［2］ 龙梅，朱莉，王潇等 . 电子胃肠镜在小儿消化道出血中的临床应用 . 中国内镜杂志，2019，25（10）：31-36.

［3］ 孙晓毅，余海东 . 小儿十二指肠溃疡合并急性上消化道大出血的手术治疗 . 中华小儿外科杂志，2010，31（2）：107-109.

［4］ 许春娣 . 小儿消化系统疾病 . 北京：科学技术文献出版社，2007.

［5］ 周昉，许峰 . 儿童消化道出血的原因与应急治疗 . 中国小儿急救医学，2017，24（4）：264-267.

非比寻常的双眼模糊

（MDT 科室：急诊医学科、神经内科、神经外科、风湿免疫科、
血液内科、眼科、中心实验室、感染性疾病科）

一、病 例 分 析

患者，女，19 岁，未婚，学生。

（一）主诉

头痛伴双眼视物模糊 1 个月余。

（二）病史

约 1 个月前无明显诱因出现头痛，位于双侧太阳穴及后枕部持续性疼痛，伴双眼视物模糊、耳鸣、恶心及呕吐数次，院外多次按"胃肠型感冒、颈椎病"等诊治无缓解。逐渐感双下肢乏力，曾收住当地医院，考虑"格雷夫斯眼病"，建议使用激素治疗，但患者家属不同意，治疗无改善。行 CT 检查考虑韦格纳肉芽肿（Wegener 肉芽肿），予甲泼尼龙 40mg 静脉滴注，1 次 /d，症状无缓解，收住神经内科。起病以来，体重下降（具体不详），大小便正常。既往史、个人史无特殊。

（三）体格检查

T 38.4℃，P 132 次 /min，R 22 次 /min，BP 104/84mmHg。反应水平分级（RLS）3 级，语速慢，颈稍抵抗，颏胸距 2 横指，双侧克尼格征（-）。左侧眼裂变小，左眼稍突，左侧瞳孔 3mm，对光反射灵敏；右侧瞳孔 4.5mm，对光反射迟钝，

右眼外展及上视受限,无眼震。双侧额纹及眼裂对称,双侧鼻唇沟对称,口角无歪斜,伸舌居中,双侧肢体肌张力正常,四肢肌力 4 级,全身深浅感觉检查不能配合。双上肢腱反射(+),双侧霍夫曼征(+),双侧巴宾斯基征(−)。心、肺、腹部查体无异常。

(四)辅助检查

1. 实验室检查

(1)血常规:WBC 4.89×10^9/L,N% 60.3%,Hb 146g/L,HCT 45.2%,PLT 122×10^9/L。

(2)凝血功能检查:PT 13.4s,Fib 4.06g/L,APTT 38.5s。

(3)血脂检查:TC 2.5mmol/L,TG 0.79mmol/L,LDL-C 1.55mmol/L。

(4)肝功能:ALB 38.6g/L,ALT 18.6IU/L,AST 17IU/L,TBIL 15.4μmol/L,DBIL 6.8μmol/L。

(5)肾功能:BUN 4.51mmol/L,Cre 56.3μmol/L。

(6)甲状腺功能:FT_3 3.68ng/L,T_3 1.39μg/L,TSH 0.25mIU/L。

(7)ESR:18mm/h。

(8)ANA 检查(−),ANCA 检查(−)。

(9)梅毒螺旋体抗体检查及 HIV 抗体 1/2 初筛:(−)。

(10)结核感染 T 细胞斑点试验:(−)。

2. 腰椎穿刺 分别于入院 24h 内、第 5 天行腰椎穿刺。

脑脊液检查提示:2014 年 12 月 18 日,淡黄色脑脊液,压力 $300mmH_2O$;2014 年 12 月 22 日,清亮脑脊液,压力 $200mmH_2O$。

两次脑脊液检查:革兰氏染色(−),墨汁染色(−),抗酸染色(−),

脑脊液细胞学检查:镜下未见红细胞,呈淋巴细胞轻度增多反应。未发现新型隐球菌,未查到肿瘤细胞,脑脊液单纯疱疹病毒(HSV)、人巨细胞病毒(HCMV)、结核分枝杆菌 DNA 实时荧光检测(TB-DNA)检查均(−);寄生虫检查(−),脑脊液需氧、厌氧培养均(−)。脑脊液蛋白、免疫球蛋白及细胞学检查如表 11-1、表 11-2。

表 11-1 两次脑脊液蛋白、免疫球蛋白及脑脊液葡萄糖/血糖比值

检查日期	蛋白/ (g·L⁻¹)	IgA/ (mg·L⁻¹)	IgM/ (mg·L⁻¹)	IgG/ (mg·L⁻¹)	血糖/ (mmol·L⁻¹)	葡萄糖/ (mmol·L⁻¹)	葡萄糖/ 血糖
2014-12-18	1.87	20.5	3.24	116.4	4.4	0.48	0.11
2014-12-22	0.78	11.3	4.59	115.3	5.4	1.92	0.36

表 11-2　两次脑脊液细胞学检查

检查日期	细胞数 / (个·mm⁻³)	小淋巴细胞 / 个	转化型淋巴细胞 / 个	淋巴细胞 / 个	浆细胞 / 个	单核样细胞 / 个	激活型单核细胞 / 个	嗜中性粒细胞 / 个
2014-12-18	38	115	36	6	1	39	3	0
2014-12-22	92	93	31	4	1	32	3	38

3. 影像学检查

（1）MRI平扫＋增强检查：右侧脑干、枕叶、颞叶、顶叶及左侧额叶、颞叶内可见多发异常稍长 T_2 信号，增强扫描未见明显强化表现，左侧眼球较对侧突出，增强扫描明显强化。颅内脑实质多发异常信号，双眼异常改变，左侧额部硬脑膜病变，垂体改变，考虑炎性肉芽肿病变可能，颅内动静脉未见明显异常（图 11-1、图 11-2）。

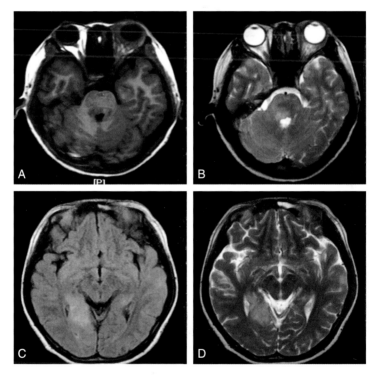

图 11-1　头颅 MRI

A. MRI 横断位 T_1WI 图像，可见右侧脑桥区多发小片状长 T_1 信号影；B. MRI 横断位 T_2WI 图像，可见右侧脑桥区多发小片状稍长 T_2 信号影；C. MRI 横断位 FLAIR 图像，可见右侧海马尾部及邻近枕叶片状稍高信号影；D. MRI 横断位 T_2WI 图像，可见右侧海马尾部及邻近枕叶稍长 T_2 信号影。

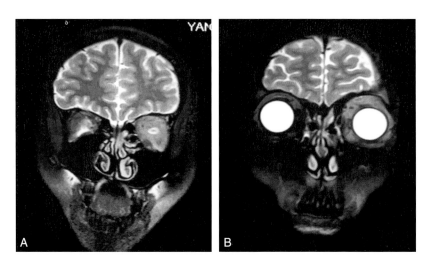

图 11-2 眼部 MRI

图 A、图 B 为 MRI 冠状位 T_2WI 图像,可见左侧眼眶内稍长 T_2 信号软组织密度影。

(2) 肺部 CT 检查无异常发现(图 11-3)。
(3) 脑电图及特殊诱发未见异常。

(五) 初步诊治

初步诊断:颅内多发病变及双侧眼眶内病变性质待定;中枢神经系统感染:结核可能?

神经内科予诊断性四联抗结核治疗,继续完善相关检查,进一步明确诊断。

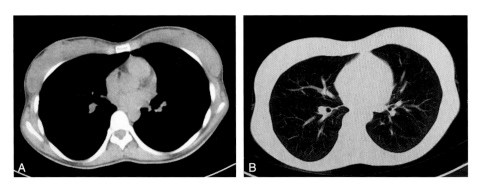

图 11-3 肺部 CT

A. CT 横断位纵隔窗;B. CT 横断位肺窗,未见明显异常密度影。

（六）远程会诊

首都医科大学宣武医院神经内科进行远程会诊。诊断：多脑神经麻痹伴脑膜炎（①霉菌感染可能，曲霉菌？②结核性？③肿瘤？）。建议：①有条件时做鼻部肉芽组织活检；②复查腰椎穿刺，查脑脊液常规、生化检查，找霉菌孢子。

二、MDT 分析

（一）病情演变

患者入院后经四联抗结核治疗后，病情曾有所好转，表现为双眼运动受限较入院减轻，体温下降。但之后病情逐渐恶化，左眼肿胀明显，眼睑下垂，意识障碍，高热，血小板下降、肝功能损害（动态变化详见图 11-4～ 图 11-7）。虽经保肝治疗，肝功能无改善，于 2015 年 1 月 4 日停用抗结核药。同时再次复查头颅 MRI，与前次 MRI 对比，右侧脑干、枕叶、颞叶（主要在海马部）、顶叶及左侧额叶、颞叶内可见多发异常信号稍长 T_2 信号，信号较前减低，范围较前变化不明显；左侧眼球及周围软组织肿胀较前明显；垂体改变较前未见明显改变；前纵裂池大脑镰及小脑幕增厚强化较前稍有改善（图 11-8、图 11-9）。

血常规：WBC 1.61×10^9/L，N 0.93×10^9/L，Hb 57g/L，PLT 25×10^9/L。肝损伤加重：ALB 25.4g/L，ALT 72.9IU/L，AST 82IU/L，TBIL 149.5μmol/L，DBIL 132.4μmol/L。患者因中枢神经系统感染病原学未明、肝损伤、全血细胞减少、低蛋白血症、多浆膜腔积液、营养不良等原因于 2015 年 1 月 10 日（入院治疗 25d 后）转入急诊医学科重症监护病房，因呼吸衰竭予气管插管呼吸机辅助呼吸治疗，再次完善相关检查。

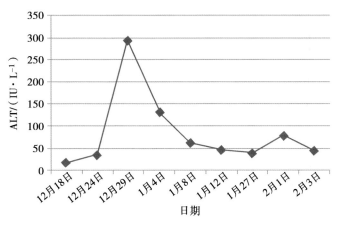

图 11-4 ALT 动态变化

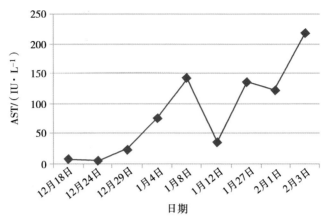

图 11-5　AST 动态变化

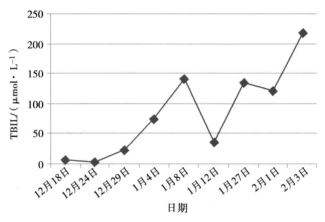

图 11-6　TBIL 动态变化

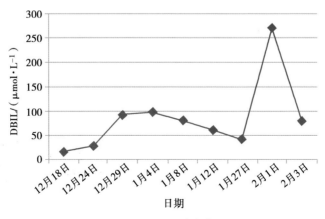

图 11-7　DBIL 动态变化

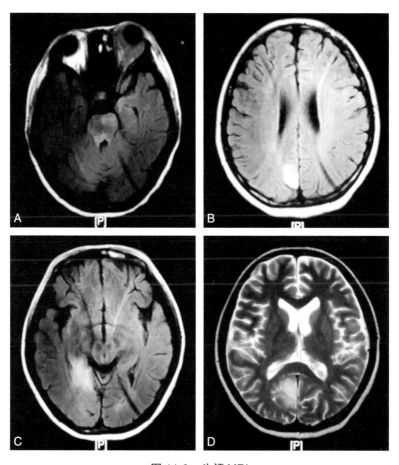

图 11-8　头颅 MRI

A. MRI 横断位 FLAIR 图像,可见脑桥区多发小片状信号增高影;B. MRI 横
断位 FLAIR 图像,可见右侧顶叶片状信号增高影;C. MRI 横断位 FLAIR
图像,可见右侧海马尾部及邻近枕叶片状信号增高影;D. MRI 横断位 T_2WI
图像,可见右侧枕叶片状稍长 T_2 信号影。

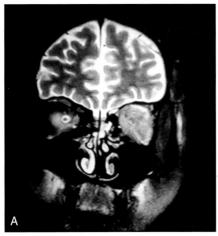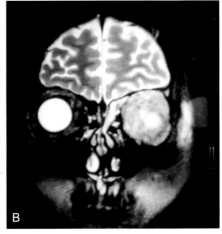

图 11-9　眼部 MRI

图 A、图 B 为 MRI 冠状位 T_2WI 图像,可见左侧眼眶内稍长 T_2 信号软组织密度影,形态不规则,较前明显增厚。

1. 头颅 MRI　右枕叶及脑桥病变范围较前次缩小(图 11-10)。
2. 胸部 CT　双肺内渗出、实变,双侧胸腔积液(图 11-11)。
3. 自身免疫性肝炎抗体 9 项检查均(−)。
4. 抗核抗体 16 项检测及 ANCA 检测均(−)。
5. 类风湿因子检测　抗链球菌溶血素 O 及类风湿因子检测(−)。
6. 红细胞沉降率(ESR)4mm/h。
7. 降钙素原(PCT)10.66μg/L。
8. 淋巴细胞亚群免疫分析提示免疫受损(表 11-3)。

予加强抗感染治疗(美罗培南、万古霉素联合米卡芬净抗感染)及保肝治疗;促血小板生成素 15 000IU 皮下注射,1 次 /d;α_1 胸腺素 1.6mg 皮下注射,1 次 /d;改善免疫功能治疗;输注红细胞及血浆及营养对症治疗。患者肝功能有所好转,ALT 27.8IU/L,AST 40.3IU/L,TBIL 40.1μmol/L,DBIL 28.2μmol/L。肾功能损伤:BUN 16.2mmol/L,Cre 133μmol/L。 血细胞计数:WBC 2.08×10^9/L,N 1.7×10^9/L,Hb 73g/L,PLT 70×10^9/L。体温仍波动于 38~39℃,意识仍模糊。患者颅内多发病变的病因不明确,予诊断性抗结核治疗颅内病变改善不明显,出现呼吸衰竭、肝损伤、全血细胞减少、低蛋白血症、多浆膜腔积液。组织 MDT,再次远程会诊,拟定诊治方案。

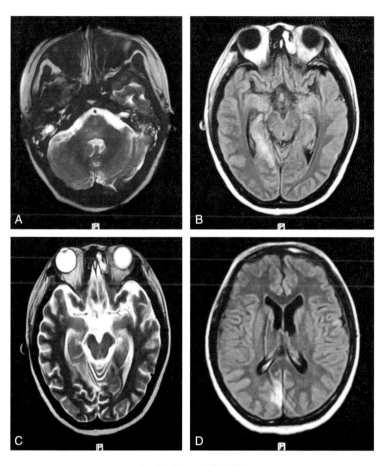

图 11-10　头颅 MRI

A. MRI 横断位 T$_2$WI 图像,可见脑桥区多发小片状稍长 T$_2$ 信号影;
B. MRI 横断位 FLAIR 图像,可见右侧海马体尾部片状稍高信号影,范围
较前缩小;C. MRI 横断位 T$_2$WI 图像,可见右侧海马体尾部片状稍长 T$_2$
信号影,范围较前缩小;D. MRI 横断位 FLAIR 图像,可见右侧枕叶片状
稍高信号,范围较前缩小。

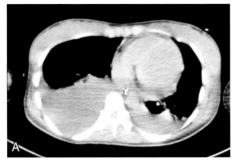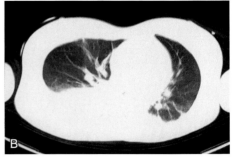

图 11-11　胸部 CT

A. CT 横断位纵隔窗,双侧胸腔积液,邻近肺组织受压不涨;B. CT 横断位肺窗,双肺内见多发条索、斑片影。

表 11-3　淋巴细胞亚群免疫分析　　　　　　　　单位:个 /μl

指标	CD3 阳性 T 淋巴细胞绝对值	T 抑制细胞	T 辅助细胞	CD3、CD4、CD8 均阳性细胞	NK 细胞	B 淋巴细胞
检测值	157	92	53	0	76	69

(二) 第一次 MDT

神经内科:患者因头痛伴双眼视物模糊起病,病程中伴发热、恶心及呕吐,病程超 1 个月,体格检查存在颈部抵抗,有颅高压表现。腰椎穿刺脑积液检查:压力高,白细胞数高,微量蛋白高,脑脊液葡萄糖、氯化物低,细胞学检查提示细胞数增高,淋巴细胞占优势。脑脊液检查未见新型隐球菌,HSV、HCMV 检查(−),寄生虫全套检查(−),脑脊液需氧、厌氧培养均(−)。综合以上表现倾向于结核性脑膜脑炎,但患者抗酸染色阴性,培养阴性。临床上脑脊液细胞涂片和细菌培养发现结核分枝杆菌是诊断金标准,但检出率极低。患者 TB-DNA 检查(−),结核感染 T 细胞斑点试验为阴性,未查到中枢神经系统外的结核表现,不完全支持结核性脑膜脑炎诊断,予诊断性抗结核治疗疗效不佳。鉴于目前病因不明确,可考虑行活检,建议给予免疫球蛋白加激素冲击治疗。

神经外科:内科积极治疗无效,患者体质可耐受手术,可行立体定向引导神经内镜颅内多发病变活检术协助诊治。

风湿免疫科:患者临床症状有发热、突眼,需与坏死性肉芽肿性血管炎相鉴别。坏死性肉芽肿性血管炎病因不明。病变累及小动脉、静脉及毛细血管,偶尔累及大动脉。其病理以血管壁的炎症为特征,主要侵犯上、下呼吸道和肾脏,通常从鼻黏膜和肺组织的局灶性肉芽肿性炎症开始,逐渐进展为血管的弥漫性坏死性肉芽肿性炎症。临床常表现为鼻炎和鼻旁窦炎、肺病变和进行性肾衰竭,还可累及关节、眼、耳、皮肤,亦可侵及心脏、神经系统等。典型的坏死性肉芽肿性血管炎三联征为上呼吸道、肺和肾病变,目前坏死性芽肿性血管炎的诊断标准仍采用 1990 年美国风湿病学学院分类标准:①鼻或口腔炎症,痛性或无痛性口腔溃疡,脓性或血性鼻腔分泌物;②胸部 X 线片异常,示结节、固定浸润病灶或空洞;③尿沉渣异常,镜下血尿(RBC>5/ 高倍视野)或出现红细胞管型;④病理性肉芽肿性炎性改变,动脉壁或动脉周围,或血管(动脉或微动脉)外区有中性粒细胞浸润。符合 2 条或 2 条以上时可诊断为坏死性肉芽肿性血管炎。该例患者无流脓血涕,无口腔炎症表现,无肾损害,抗中性粒细胞胞质抗体(ANCA)阴性,因此坏死性肉芽肿性血管炎诊断依据不足。但患者存在突眼,可在家属同意下给予以下治疗:大剂量激素甲泼尼龙(1g)静脉滴注,连续冲击治疗 3d;免疫球蛋白 20g,静脉滴注,1 次 /d,连用 5d。如病情好转,激素冲击治疗后可考虑环磷酰胺 1g,冲击治疗 1 次。

中心实验室:患者淋巴细胞亚群免疫分析(表 11-3)提示,外周血各项检查指标表现免疫低下,淋巴细胞消耗现象,建议进一步检查有无血管炎性病变和自身免疫性疾病。

血液内科:患者以中枢神经系统起病伴发热,头颅 CT 检查提示多发性病灶,考虑感染性疾病;予抗结核加激素治疗,症状无明显改善,且出现血细胞减少,多脏器损害,诊断考虑系统性免疫损伤;建议骨髓穿刺细胞学检查,完善噬血细胞综合征相关检查,尽可能头颅病灶活检。若诊断不能明确,可诊断性免疫抑制剂治疗。

眼科:头痛伴双眼视物模糊 2 个月余,眼部左侧眼球较对侧突出,MRI 增强扫描明显强化,多考虑炎性改变转移所致,可行眼部病灶活检。

(三)远程会诊

首都医科大学宣武医院神经内科:患者存在脑膜炎症状,但是病因尚不明确。结核性脑膜脑炎在病程后期会表现为脑室扩大,脑积水,目前患者病程已 2 个月余,但没有上述表现,因此结核性脑膜脑炎证据不充分。真菌感染多以糖尿病患者居多,如未经抗真菌治疗,治疗疗效差。而患者未用抗真菌药物下,目前突眼的症状较前有好转,因此真菌感染可能性小。目前诊断:脑膜脑炎(非特异性? 肿瘤? 其他)。

治疗意见:①可予甲泼尼龙 500mg,静脉滴注,1 次 /d,3~5d;②静脉滴注免疫球蛋白治疗;③条件允许时复查腰椎穿刺、行骨髓穿刺及活检;④复查 MRA、MRV;⑤必要时 PET/CT 检查。

(四) 根据 MDT 意见完善相关检查

综合 MDT 诊疗分析,需完善骨髓穿刺检查、血清铁蛋白及头颅病灶活检(患者家属拒绝行头颅病灶及眼部病灶活检)。

1. 头颅 MRI 再次复查　右枕叶病变范围较前次缩小(图 11-12)。

2. 肺部 CT 复查　肺部感染及胸腔积液较前好转(图 11-13)。

3. 患者 EBV-DNA 定量　5.1×10^5 拷贝 /ml(参考值 <400)。

4. 血清铁蛋白　553.49μg/L(女 : 5~223.5)。

5. 骨髓穿刺　粒细胞、红细胞及巨核细胞三系明显增生。噬血细胞多见(图 11-14)。

6. 骨髓免疫分型　可见异常 NK 细胞。

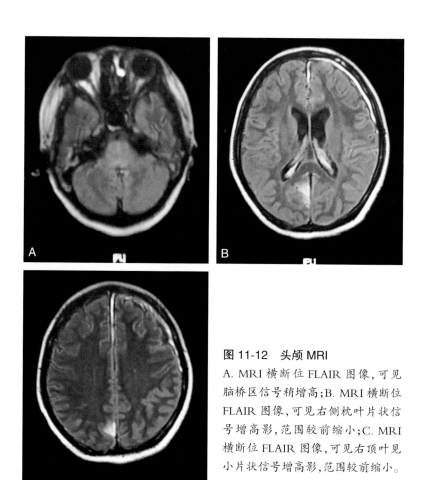

图 11-12　头颅 MRI

A. MRI 横断位 FLAIR 图像,可见脑桥区信号稍增高;B. MRI 横断位 FLAIR 图像,可见右侧枕叶片状信号增高影,范围较前缩小;C. MRI 横断位 FLAIR 图像,可见右顶叶见小片状信号增高影,范围较前缩小。

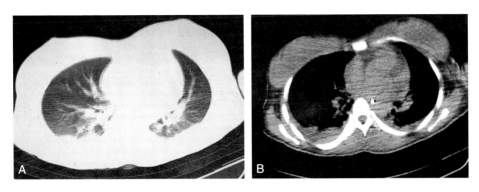

图 11-13　肺部 CT

A. CT 横断位窗肺,双肺内见少量条索、斑片影;B. CT 横断位纵隔,双侧胸腔少量积液。

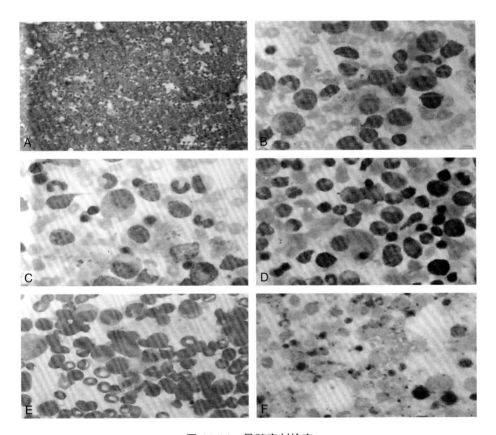

图 11-14　骨髓穿刺检查

A. 瑞氏染色,骨髓有核细胞增生明显活跃,粒细胞、红细胞及巨核细胞三系明显增生;B、C、D. 瑞氏染色,噬血细胞多见;E. 铁染色,100×10,细胞外铁(+),细胞内铁 10%;F. 碱性磷酸酶染色,100×10,NAP 积分 50 分。

7. **肝功能** ALT 39.2IU/L，AST 42.8IU/L，TBIL 81.1μmol/L、DBIL 54.6μmol/L、IBIL 26.5μmol/L。

8. **凝血功能** PT 15.4s，Fib 1.76g/L，APTT 43.1s。

9. **血脂检查** TC 2.03mmol/L，TG 3.56mmol/L，LDL-C 0.14mmol/L。

10. **肾功能** BUN 9.2mmol/L，Cre 46.6μmol/L。

11. **血常规** WBC 1.82×10^9/L↓，N 1.32×10^9/L，Hb 73g/L↓，PLT 8×10^9/L↓。

患者头颅 MRI 检查提示右枕叶病变范围较前次缩小，但意识障碍无明显好转，患者颅内感染病灶病因尚不能明确。骨髓检查异常，噬血细胞多见，铁蛋白增高，全血细胞减少。患者病情复杂，目前需气管插管下机械通气辅助呼吸，颅内感染病灶病因不明确、噬血细胞综合征，病情危重，诊断困难，再次组织 MDT 及远程会诊。

（五）第二次 MDT

神经内科： 文献报道中无 EB 病毒感染神经表现的详细描述，相关疾病包括吉兰-巴雷综合征、面神经麻痹、脑膜炎、无菌性脑膜炎、横髓炎、周围神经炎和视神经炎。EB 病毒感染多见于新生儿及免疫抑制的成年人，20% 的原发感染者出现全身性并发症，而神经系统受累的患者仅占 5%。由于 EB 病毒对基底核区具有特殊的亲和性，MRI T_2 加权像上常可见双侧纹状体高信号改变，也可累及丘脑、皮质等。脑白质、脑干胼胝体压部受累亦有报道，但十分罕见。线粒体脑病及其他有机酸尿症患者中也可见到类似的影像学表现，但是此类患者伴进行性精神运动发育迟缓症状，而没有其他神经系统缺损症状。EB 病毒脑炎临床症状包括癫痫、发热、头痛以及爱丽丝梦游仙境综合征。现临床上缺乏针对 EB 病毒诱发的单核细胞增多症或非典型形式的治疗临床效果评估，EB 病毒脑炎治疗方案包括皮质类固醇激素、阿昔洛韦以及抗癫痫药。但该患者无抽搐，不能完全用 EB 病毒脑炎解释颅内多发病灶的影像学表现。

血液内科： 噬血细胞性淋巴组织细胞增生症（HLH），又称"噬血细胞综合征"，是由失控的免疫反应过度激活后引起的疾病，临床上较为少见，死亡率高。该综合征是 1939 年由 Scott 和 Robb-Smith 首先描述。在成人中发病率不明。HLH 患者的临床表现和实验室检查以极端的炎症反应为特点，临床主要表现为高热、肝脾肿大、淋巴结病、神经症状（抽搐、包括脑神经）、皮肤表现。HLH 可分为原发性（家族性）和继发性（获得性）。原发性 HLH 多因基因突变影响 T 淋巴细胞和 NK 细胞的细胞毒作用，在儿童中多见。继发性 HLH 可出现在感染、恶性肿瘤、自身免疫性或代谢性疾病中。EB 病毒相关噬血淋巴组织细胞增生综合征（EBV-HLH）是继发性 HLH 中最重要的类型,多见于我国、日本等亚洲人群,提示基因遗传背景可能影响其发病机制。EBV-HLH 偶见于 EB 病毒感染的并发症。EB 病毒感染通常在儿童和成年人中诊断为单核细胞增多症,因此面对非典型的表现,临床诊断是个巨大挑战。根据 HLH 的诊断指南(HLH-2004),八条诊断标准中符合五条:①发热;②脾肿大;③外周血 2 系以上细胞减少;④高甘油三酯血症和/或低纤维蛋白原血症;⑤噬血现象;⑥NK 细胞活性减低或消失;⑦高铁蛋白血症;⑧高可溶性 IL-2R 水平。患者发热、外周血两系以上细胞减少、高甘油三酯血症、低纤维蛋白原血症、骨髓穿刺检查可见噬血现象、骨髓免疫分型提示可见异常 NK 细胞及高铁蛋白血症,因此患者噬血综合征诊断明确。中性粒细胞通常于后期减低,将中性粒细胞降低视为疾病加重的警戒线,EBV-HLH 时,病毒感染的靶细胞主要为 T 淋巴细胞或 NK 细胞,导致感染细胞功能缺陷,异常增生,产生高细胞因子血症以及巨噬细胞活化,引起广泛组织损伤。EBV-HLH 预后不好,病死率高,且发病年龄越小,预后越差。继发性 HLH 的死亡率 50%~75%。

目前没有前瞻性的临床试验指导成人 HLH 的治疗,治疗方案主要基于 HLH-94 研究,大多数 HLH 的治疗仍以 HLH-1994/2004 方案为主,即依托泊苷 + 激素,加或不加环孢素进行诱导治疗为主。化疗分诱导缓解阶段(第 1~8 周)和维持治疗阶段(第 9~52 周),疗程共 52 周。

(1) 诱导缓解:①地塞米松,每日 $10mg/m^2$,2 周,每 2 周减半量,第 7 周每日 $1.25mg/m^2$,第 8 周减停;②依托泊苷,$150mg/m^2$,治疗开始的前两周 2 次,2 周,以后每周 1 次,6 周,共 8 周;③环孢素,每日 4~6mg/kg,使血药浓度维持在 150~300μg/kg,直至第 52 周结束;④甲氨蝶呤,鞘内注射,每 3~6 周 1 次,共 4 次。

(2) 维持治疗:①依托泊苷,$150mg/m^2$,每 2 周 1 次,第 52 周结束;②地塞米松,每日 $10mg/m^2$,每 2 周连用 3d,第 52 周结束;③环孢素,每日 4~6mg/kg,维持血药浓度同诱导治疗阶段,直至第 52 周结束。

风湿免疫科:目前诊断为 HLH、系统性血管炎可能。除常规对症支持治疗外,主要有化学免疫治疗和骨髓移植治疗。大剂量免疫球蛋白多应用于感染相关 HLH。继续甲泼尼龙 0.5g,静脉滴注;继续免疫球蛋白 20g,静脉滴注,连用 5d;环孢素 75mg,2 次 /d,口服。

感染性疾病科:目前诊断为 EB 病毒感染。治疗方案如下:①目前患者全血细胞减少,因抗 EB 病毒药物可能进一步加重骨髓抑制,目前暂不考虑抗病毒治疗;②保肝治疗,尽量避免损伤肝、肾功能的药物。

（六）远程会诊

北京协和医院：患者原发颅内病灶病因不详，病因确诊需有赖于颅内病灶及眼球病灶活检，但因患者家属不同意行该检查，诊断一直未能明确。目前病情已处于终末期，并发噬血综合征，预后极差。

（七）根据 MDT 意见调整治疗方案

综合以上 MDT 意见，予甲泼尼龙冲击治疗、免疫球蛋白及环孢素治疗。患者肝功能差，抗病毒药物治疗在继发性噬血综合征中疗效不确切，且有可能导致患者肝肾功能损害进一步加重，白细胞及血小板进一步降低。急诊医学科针对患者肺部感染予美罗培南抗感染治疗，并予床旁人工肝治疗；患者病情仍进行性恶化，淋巴细胞亚群免疫分析提示 NK 细胞进一步减少（表 11-4）；患者转入急诊医学科后肺部感染得到控制，感染指标曾一度好转，但病情终末期再次升高（图 11-15、图 11-16）。1 周后患者死于循环衰竭、肝衰竭。

表 11-4　淋巴细胞亚群免疫分析　　　　　　　　单位：个 /μl

指标	CD3 阳性 T 淋巴细胞绝对值	T 抑制细胞	T 辅助细胞	CD3、CD4、CD8 均阳性细胞	NK 细胞	B 淋巴细胞绝对值
检测值	280	152	118	2	16	84

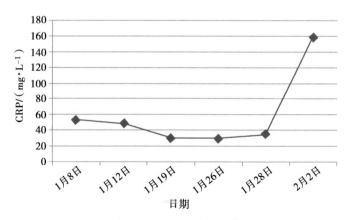

图 11-15　CRP 动态变化

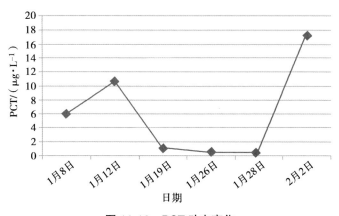

图 11-16　PCT 动态变化

三、最 终 诊 断

1. 噬血细胞综合征
2. 颅内感染(结核性脑膜脑炎？病毒性脑炎？)
3. 系统性血管炎可能
4. EB 病毒感染
5. 多器官功能衰竭
6. 急性肝功能衰竭
7. 重症肺部感染
8. 低蛋白血症

四、诊治关键点

◆　本例患者以中枢神经系统症状为首发表现,特点是有脑神经受损表现,有颅内高压表现,按照传统诊断思路通常会考虑为感染或者占位。在排外颅内占位病变后,予常规抗感染治疗,疗效不佳时,应及时行 MDT。

◆　患者有发热、突眼及视神经损害,头颅 MRI 平扫 + 增强检查提示颅内脑实质多发异常信号,双眼异常改变,左侧额部硬脑膜病变,垂体改变,考虑炎性肉芽肿病变可能,应该考虑到坏死性肉芽肿性血管炎可能。

◆　内科系统疾病,通过实验室检查及微生物检查都不能明确患者诊断时,应及时行病灶活组织检查。

◆　当危重患者出现多系统受累时,特别是伴有外周血两系以上细胞减少时,患者免疫功能下降,应警惕 EBV-HLH 可能。

(王莉　王锦　吴海鹰　钱传云)

推荐阅读资料

［1］ MURATA T. Regulation of Epstein-Barr virus reactivation from latency.Microbiol Immunol,2014,58(6):307-317 .

［2］ ROSADO F G,KIM A S. Hemophagocytic lymphohistiocytosis:an update on diagnosis and pathogenesis. Am J Clin Pathol,2013,139(6):713-727.

［3］ RIVIÈRE S,GLACIER L,COPPO P,et al. The reactive hemophagocytic syndrome in adults:a multicenter retrospective analysis of 162 patients. Am J Med,2014,127(11): 1118-1125.

［4］ SU I J,WANG C H,CHENG A L,et al.Hemophagocytic syndrome in Epstein-Barr virus-associated T-lymphoproliferative disorders:disease spectrum,pathogenesis,and management. Leuk Lymphoma,1995,19(5-6):401-406.

［5］ THOMAS A,KONG K. An unusual case of Epstein-Barr virus complicated by multiple cranial nerve neuropathy. Otolaryngol Head Neck Surg,2010,143(5 suppl 3):38-39.

下肢深静脉血栓形成合并主干肺栓塞及骨筋膜室综合征如何治疗

（MDT 科室：血管外科、骨科、医学影像科、麻醉科）

一、病 例 分 析

患者,男,47 岁,已婚已育,工人。

（一）主诉

右下肢突发肿痛 1 周伴咯血及呼吸困难 3d。

（二）病史

患者 1 个月前因右胫骨平台骨折在当地医院行钢板内固定术后出院。1 周前无明显诱因出现右下肢肿胀、疼痛,伴小腿青紫及麻木感,上述症状逐渐加重,休息及抬高患肢后无缓解,右下肢活动受限,右小腿冷感明显。3d 前开始出现咯血、呼吸困难并有轻度晕厥,收住院治疗。既往史、个人史无特殊。

（三）体格检查

P 93 次 /min,BP 139/56mmHg,SpO_2 78%。双肺满布啰音,以右下肺为主。右下肢全程高度肿胀,右小腿中段以下皮肤青紫,皮肤感觉减退。患肢皮温低,组织张力明显,Homans 征(+),Neuhof 征(+)。小腿中下段及足背皮肤感觉减退。右足背动脉未触及,足下垂(图 12-1、图 12-2)。

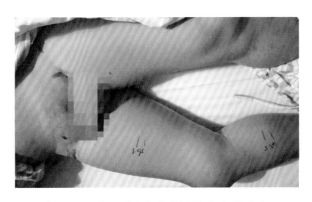

图 12-1　右下肢全程高度肿胀,组织张力高

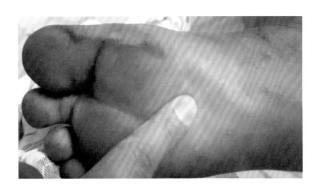

图 12-2　足部青紫并呈现足下垂

(四) 辅助检查

1. 实验室检查:血常规、生化检查、凝血功能、肿瘤标记物未见明显异常。

2. 影像学检查

(1) 彩色多普勒超声 (图 12-3):右髂总、髂外静脉、股总静脉、股浅、股深静脉、大隐静脉、腘、胫前、胫后静脉均有实质性回声充填,脉冲多普勒未探及血流信号。右足背动脉血流信号差(图 12-3、图 12-4)。

(2) 胸部增强 CT(图 12-5):右肺动脉主干及左上肺动脉走行区内肺栓塞。

(五) 初步诊治

初步诊断:右下肢深静脉血栓形成(股蓝肿);肺栓塞;右胫骨平台骨折,钢板内固定术后。

进一步明确诊断,排除手术禁忌证,拟手术治疗。

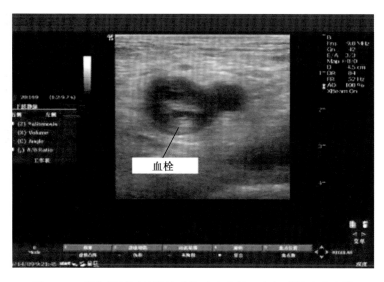

图 12-3　超声横断面示股静脉管腔为中低回声（血栓）完全充填

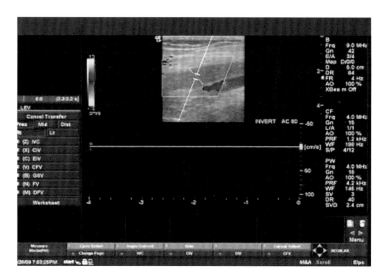

图 12-4　脉冲多普勒示股静脉内血流信号消失

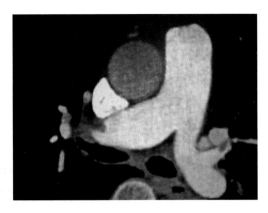

图 12-5　胸部增强 CT 示右肺动脉主干及左上肺栓塞

二、MDT 分析

（一）病情演变

经过抗凝、对症处理，患者症状无明显缓解，右小腿疼痛持续性加重并出现冰冷和麻木感，右足背动脉无法触及搏动。右侧踝关节活动障碍，右足主动背伸运动消失。同时，胸闷和呼吸困难逐渐加重，吸氧和补液后仍得不到缓解，心率也持续增快至 110 次 /min。血压尚能够维持在 100/60mmHg 左右，但脉压减小。吸氧条件（3L/min）下 SpO_2 85%。患者及家属手术意愿强烈。

（二）MDT 意见

骨科：患者为中年男性，经过抗凝、对症等治疗后，右小腿组织张力仍较高，皮肤青紫及足背动脉搏动未见明显改善，考虑骨筋膜室综合征并存。骨科会诊考虑术中同期行骨筋膜室切开减压术，以尽快减轻下肢张力，改善下肢动脉血供及促进下肢静脉回流，以挽救肢体。但考虑血栓脱落及肺栓塞风险，减压术拟于放置下腔静脉滤器后进行。

医学影像科：CTA 提示右肺动脉主干及左上肺动脉走行区内肺栓塞。故患者肺栓塞诊断明确。若条件许可，可做心脏超声以辅助评定有无肺动脉高压及血流动力学等参数。但鉴于患者病情危重，为防止肺动脉进一步栓塞、猝死及挽救肢体，可先行相关手术治疗，以免延误。

麻醉科：同意骨科及医学影像科分析及诊断意见。对肺栓塞患者，除滤器植入可局部麻醉操作外，术中需全身麻醉以利于呼吸支持，应用心电监护以观察心率、血压和氧饱和度等指标。

血管外科：由于患者肢体微循环严重障碍，为挽救肢体，必须尽快打通下肢静脉回流通道；同时，患者已经发生大面积肺栓塞，为避免治疗过程中下肢静脉血栓再次脱落及呼吸功能进一步受损甚至猝死，因此在接受下腔静脉滤器植入后行右髂股静脉血栓取出术。

（三）手术过程

1. 下腔静脉永久滤器植入术

（1）健侧下肢腹股沟区 1% 利多卡因局部麻醉。Seldinger 法穿刺健侧股静脉。置入 6F 导鞘，自鞘管侧臂手推造影剂，示左髂静脉及下腔静脉显影正常。

（2）导入 0.035in Terumo 导丝和 5F 猪尾巴导管至 L_4~L_5 水平造影，示下腔静脉通畅，右肾静脉（低位）位于 L_1 中份，测量该水平下腔静脉直径 20mm。标记低位肾静脉，固定 DSA 床。

（3）交换下腔静脉滤器输送鞘，导入滤器，顶端定位于 L_1 下缘水平释放（图 12-6）。

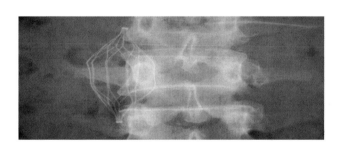

图 12-6 下腔静脉永久滤器植入

2. 右髂股静脉取栓术

（1）麻醉科评估后行全身麻醉插管。取腹股沟韧带下、股动脉内侧做纵切口，暴露右股总静脉后两端牵引带控制，横行切开股总静脉前壁（图 12-7）。

（2）5F Fogarty 取栓导管取出近端血栓，远端采用腓肠肌挤压法驱出远心端血栓（图 12-8）。

3. 右小腿骨筋膜室综合征切开减压术 因患者手术结束时右小腿组织张力仍较高，皮肤青紫及足背动脉搏动未见明显改善，考虑骨筋膜室综合征并存。术中骨科医师会诊后，采用小腿内外侧切口筋膜切开减压，切开胫前筋膜间隙与外侧筋膜间隙两个筋膜间隙减压。伤口不缝合，用凡士林纱布及大量棉垫和纱布覆盖创面。在患者消肿后，二期缝合伤口（图 12-9）。

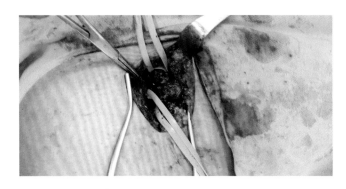

图 12-7 股静脉显露及控制

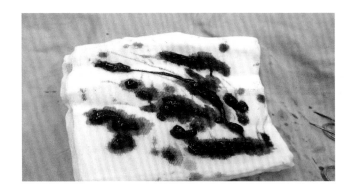

图 12-8 取出的静脉血栓

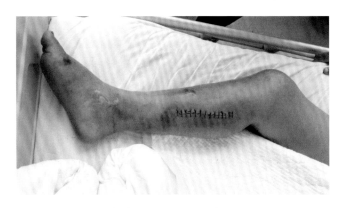

图 12-9 术后下肢青紫消失,足背动脉搏动恢复,肢体得以保全

　　4. 右腹股沟区切口淋巴漏处理　术后右腹股沟区手术切口出现淋巴漏。定期换药及二期清创后重新缝合,伤口愈合良好(图 12-10)。

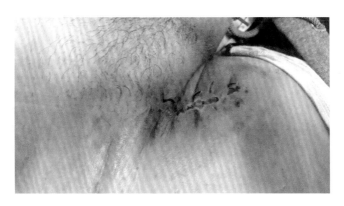

图 12-10　术后腹股沟区手术切口淋巴漏处理后愈合

三、最 终 诊 断

1. 右下肢深静脉血栓形成(股蓝肿)并肺栓塞
2. 右下肢骨筋膜室综合征
3. 右胫骨平台骨折,钢板内固定术后

四、诊治关键点

◆ 诊断要点:随着超声检查的普及、诊断准确性的提高,彩色多普勒超声已经成为诊断下肢深静脉血栓的首选方法。肺栓塞的影像学诊断方法包括 X 线、肺通气灌流扫描和 CTA。CTA 可以显示肺动脉及肺段血管管腔、腔内血栓部位、形态和范围等信息,对诊断和鉴别肺栓塞有确诊意义。

◆ **治疗要点**

(1) 治疗策略:对股蓝肿病例,由于下肢微循环严重障碍,为挽救肢体,必须尽快打通下肢静脉回流通道;为避免治疗过程中下肢静脉血栓再次脱落及呼吸功能进一步受损甚至猝死,在治疗前建议植入下腔静脉滤器后再行髂股静脉取栓术,以确保安全。本例患者同时合并下肢骨折及钢板内固定,考虑到骨折术后 3 个月内均为静脉血栓的高危期以及钢板取出的安全性需要等因素,经与患者沟通后决定下腔静脉滤器永久留置于体内。

(2) 术前准备:在术前准备阶段,首先应给予对 DVT 和 PE 的辅助和药物治疗。可以提前给予低分子量肝素,以防止血栓进一步生长及脱落;注意卧床休息、抬高患肢、避免下肢挤压,以减轻下肢水肿;吸氧及镇静等。

(3) 麻醉与体位:对肺栓塞患者,除滤器植入可局部麻醉操作外,术中需全身麻醉以利于呼吸支持,应用心电监护以观察心率、血压和氧饱和度等指标。

(4) 技术与要点

1) 手术指征的把握:下腔静脉滤器虽然可以有效防止血栓脱落,但植入后亦可引发多种并发症,因此需要严格掌握适应证。对于以下情况可考虑置入下腔静脉滤器:髂、股静脉或下腔静脉内有漂浮血栓;急性 DVT,拟行导管溶栓、机械取栓或手术取栓等血栓清除术者;具有急性 DVT、PE 高危因素的行腹部、盆腔或下肢手术的患者。

2) 股静脉切开取栓可以迅速清除下肢血栓负荷,有效建立下肢静脉回流通路;同时也有助于减少溶栓药物使用剂量,从而减少出血等系统性并发症的出现。但对于股蓝肿患者,由于肢体神经、肌肉及淋巴组织高度水肿,术后腹股沟区切口很容易形成淋巴漏及继发感染。因此,该处创面的止血、结扎和缝合极为重要。如果术后出现淋巴漏,不要急于再次缝合创面,应积极换药并使用抗生素治疗,待炎症及水肿期消退后再考虑彻底清创及二期缝合处理。

3) 一旦发生骨筋膜室综合征,如果诊断处理不及时,将发展成为严重的肌肉和神经坏死,甚至对生命造成严重威胁。所以及时诊断和早期减压对治疗小腿骨筋膜室综合征具有非常重要的作用,是保存肢体及功能的关键,可以明显改善患者的预后,降低致死及致残率。

4) 肺栓塞的治疗:除非发生休克等循环不稳定的特殊情况,否则一般不考虑溶栓或肺动脉血栓机械清除等手术。此时,应该坚持系统性长期抗凝,以促进肺部血栓溶解及吸收,从而防止或改善后期可能出现的肺动脉高压,提高生存质量。

(韩胜斌　冯曜宇　杨斌　官虹汐)

推荐阅读资料

[1] 傅军,李选,韩金涛,等.高危肺栓塞的介入治疗 10 年回顾.中国微创外科杂志,2015(1):13-18.

[2] 张福先.静脉血栓栓塞症诊治的最新关注.外科理论与实践,2020,24(4):293-296.

[3] 张喜成,陈兆雷,孙元,等.股青肿的急诊外科治疗.中华普通外科杂志,2018,33(9):790-791.

[4] 中华医学会外科学分会血管外科学组.深静脉血栓形成的诊断和治疗指南(第三版).中华普通外科杂志,2017,32(9):807-812.

[5] Butterworth J A,Huynh T T,Lewis V O,et al. Phlegmasia cerulea dolens following internal hemipelvectomy:case report and literature review. Injury,2020,22(2):1-3.

头颈部巨大带蒂纤维脂肪瘤

（MDT 科室：病理科、医学影像科、麻醉科、耳鼻咽喉科、
输血科、整形外科）

一、病 例 分 析

患者，女，55 岁，已婚已育，农民。

（一）主诉

发现右面颈部巨大肿物 40 余年。

（二）病史

患者因右面颈部巨大肿物到医院整形外科就诊，为了更好的面部外观，要求手术治疗。肿物已 40 余年，缓慢长大，无痛。近 10 年生长迅速，成为有蒂的肿物。

（三）体格检查

肿物有蒂，柔软，无压痛，基底覆盖了左腮腺、左颊部、左侧颈部的上部分及左颌下区，最大周长 45cm，蒂部周长 40cm，从基底部到顶端约 46cm，基底部表面的皮肤平滑，质地正常（图 13-1）。

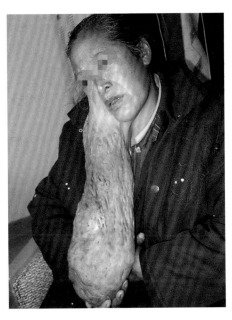

图 13-1　右面颈部巨大纤维脂肪瘤

而下颌缘下 2~3cm 下的肿物表面的皮肤较硬,呈黑褐色,某些部位还有溃疡的炎症反应后残留的附着物。面神经功能正常,颈部解剖标志不清晰。

(四)辅助检查

1. 实验室检查　血常规、生化检查、凝血功能、肿瘤标记物未见明显异常。

2. 影像学检查　MRI 检查结果显示(图 13-2):右颈部包括颈鞘、颌下腺、颊脂垫区域高密度信号的脂肪组织团块。右侧腮腺的位置被包块占据。

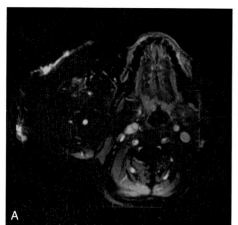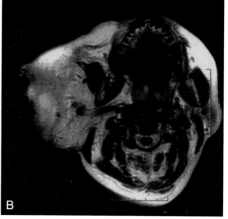

图 13-2　纤维脂肪瘤 MRI 检查

A. 纤维脂肪瘤 MRI;B. 纤维脂肪瘤 MRI。

(五)初步诊断

初步诊断:头颈部巨大带蒂纤维脂肪瘤。

二、MDT 分析

(一)病情演变

患者肿物已 40 余年,缓慢长大,无痛。近 10 年生长迅速,成为有蒂的肿物。由于肿物体积较大,基底覆盖了左腮腺、左颊部、左侧颈部的上部分及左颌下区,基底部有重要的血管、神经,手术难度大、风险大,需要进一步定性、定位诊断,以制订精准的手术方案。

（二）MDT 意见

1. 术前 MDT

病理科：从患者的病程来看，肿物偏向良性，但由于肿物的体积较大，明确肿物的性质对确定手术的切除范围有重要指导意义。应先行肿物的切取活检，明确诊断后，再制订治疗方案。

医学影像科：因肿瘤基底部累及了面颊部、颈部的多个器官，定位是其治疗的重要步骤。结合本病例，术前通过 CT、MRI 检查，明确肿瘤基底部累及包括腮腺、面神经、颌下腺、颊脂垫等重要器官，结合病理检查的结果，有助于确定肿瘤基底部的手术范围。

麻醉科：因肿瘤基底部累及面颊部、颈部的多个器官，距离颈动脉距离较近，颈动脉分叉处有压力感受器，在手术过程中避免压迫，以免导致血压变化。建议在手术中采用降压措施，减少术中大量失血，保证手术的顺利进行。

耳鼻咽喉科：因肿瘤基底部累及了面颊部、颈部的多个器官，且肿瘤的体积较大，手术时间较长，术后的颈部肿胀可能比较明显。为了保证术后呼吸道的通畅，降低术后窒息的危险，建议术前先行气管切开，以保证术后患者的安全。

输血科：因肿瘤基底部累及了面颊部、颈部的多个器官，且肿瘤的体积较大，血供比较丰富，基底与颈动脉毗邻，在手术过程中可能导致血管损伤而引起大量失血。建议术中备血，以保证手术的安全。

整形外科：因肿瘤基底部累及了面颊部、颈部的多个器官，在手术的操作过程中，注意保护颈部重要的血管、神经组织，并保证肿瘤切除后局部创面的修复。

通过术前 MDT 分析，术前病理检查明确诊断为纤维脂肪瘤。

治疗方案：手术切除，彻底切除后创面行局部组织瓣修复。

手术要点：①彻底切除肿瘤；②保护颈鞘及面神经。

手术难点：①因肿瘤体积较大，基底部累及了面颊部、颈部的多个器官，在手术过程中应重点关注颈部的重要解剖结构，如颈鞘、面神经；②由于肿瘤的基底部较大，在保证肿瘤彻底切除的基础上，要注意术后局部创面的修复。

手术计划：①在术前明确手术范围后，先行术前的气管切开术；②术中在蒂部的环形切除时，应尽可能的保留正常的皮肤，接下来是传统的腮腺切除术，若肿瘤未累及面神经，应尽量保留面神经；③在接近颈鞘的部分应重点保护，避免损伤颈鞘；④在彻底切除肿瘤后，局部的皮肤覆盖创面，尽量恢复局部的形态。

手术分工：①耳鼻咽喉科，术前行预防性气管切开术；②整形外科，术中彻底切除肿瘤,注意保护颈部的重要血管、神经,保证术后局部创面的修复。

2. 术中MDT 按术前计划,耳鼻咽喉科和整形外科联合手术成功完成肿瘤的切除术及局部组织瓣修复术(图13-3)。术中在蒂部的环形切除时,尽可能地保留正常的皮肤。在颌下区蒂部的皮肤是与面部皮肤邻近,肿瘤的前后边界同时暴露,肿瘤在颌下区的颈鞘表面被分离开。颌下腺没有受累,面神经的主干在茎乳孔处可以被分离开。从面神经的主干到五个主要的分支,都可以在腮腺导管上下和肿瘤样的脂肪组织内分离开,在颊脂垫部分切除和腮腺全切的基础上,肿瘤被完整切除。右耳垂部分参照对侧耳垂的形态,行局部V-Y皮瓣进行修复。切除肿瘤后的皮肤缺损应用皮瓣修复,包括一个向上的推进皮瓣和一个旋转皮瓣,术后为防止窒息的危险,行预防性的气管切开术。

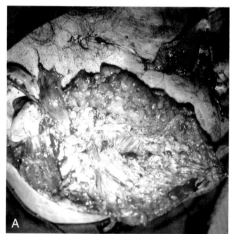 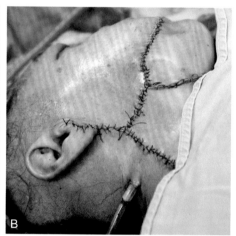

图 13-3 纤维脂肪瘤的环形切除

A.纤维脂肪瘤的环形切除;B.纤维脂肪瘤的环形切除。

3. 术后MDT 评估预后、确定术后治疗方案。

病理科:手术所提供病理标本取材满意,HE染色提示为纤维脂肪瘤,可确诊为良性肿瘤,与术前的病理检查结果是一致的(图13-4)。

整形外科:手术顺利且较成功,肿瘤切除完整,未出现术前所担心的并发症,患者术后恢复良好。切除的肿瘤重6kg,病理检查结果是纤维脂肪瘤,是脂肪瘤的一种病理类型,伴有局部淋巴结的反应性增生。患者获得了满意的面部轮廓外观并且保留了健全的面部神经功能(图13-5)。

耳鼻咽喉科:手术顺利且较成功,术后患者病情稳定后,可按期拔除气管套管。

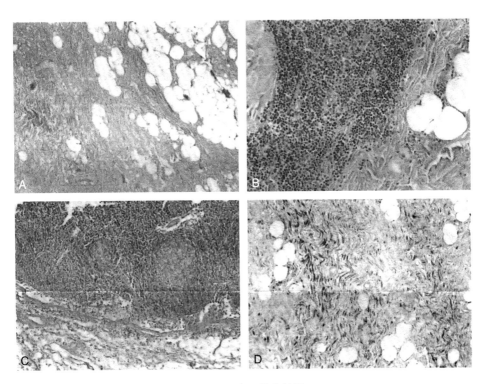

图 13-4　病理检查结果

A. HE 染色,×4;B. HE 染色,×10;C. HE 染色,×4;D. HE 染色,×10。

三、最终诊断

纤维脂肪瘤

四、诊治关键点

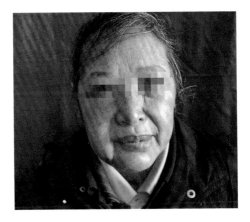

图 13-5　术后外观

◆ 纤维脂肪瘤是脂肪瘤的一种病理类型,但该患者的肿瘤体积巨大,基底部覆盖的范围较大。术前应明确诊断,并明确肿瘤的范围,需病理科、医学影像科、整形外科、耳鼻咽喉科会诊;术中为了手术的安全,需要麻醉科、输血科的配合。本病例属于少见、复杂病例,病灶位置特殊,解剖部位涉及重要的解剖结构,手术难度大、风险高,具有较高的 MDT 价值。经术前、术中、术后三个阶段的 MDT 合作,顺利完成诊治并获得满意结果。

◆ 该患者纤维脂肪瘤的诊断在术前通过 CT、MRI 检查和切取活检可以确诊。因该疾病属于良性肿瘤,但此患者的肿瘤体积较大,手术治疗是首选方案。但肿瘤累及了面颊部、颈部的多个器官,包括腮腺、面神经、颌下腺、颊脂垫等重要器官,从临床体格检查及辅助检查,基本能确定肿瘤的范围,为手术的顺利进行提供了重要的保障。

◆ 纤维组织细胞性脂肪瘤是较少被描述的脂肪瘤的变异型,肿瘤多位于躯干的皮下,年轻男性好发。大多数皮损体积小,无症状。组织病理为肿瘤,界限清楚,由分叶状成熟脂肪细胞和梭形细胞构成,可见到胞质丰富的梭形细胞区,梭形细胞呈束状或局部呈席纹状排列。

(代晓明　袁瑞红)

推荐阅读资料

[1] HUSSAIN J, ALZAMEL H A, NAWAZ I, et al. A case of large deep fibrolipoma in the left subclavicular region that compromised the branchial plexus and thoracic duct: a case report. Int J Surg Case Rep, 2018, 48: 139-141.

[2] JUNG S N, SHIN J W, KWON H, et al. Fibrolipoma of the tip of the nose. J Craniofac Surg, 2009, 20(2): 555-556.

[3] NAJAF Y, CARTIER C. Symptomatic head and neck lipomas. Eur Ann Otorhinolaryngol Head Neck Dis, 2019, 136: 127-129.

[4] SETHIA R, RAWLINS K W, ALJASSER A, et al. Pediatric nasopharyngeal fibrolipoma: a case report and review of the literature. Int J Pediatr Otorhinolaryngol, 2019, 125: 103-106.

[5] SHI J, ZHANG J, DING M, et al. Lower lip cleft, bifid tongue and fibrolipoma: a case report of rare congenital anomaly. Br J Oral Maxillofac Surg, 2014, 52(7): e36-38.

终末期肾脏病合并乙型肝炎是否行肾移植

（MDT 科室：肾脏内科、器官移植科、临床营养科、
心脏内科、感染性疾病科）

一、病 例 分 析

患者，男，48 岁，已婚已育，农民。

（一）主诉

发现血肌酐升高 2 年余。

（二）病史

患者于 2 年余前因左侧膝盖疼痛至医院就诊，抽血检查发现血肌酐
600μmol/L，尿酸升高（具体不详），予护肾、降尿酸、口服透析等治疗后出院，出
院时血肌酐为 260μmol/L，院外规律口服"发酵虫草菌粉胶囊、海昆肾喜胶囊、
复方 α 酮酸片、阿魏酸哌嗪片、药用碳片"等，并定期到医院门诊复查尿常规、
血生化，提示血肌酐逐渐升高。小便量正常，1 000~1 500ml，有泡沫尿，无肉眼
血尿，无尿频、尿急、尿痛，无咳嗽、咳痰、低热、夜间盗汗，无腹痛、腹泻，无关节
痛、口腔溃疡、明显脱发、光过敏，无四肢瘀点、瘀斑。先后在肾脏内科住院，诊
断为"慢性肾衰竭"，并行左上肢动静脉内瘘成形术，经积极护肾、改善肾循环、
控制血压等对症治疗后好转出院。1 周前感恶心、乏力，无呕吐，为求系统诊治
入院。

既往史：曾诊断为"乙肝病毒携带者"30 余年。有高血压病史 2 年余，
血压最高 160/90mmHg，长期服用非洛地平片 5mg，2 次/d，血压控制在

130/80mmHg 左右。高尿酸血症 2 年余,规律服用非布司他降尿酸治疗。

(三) 体格检查

无明显阳性体征。

(四) 辅助检查

1. 实验室检查

(1) 乙肝五项

2018-02-08:乙肝表面抗原阳性,乙肝 e 抗体阳性,乙肝 c 抗体阳性,乙肝核心抗体 IgM 阳性。

2018-05-03:乙肝表面抗原阳性,乙肝 e 抗体阳性,乙肝 c 抗体阳性,乙肝核心抗体 IgM 阳性。乙肝病毒 DNA(HBV-DNA)<1.0E+2IU/ml。

(2) 血生化

2018-02-08:尿素 31.54mmol/L,肌酐 694.2μmol/L,尿酸 623.8mmol/L,葡萄糖 4.8mmol/L,血清钾 4.33mmol/L,血清钙 2.29mmol/L,血清磷 1.74mmol/L,余未见异常。

2018-05-03:白蛋白 37.3g/L,丙氨酸氨基转移酶 18.0IU/L,门冬氨酸氨基转移酶 17.7IU/L,尿素 33.1mmol/L,肌酐 812.5μmol/L,尿酸 442.1mmol/L,葡萄糖 3.9mmol/L,血清钾 4.47mmol/L,血清钙 1.96mmol/L,血清磷 1.88mmol/L,血清铁 9.8μmol/L,总铁结合力 40.2μmol/L,铁蛋白 287.5μg/L,余未见异常。

(3) 血常规

2018-02-08:WBC 4.37×10^9/L,RBC 4.54×10^{12}/L,Hb134g/L,PLT 105×10^9/L。

2018-05-03:WBC 4.91×10^9/L,RBC 3.19×10^{12}/L,Hb 95g/L,HCT 0.27,PLT 89×10^9/L。

(4) 免疫功能

2018-02-08:IgG、IgA、IgM 定量正常,C3 0.83g/L,C4 0.29g/L。

2018-05-03:IgG、IgA、IgM 定量正常,C3 0.55g/L,C4 0.19g/L。

(5) 尿常规

2018-02-08:蛋白质 ++,尿潜血 +(红细胞 10.56/μl)。

尿红细胞形态分析:正常红细胞 27.00%,皱缩红细胞 6.00%,影形红细胞 62.00%,小红细胞 5.00%。24h 微量总蛋白 3.2g/24h。

2018-05-03:蛋白质 ++,尿潜血 ++(红细胞 13.2/μl)。

2. 影像学检查

(1) 颈部 + 四肢血管超声,心脏超声

2018-02-07:血管超声未见明显异常。心脏超声未见异常。

2018-05-02:颈部血管超声未见明显异常。四肢血管超声示左侧腕关节水平桡动脉与头静脉造瘘术后,瘘口血流通畅,未见明显狭窄;余血管未见明显异常。心脏超声示:室间隔增厚,主动脉升部内径稍宽(符合高血压心脏超声改变)。

(2) 腹部超声(2018-02-07):①肝 S_7 段多发钙化斑;②慢性胆囊炎并胆囊多发结石;③双肾体积缩小,双肾慢性弥漫性损伤声像(请结合肾功能);④双肾囊肿。

(3) 甲状腺超声(2018-02-07):甲状腺实质欠均(结合甲状腺功能)。双颈 I~IV 区多个淋巴结可见。

(4) 胸部 X 线片

2018-02-08:左肺下野外带小片状模糊影、构合影与肺内病变待鉴别,建议随访观察。心外形、双膈未见明显异常。双肺尖胸膜肥厚。

2018-05-02:心、肺、膈未见明显异常。双肺尖胸膜肥厚。

(五)初步诊治

初步诊断:慢性肾衰竭终末期肾脏病;慢性肾小球肾炎;乙肝相关性肾病可能;肾性高血压;高血压心脏病,室间隔增厚,窦性心律,心功能 II 级;高尿酸血症;乙肝;左上肢动静脉内瘘术后。

二、MDT 分析

(一)病情演变

患者有乙肝,经治疗后病情稳定,但即将面临血液透析,患者心肺功能无明显异常,在治疗中建议患者行肾移植或者肝肾移植,患者已同意。现需探讨患者何时开始透析治疗、终末期肾脏病合并乙肝行肾移植的预后、术前、术后如何进行乙肝抗病毒治疗以及术前、术后营养状况的评估及管理。

(二)MDT 意见

器官移植科:患者血液透析与肾移植并不矛盾,合并乙肝并不是肾移植的禁忌证。目前血肌酐 812μmol/L,且白蛋白、血钙、血红蛋白等已逐渐降低,磷已逐渐升高,即已达到尿毒症期,出现低营养状态,有血液透析指征,即日可行血液透析及肾移植配型。行肾移植后需要服用抗排异的药物,可能诱发乙肝复发,故术前、术后对乙肝的治疗尤为重要,请感染性疾病科医师协助治疗乙肝。目前患者肝功能正常,暂不考虑行肝移植,但需要治疗乙肝,特别是肾移植术前、术后乙肝的治疗,以免应用抗排异药物后引起乙肝复发。

感染性疾病科:患者有乙肝 30 余年,间断复查,未规范治疗,仅近 20d 来口服恩替卡韦 1 片,1 次 /d,结合患者 2018 年 5 月 3 日乙肝五项结果,诊断为慢性乙肝。目前患者肾衰竭不能除外乙肝相关性肾炎,需肾活检确诊,但患者就诊时已达终末期肾脏病,患者及家属拒绝肾活检,目前按慢性肾衰竭治疗,同时抗乙肝病毒治疗。目前患者肝功能正常,肾功能差,建议改为“恩替卡韦,0.5mg/ 次,1 次 /(5~7d)”,若患者即日行血液透析,应透析后再服用此药。应动态监测 HBV-DNA 定量,再具体调整用药方案。若患者行肾移植,再进一步制订术前、术后乙肝的具体治疗方案。

心脏内科:目前患者血压控制尚可,用药空间较大。目前患者高血压心脏病、室间隔增厚、心功能Ⅱ级,可用心脑器官保护剂(肾素 - 血管紧张素 - 醛固酮系统受体阻滞剂,心率不慢的情况下可用 β 受体阻滞剂等);注意心血管容量的管理(限制水的摄入,可透析减轻心血管容量负荷等);注意心血管、瓣膜钙化的保护(可抗血小板聚集、改善循环、防治钙磷代谢紊乱等)。结合患者血常规、血生化检查、心肌酶学、心血管容量管理、心脏超声等进一步评估是否使用以上相关药物。若患者心血管方面控制良好,进行肾移植是有可能的。

临床营养科:根据目前患者的营养状态,建议每日摄入能量 35kcal/kg,具体的食谱、饮食量可由临床营养科进一步系统制订。注意监测体重、水电解质、蛋白等,可根据相关结果再调整食谱及饮食量。

三、最终诊断

1. 慢性肾衰竭,终末期肾脏病
2. 慢性肾小球肾炎
3. 乙肝相关性肾病可能
4. 肾性高血压
5. 高血压心脏病、室间隔增厚、窦性心律、心功能Ⅱ级
6. 高尿酸血症
7. 乙肝
8. 左上肢动静脉内瘘术后

四、诊治关键点

◆ 本例患者为终末期肾脏病合并乙肝,患者有意愿行肾移植手术,需多

学科专家探讨肾移植或者肝肾移植手术的风险、治疗方法等,并对该患者的下一步治疗、移植适应证及预后进行评估。

◆　一般认为当肾小球滤过率降至 $15ml/(min \cdot 1.73m^2)$ 以下时,即可诊断终末期肾脏病。在终末期肾脏病的早期可无明显不适,但随着肾功能的进行性下降,毒素在体内进一步蓄积,可引起尿毒症的各种症状,如恶心、呕吐、食欲缺乏、皮肤瘙痒、口氨臭味、水肿等,并可出现贫血等一系列并发症。

◆　终末期肾脏病合并乙肝患者,肾移植术后 5 年内的肾功能可以与非 HBV 感染者大致相当,维持在一个很好的水平,肝功能也可以在术后维持在较好的水平。但前提是必须遵医嘱,坚持长期规律服用抗病毒药物,并定期复查肝功能、肾功能、HBV-DNA 定量、血药浓度,必要时及时调整药物方案。

◆　在肾源极度匮乏、尿毒症患者数量越来越庞大的现状下,可以考虑接受 HBV 阳性供肾。当然,这需要在充分权衡利弊、患者意愿的情况下实施。

(周竹)

推荐阅读资料

[1] 庄杰,代波,巫丽娟,等.乙型肝炎病毒携带者肾移植术后临床观察.器官移植,2017(1):67-68.

[2] THONGPRAYOON C,KAEWPUT W,SHARMA K,et al. Outcomes of kidney transplantation in patients with hepatitis B virus infection:a systematic review and meta-analysis. World J Hepatol,2018,10(2):337-346.

[3] REDDY P N,SAMPAIO M S,KUO H T,et al. Impact of pre-existing hepatitis B infection on the outcomes of kidney transplant recipients in the United States. Clin J Am Soc Nephrol,2011,6(6):1481-1487.

[4] MARINAKI S,KOLOVOU K,SAKELLARIOU S,et al. Hepatitis B in renal transplant patients. World J Hepatol,2017,9(25):1054-1063.

[5] TSAI M C,CHEN Y T,CHIEN Y S,et al. Hepatitis B virus infection and renal transplantation. World J Gastroenterol,2010,16(31):3878-3887.

病例 15

癫痫发作 30 余年，谁才是真正的"凶手"

（MDT 科室：神经外科、神经内科、医学影像科、核医学科、
神经电生理室、麻醉科）

一、病 例 分 析

患者，女，41 岁，已婚，农民

（一）主诉

反复发作性四肢抽搐、意识丧失 30 余年。

（二）病史

患者家属诉患者于 4 岁左右，在 2m 高处滑梯玩耍不慎跌落，后头部着地，出现短暂昏迷，当日未处理，次日当地医院就医，诊断"脑震荡"。7 岁时无明显诱因出现突然惊叫，偶有失神，伴夜间幻视等癫痫小发作形式，4 个月后开始出现大发作，表现为：四肢抽搐、双眼上翻、颜面青紫、口角偏向左侧，发作时意识丧失，呼之不应，时有二便失禁，持续 3~4min 后逐渐好转，每日发作 3~5 次，常夜间发作，睡眠 30min 左右为发作高峰期。遂至当地儿童医院就诊，诊断"癫痫"，先后予"苯妥英钠、苯巴比妥、卡马西平、丙戊酸钠"等对症治疗，服药初期发作频率较前减少，每日发作 1~2 次。30 年前医院 CT 提示"左侧颞极蛛网膜囊肿"，考虑癫痫是该囊肿所致，行"左侧颞极蛛网膜囊肿切除术"，术后抽搐发作频率如前，每日 1~2 次，无改善。患者自诉各种癫痫药物对其控制的平均有效期为 3 年左右，后无法控制发作频率。近年来患者发作频率增加，辗转多处调整药物无明显效果，为求进一步诊治就诊于神经外科。现服药物：左乙

拉西坦 0.5g,2 次 /d;卡马西平 0.4g,2 次 /d;托吡酯 0.1g,2 次 /d。起病以来,患者精神稍差、饮食可,二便如前诉,体重无异常变化。既往史、个人史无特殊,无家族遗传病史。

(三) 体格检查

生命体征平稳,营养中等,心、肺、腹未见异常。神清、言语流利,远近记忆力稍差,计算力稍差,定向准确。头颅外观无畸形,左颞部见 6cm×7cm 马蹄形陈旧手术瘢痕。双瞳等大等圆,直径 3mm,光反射灵敏,双眼视力视野正常。听力检查正常,对答切题。双侧额纹对称等深存在,双侧鼻唇沟对称,悬雍垂居中,伸舌无偏斜。咽反射存在,转颈耸肩有力,颈软、无抵抗。四肢活动好,肌力、肌张力正常,深、浅感觉正常,闭目难立征阴性,生理反射存在,病理反射未引出。

(四) 辅助检查

1. 实验室检查　血常规、生化检查、凝血功能未见明显异常。
2. 影像学检查
(1) 头颅 MRI:左侧颞极术后改变见图 15-1。右侧额叶中央前沟增宽,沟底皮质下异常信号(图 15-2)。
(2) PET/CT:全脑糖代谢弥漫性减低,提示脑功能受抑制,癫痫药物因素影响可能大(图 15-3);右侧额叶糖代谢稍减低,右侧颞叶糖代谢程度视觉分析较对侧无明显差异(图 15-4);左侧中颅窝囊性病变,邻近颅骨中断,考虑术后改变(图 15-5)。

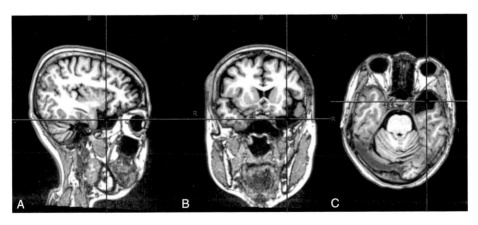

图 15-1　左侧颞极蛛网膜囊肿切除术后 MRI
A. 矢状位 T_1;B. 冠状位 T_1;C. 轴位 T_1。

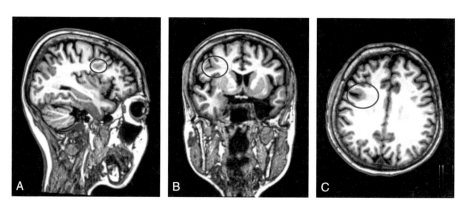

图 15-2　头颅 MRI T₁ 像
A. 矢状位 T_1；B. 冠状位 T_1；C. 轴位 T_1；红色圆圈表示病变位置。

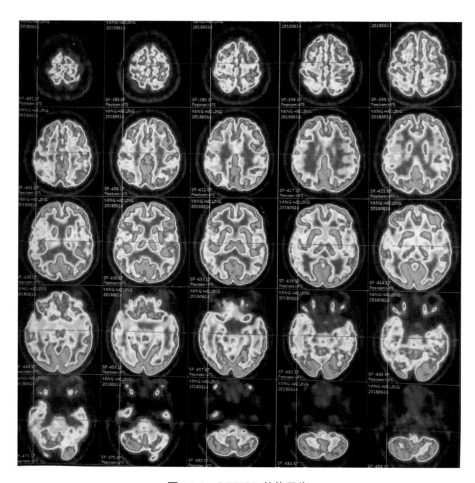

图 15-3　PET/CT 整体显像

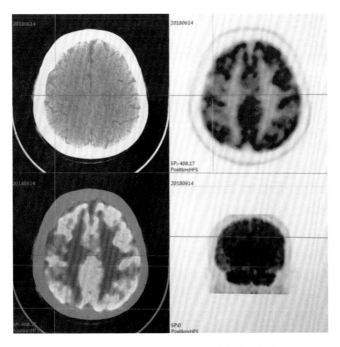

图 15-4　PET/CT 示右侧额叶糖代谢减低（十字交叉位置）

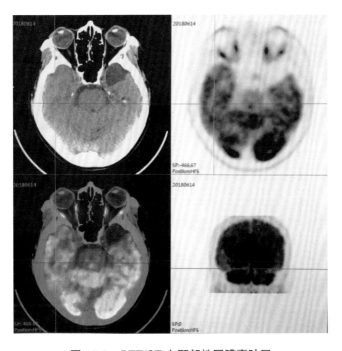

图 15-5　PET/CT 左颞部蛛网膜囊肿层

3. 电生理检查

（1）长程视频脑电图（65h）

发作间期：左顶、枕及后颞及右侧额、中央及顶叶见大量棘慢复合波非同步性发放；全脑各导联爆发高-极高波幅 2.4~3.0Hz 棘慢复合波。

睡眠期：全脑各导联爆发高波幅 11~13Hz 棘波，节律活动，左侧著，持续时间 1~5s 不等，其后为 1.0~3.0Hz 持续慢波活动，慢波无明显偏侧性。

发作期：在此次长程监测过程中，监测到 5 次临床发作，均于睡眠中发作。临床表现为：睡眠中无意识睁眼—左上肢强直伸展—大叫一声，右上肢屈曲于胸前，左上强直—左下肢屈曲，右下肢强直、轻度阵挛—咂嘴—右上肢摸索—发作结束后入睡，患者苏醒后对发作过程无法忆起。同期脑电图表现为各导联电压低，右侧额、顶位置为显—左侧蝶骨嵴及右侧前额见 4.6~6.0Hz 节律性慢波活动—右侧前头部见 2.4~3.5Hz 节律性棘慢波活动，同期左侧 2.5~3.0Hz 慢波活动为主—全脑各导联见节律性慢波活动—各导联慢波活动伴咂嘴自动症的肌电干扰—发作结束后恢复背景脑电。

（2）长程视频脑电图印象

发作间期脑电：全脑各导联均有异常痫样放电，无明显偏侧性（图 15-6~图 15-8）；

发作期脑电：共监测到 5 次临床发作，提示右侧前头部起源（图 15-9）。

4. 认知功能检查　采用韦氏智力量表评估，智商为 85 分。

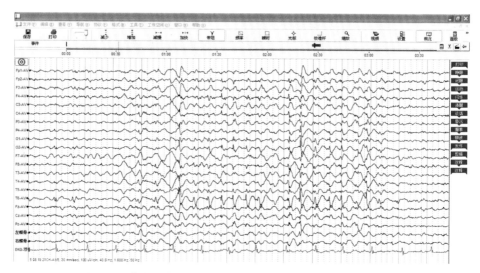

图 15-6　发作间期，右侧颞叶偏后显见大量、持续棘波活动

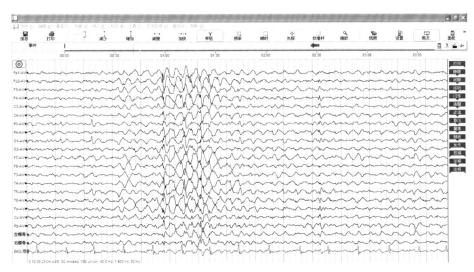

图 15-7　发作间期,全脑导联,右侧稍显著,见阵发短程节律性棘慢波活动

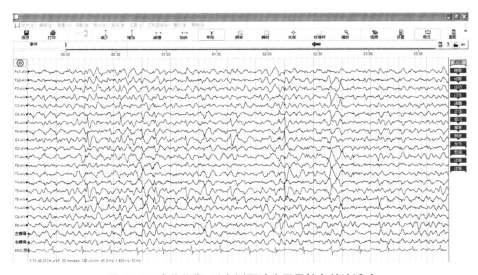

图 15-8　发作间期,以左侧颞叶为显见较多棘波活动

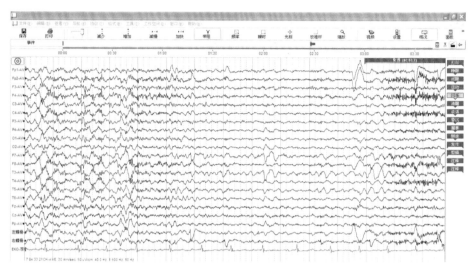

图 15-9　发作期起始,右侧前额背景压低明显,提示右侧起源

(五) 初步诊断

药物难治性癫痫,右侧额叶起源? 外伤后继发? 左颞极蛛网膜囊肿继发? 左侧颞极蛛网膜囊肿术后。

二、MDT 分析

(一) 病情演变

4 岁有后头部外伤史,7 岁开始癫痫发作,11 岁发现左侧颞极蛛网膜囊肿,怀疑为囊肿继发癫痫,行左侧颞极蛛网膜囊肿切除术,后癫痫未见明显改善。患者诊断癫痫 30 余年,先后服用“苯妥英钠、苯巴比妥、卡马西平、丙戊酸钠、左乙拉西坦”等多种药物控制症状,初始药物能减少抽搐发作频率,但逐渐效果不理想,曾就诊于多家医院神经内科调整抗癫痫药,本次就诊神经内科调整药物为“卡马西平 0.4g,3 次 /d;托吡酯 0.1g,3 次 /d;左乙拉西坦 0.5g,3 次 /d”,仍未能满意控制症状,每日发作数次,最多时发作 10 余次,为进一步治疗,转至神经外科。

(二) MDT 意见

1. 术前 MDT

神经内科:难治性癫痫是指临床经过迁延、对抗癫痫药治疗反应差的一组癫痫患者,即 3 种一线药物采用"最理想"的剂量单独或合并使用 2 年以上仍有癫痫发作。国内定义为:频繁的癫痫发作至少每个月 4 次以上,应用适当的一线抗癫痫药正规治疗,稳态血药浓度在有效治疗范围内,无严重的药物不良反应;至少观察 2 年发作仍不能控制,影响日常生活;无进行性中枢神经系统疾病或占位性病变。难治性癫痫占癫痫治疗人数的 20%~30%。难治性癫痫按其难治的程度可分为:Ⅰ型,用 3 种以上一线抗癫痫药物单用,在有效治疗期间,合理治疗,仍有发作或已被实践证实是耐药的癫痫和癫痫综合征;Ⅱ型,用 3 种以上一线抗癫痫药单和联合用药,在有效治疗期间,合理治疗,仍有发作或已被实践所证实是耐药的癫痫或癫痫综合征;Ⅲ型,用目前抗癫痫药,在有效治疗期间,合理用药,仍有发作或已被实践证实是耐药的癫痫和癫痫综合征。

临床上将难治性癫痫分为医源性及真正难治性两种。前者是由于医生诊断错误、癫痫发作分型不正确、未选用合适的抗癫痫药治疗或虽选药正确但剂量不足等因素,导致癫痫发作未能控制;后者指诊断正确,选药合适、剂量及血药浓度适宜但癫痫仍反复发作。

患者 3 种药物足量治疗超过 2 年,出现疗效下降,药物抵抗现象,为药物难治性癫痫,频繁癫痫发作严重影响患者生活质量,随癫痫发作逐渐增加可能导致患者认知、智力等下降,应积极寻求手术治疗。

医学影像科:患者 MRI 提示左侧颞极蛛网膜囊肿术后改变,右侧额下回长 T_2、等 T_1,T_1 增强不强化,FLAIR 高信号病变,局灶性皮质增厚、灰白质分界不清。穿通征:表现为白质内向脑室方向延伸的锥形异常增高信号是脑局灶性皮质发育不良 -Ⅱ型(FCD-Ⅱ型)的突出特点。考虑脑皮质发育不良可能。

核医学科:PET/CT 可以从分子与功能层面为患者提供定位信息。PET/CT 脑显像定性分析对局灶性皮质发育不良 -Ⅰ型(FCD-Ⅰ型)的定位准确率为 66.67%,MRI 敏感性仅 22.22%。癫痫患者的 PET 致痫灶定侧研究,显示发作期 ^{18}F-FDG 摄取增高,而发作间期 ^{18}F-FDG 摄取减少,通常认为 ^{18}F-FDG PET 所示的低代谢灶包含致痫灶,且低代谢范围明显大于手术区域。PET/CT 则是将 PET 和 CT 完全融合在一起,由 CT 提供病灶的精确解剖定位,而 PET 提供病灶详尽的功能与代谢等分子信息,具有灵敏、准确、特异及定位精确等特点,明显提高了诊断的准确性。患者 PET/CT 提示全脑糖代谢弥漫性减低,提示脑功能受抑制,药物因素可能性大;右侧额叶糖代谢稍减低,右侧颞叶糖代谢程度视觉分析较对侧无明显差异;左侧中颅窝囊性病变,邻近颅骨中断,考虑术后改变。患者右侧额叶代谢减低,提示致痫灶可能。

神经电生理室:该患者发作间期脑电图提示左右侧均有癫痫波(棘波、棘慢波)活动,可能与致痫灶位置较深,致痫网络传播途径有关,发作间期脑电图对癫痫灶的判断有限。发作期脑电图提示右侧额叶起源可能非常大。但由于该患者早期有头部外伤史,左侧颞极的蛛网膜囊肿,都是引起癫痫发作的高危因素,致痫灶的确定需要考虑在内。

神经外科:患者诊断药物难治性癫痫,癫痫外科治疗首先必须明确适应证,只有严格把握适应证才能最大限度地解除患者的痛苦。

目前外科手术治疗癫痫患者的选择标准:①继发性癫痫,有明确的癫痫发作起源灶;②药物难治性癫痫,用正规抗癫痫药治疗 2 年以上仍不能控制发作(除外结构性病变和早期诊断的内侧颞叶癫痫);③癫痫发作严重影响患者的生活质量,包括日常生活、学习、工作及社交等;④手术治疗不致引起重要功能缺失;⑤特殊的癫痫综合征,如婴儿痉挛症(West 综合征)、Lennox-Gastaut 综合征、Rasmussen 综合征等。术前评估在精确定位致痫灶、保证手术疗效方面具有关键性作用,是结合患者的症状学、影像学、头皮脑电图等非侵袭性检查以及侵袭性颅内电极脑电图监测的检查后,所作出的综合性评估。目前癫痫手术有致痫灶切除、胼胝体切开、软脑膜下横断术、杏仁核-海马切除术、迷走神经电刺激术及脑深部电刺激术等,通过影像学、脑电图及术中皮质脑电图,术中深部电极脑电图等确定致痫灶。患者脑电图、MRI 及 PET/CT 提示右额叶致痫灶可能,可行多模态影像融合,进一步协助确定致痫灶。可结合术中脑电,首选致痫灶切除。

MRI-PET 多模态融合处理结果:①右侧额叶 PET 信号较对侧低,且融合后图像可较为精确显示中央前沟位置代谢低(图 15-10);②左侧颞极术后改变,其余组织 PET 信号与对侧无明显差别(图 15-11)。MRI-PET 多模态融合确定右额叶异常信号低代谢区,致痫灶可能。

2. 术中 MDT

麻醉科:由于癫痫术中通常需要行皮质脑电图(ECoG)定位致痫灶,并通过脑皮质电刺激定位运动和语言功能区,术中需要患者密切配合,因此对麻醉提出了更高的要求。目前,可将癫痫手术麻醉方式分为全身麻醉(GA)和睡眠-清醒-睡眠麻醉(AAAA)两大类(该分类尚未形成国际共识)。按计划施行手术,麻醉药物可能干扰 ECoG 的监测效果,甚至记录不到任何形式的痫样放电而使手术无法进行。多数镇静药物都有抑制脑皮质放电的作用,而肌松药物的影响则相对较小。丙泊酚因其起效快、半衰期短的特点,已被广泛应用于癫痫外科手术中。随着输注剂量的增加,抑制脑电释放的作用也逐渐加强。

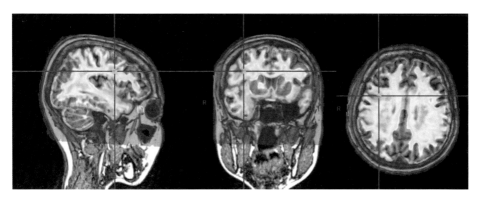

图 15-10　MRI-PET 多模态融合提示右额叶中央前沟代谢减低(十字交叉位置)

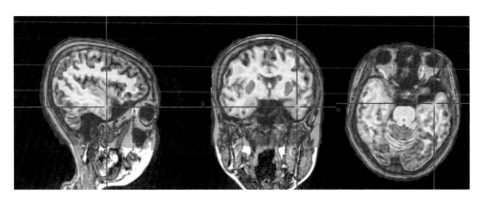

图 15-11　MRI-PET 多模态融合提示左侧颞极代谢较右侧未见明显减低(十字交叉位置)

神经外科:手术要点包括三点。①标准额颞顶去大骨瓣减压切口开颅,暴露右侧大脑额颞顶叶大脑皮质面积足够大,保证术中皮质脑电监测范围足够大,防止遗漏大脑皮质异位放电区;②立体定向技术精确定位右额叶皮质异常信号区域范围(病灶中心深度,病灶前后左右范围)(图 15-12);③辅助电生理技术,术中行硬膜外脑电图初步圈定大脑皮质异常放电区域,术中脑皮质电图、深部电极脑电图精确定位大脑皮质异常放电区域,术中行右侧杏仁核,右侧海马头深部脑电电极置入描记,除外颞叶、海马、杏仁核为致痫区。术中描记异常脑电区域符合术前影像学及脑电图检查结果,予手术切除(图 15-13~图 15-18)。

3. 术后 MDT

神经外科:患者术后未再癫痫发作,症状明显好转。继续口服抗癫痫药,定期随访。

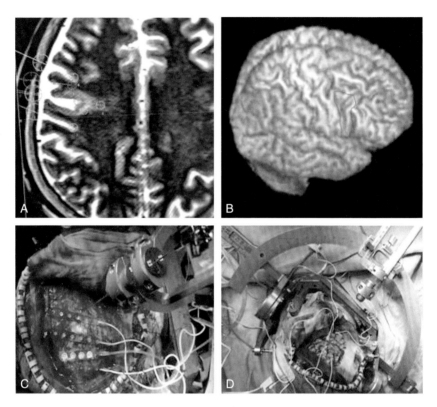

图 15-12　术中立体定向结合皮质电极、深部电极定位致痫灶

A. 磁共振术前立体定向导航致痫灶切除计划；B. 磁共振三维重建模拟致痫灶切除范围；C. 立体定向引导致痫区域硬膜外脑电图描记；D. 立体定向引导致痫区域皮质脑电图描记。

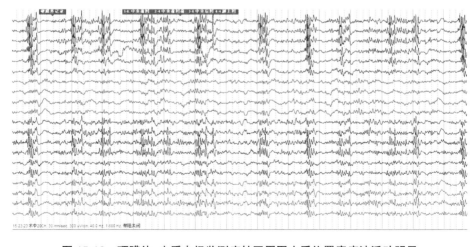

图 15-13　硬膜外,皮质电极监测病灶区周围皮质位置癫痫波活动明显

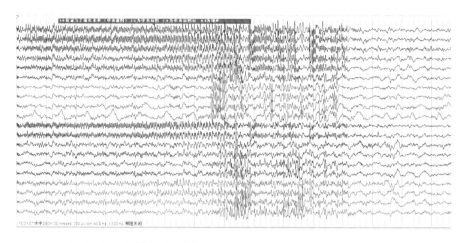

图 15-14 硬膜下,皮质电极检测病灶区周围癫痫波活动异常明显

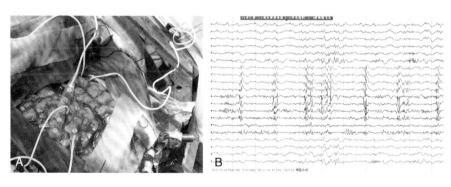

图 15-15 切除致痫灶前皮质电极,深部电极位置及脑电表现

A. 术中放置致痫灶皮质电极及海马头、杏仁核深部电极;B. 术中皮质电极监测示病灶周围皮质癫痫放电明显,深部电极示海马头和杏仁核异常放电不明显。

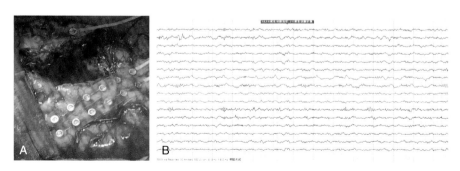

图 15-16 切除致痫灶后手术区域及周边皮质电极脑电监测

A. 切除致痫灶后手术区域及周边皮质电极放置情况;B. 致痫灶切除后,皮层电极监测示病灶周围皮层癫痫放电明显减少。

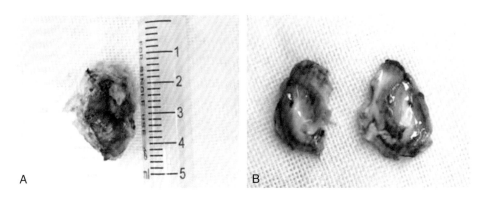

图 15-17 术中切除的病灶组织（中央前沟及异常白质）

A. 切除致痫脑组织病灶标本（大小约 3.5cm×2cm×2cm）；B. 致痫脑组织病灶标本切开显示病变脑沟周围灰白质切除完整。

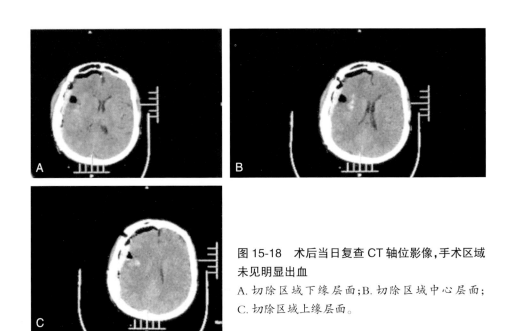

图 15-18 术后当日复查 CT 轴位影像，手术区域未见明显出血

A. 切除区域下缘层面；B. 切除区域中心层面；C. 切除区域上缘层面。

　　神经内科：患者术后症状明显改善，达到 Engel 疗效分级标准 I 级（指发作完全消失或仅有先兆）。建议继续规律服用抗癫痫药，密切监测抗癫痫药血药浓度，定期复查血常规，肝肾功能，减少药物不良反应。定期复查脑电图，如术后 2 年病情稳定无发作，脑电正常，可考虑逐步减少抗癫痫药用量。

　　病理科：局灶性皮质发育不良（FCD）是脑皮质发育畸形的一种亚型，是药物难治性癫痫最常见的病因之一。依据 2011 年国际抗癫痫联盟(ILAE)的最新分类,FCD 分为三型(表 15-1):I 型指存在皮质分层异常的皮质畸形;II 型指一种存在皮质分层异常及异形神经元,伴或不伴气球样细胞;III型是指皮质分层异常并与某个责任病变相关。术后病理检查提示病变为神经胶质成分,局部胶质细胞增生及异形神经元,另外见少量气球样细胞,符合局灶性皮质发育不良IIb 型(图 15-19)。

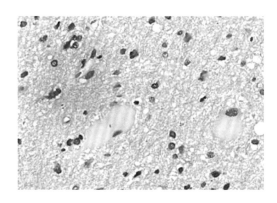

图 15-19　病理检查结果:FCDIIb,皮质分层异常 + 气球样细胞(HE 染色,×400)

表 15-1　局灶性皮质发育不良病理分型

分型	病理表现
I型	
Ia	纵向迁移或神经元成熟异常,如出现微柱状结构
Ib	横向迁移或神经元成熟异常,如II、IV层神经元分布异常或丢失
Ic	纵向 + 横向皮质分层异常
II型	
IIa	皮质分层异常 + 异形神经元
IIb	皮质分层异常 + 气球样细胞
III型	
IIIa	海马硬化 + 颞叶皮质分层异常
IIIb	胶质瘤或神经胶质混合瘤 + 邻近皮质分层异常
IIIc	血管畸形 + 邻近皮质分层异常
IIId	早年后天获得性病变(外伤、缺血、炎症等)+ 邻近皮质分层异常

三、最 终 诊 断

1. 药物难治性癫痫
2. 右额叶局灶性皮质发育不良IIb 型
3. 左颞极蛛网膜囊肿术后

四、诊治关键点

◆ 目前癫痫治疗仍然以药物治疗为主，对药物难治性癫痫可采取手术治疗。癫痫手术有致痫灶切除、胼胝体切开、软脑膜下横断术、杏仁核-海马切除术、迷走神经电刺激术及脑深部电刺激术。药物难治性癫痫患者初诊多为神经内科，历时数年才能确诊，而最终能否接受癫痫外科治疗受多种因素影响。

◆ 该患者手术指征（涉及神经内科、神经外科）、术前评估（涉及神经外科、精神科、神经内科、医学影像科、核医学科）、癫痫病灶确定（涉及神经外科、神经内科、医学影像科、核医学科、神经电生理室）、定位及手术方式的确定（涉及医学影像、神经外科）都存在诸多困难。该患者早在11岁时，因为药物难治性癫痫术前评估的局限性而将左侧蛛网膜囊肿误判为致痫灶，在切除后对癫痫的控制没有改善。另外，患者在4岁时有过头部外伤史，7岁开始癫痫发作，而癫痫发作是否与外伤有关也是本病例术前评估的难点。FCD是导致药物难治性癫痫的常见原因之一。文献报道，FCD在儿童药物难治性癫痫中占30%~50%，在成人占20%。该类疾病诊断、治疗存在诸多困难，笔者所在医院充分发挥MDT优势，在该病例的治疗中收到良好效果。

◆ 术前应用多模态影像融合技术、脑皮质电图等检查，尽量确定致痫灶。该患者术前MRI、PET/CT、脑电图提示右额叶致痫灶可能，但术中肉眼及显微镜下未能明确病灶及确定病灶分界，结合立体定向技术、脑皮质电图、深部电极描记确定致痫灶位置、边界，术后患者癫痫发作症状好转。

◆ 目前，关于FCD导致癫痫的病理说法不一。神经递质学说认为，在FCD的病灶区域，神经元的异常发育和迁移导致兴奋性神经递质增加，抑制性神经递质减少，神经元异常活跃、放电。FCD是引起儿童和成人药物难治性癫痫的常见原因。术前应用MRI、脑电图等检查方法明确癫痫起源灶的位置及其与功能区在功能和位置上的关系。伴有穿通征的FCD病灶应高度怀疑为癫痫责任灶，若与临床症状相符便可进一步确诊后手术根治。在常规MRI扫描中，冠状位FLAIR-T_2WI可以较好地显示穿通征。而获得良好手术效果的关键是完全切除癫痫起源灶并尽可能避免对功能区的损伤。多数学者认为完整切除致痫灶是FCD手术预后良好的因素之一。有研究认为，致痫灶位于颞叶的FCD预后更好，原因可能为颞叶癫痫手术是目前较经典的手术方法。颞叶癫痫手术的有效率为66%~74.5%，但也有文献报道FCD手术预后与致痫灶所在部位无关。笔者认为，如果能较好定位并完整切除致痫灶，颞叶外的FCD同样可获得较好预后。本病例完整切除致痫灶，获得良好效果。

◆　本例患者罹患顽疾 30 余年,经多学科术前、术中、术后多次合作,获得满意疗效,是一次成功的 MDT 实践,为诊治药物难治性癫痫患者提供了成功范例。

(李经辉　戚仁莉　王为　耿鑫　蒋红高)

 推荐阅读资料

[1]　李勇杰 . 功能神经外科学 . 北京 . 人民卫生出版社,2018.

[2]　CHOI S A,KIM S Y,KIM HYUNA,et al. Surgical outcome and predictive factors of epilepsy surgery in pediatric isolated focal cortical dysplasia. Epilepsy Res,2018,139: 54-59.

[3]　DESARNAUD S. MELLERIO CHARLES,SEMAH F,et al. ^{18}F-FDG PET in drug-resistant epilepsy due to focal cortical dysplasia type 2:additional value of electroclinical data and coregistration with MRI. Eur J Nucl Med Mol Imaging,2018, 45:1449-1460.

[4]　JAYALAKSHMI S,NANDA S K,VOOTURI S et al. focal cortical dysplasia and refractory epilepsy:role of multimodality imaging and outcome of surgery. AJNR Am J Neuroradiol,2019,40(5):892-898.

[5]　NAJM I M,SARNAT H B,BLUMCKE I. et al. Review:the international consensus classification of focal cortical dysplasia-a critical update 2018. Neuropathol Appl Neurobiol,2018,44(1):18-31.

病例 16

骨感美真的健康吗

（MDT 科室：临床营养科、精神科、心脏内科、消化内科、风湿免疫科、内分泌科、血液内科、呼吸内科）

一、病 例 分 析

患者，女，20 岁，未婚，学生（图 16-1）。

（一）主诉

节食伴进行性消瘦 3 年。

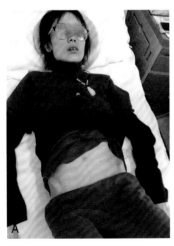 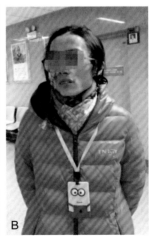 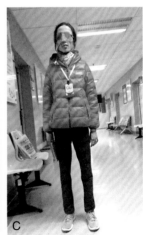

图 16-1　患者照片
图 A、B、C 均为患者营养不良貌。

（二）病史

患者 3 年前受凉后出现全身游走性酸痛，伴低热、疲乏、头痛、记忆力下降，难以应付学业，有时易发脾气、情绪低落，睡眠差。遂到当地医院就诊，考虑"桥本亚临床甲状腺功能亢进"（具体诊治不详）。同时，患者自行节食减肥，体重由 68kg 逐渐减至 22kg。曾因低血糖昏迷，先后住院两次，住院期间诊断为"神经性厌食、重度营养不良、肺部感染、压疮、骨质疏松"。给予抗感染、营养支持、调节肠道菌群等对症治疗后，症状好转，饮食较前改善，可进食流质饮食，体重逐渐增加至 35kg。近 3 个月来患者间断发热，体温 37.6℃，伴进食困难，进食后腹部不适，仅能进食少量流质、半流质（纤维整蛋白型全营养粉、蒸鸡蛋、米糊、骨头汤、鸡汤等），体重降至 31.3kg。门诊以"神经性厌食症"收住精神科。

既往史：否认糖尿病、高血压、心脏病及精神疾病史等。

个人史：看过关于艾滋病的宣传后，一旦看到自己衣服上有血迹，就担心自己可能会染上艾滋病，要求母亲把血迹擦干净；看到地板上或厕所里有血液，会反复询问母亲自己是否会感染艾滋病。

月经婚育史：13 岁初潮，月经经期及周期规律，6~7d/ 次。闭经 1 年 9 个月。

（三）体格检查

T 37.3℃，P 59 次 /min，R 19 次 /min，BP 86/52mmHg。身高 164cm，体重 31.3kg，BMI 为 11.64kg/m^2。发育正常，神志清，一般情况差，恶病质，面色苍白。全身浅表淋巴结无肿大。头颅无畸形，双侧眼球无突出。甲状腺无肿大。胸廓无畸形，双肺叩诊呈清音，两肺呼吸音清，未闻及干湿性啰音。心界无扩大，心率 59 次 /min，律齐，各瓣膜区未闻及病理性杂音。舟状腹，腹软，右上腹及下腹压痛，无反跳痛，肝脾未触及，移动性浊音阴性，肠鸣音 2 次 /min。脑神经检查正常，生理反射存在，病理反射未引出，脑膜刺激征阴性。

（四）辅助检查

1. 实验室检查

（1）血常规（2017-06-06）：WBC $2.42×10^9$/L，N $1.24×10^9$/L，RBC $3.02×10^{12}$/L，Hb 97g/L，PLT $97×10^9$/L，L $0.97×10^9$/L。

（2）抗核抗体谱及风湿免疫相关全套检查（2017-06-07）：均正常。

（3）血生化检查（2017-06-13）：TP 50.9.1g/L，ALB 33.6g/L，ALT 13.3IU/L，AST 28.2IU/L，BUN 12.5mmol/L，Cre 54.3μmol/L，UA 235.4μmol/L，GLU 3.5mmol/L，K^+ 3.7mmol/L，Na^+ 140.8mmol/L，Cl^- 107.2mmol/L，Ca^{2+}

2.26mmol/L，Mg^{2+} 1.10mmol/L，P^{3+} 0.75mmol/L，Zn^{2+} 11.85μmol/L。

（4）肿瘤标志物及结核感染 T 细胞斑点试验（T-SPOT.TB）（2017-06-16）：正常。

（5）甲状腺功能（2017-06-06）：T_3 0.65μg/L，FT_3 1.15ng/L。

（6）骨髓穿刺（2017-06-16）：粒细胞系增生，形态未见明显异常，红细胞系反应性增生差伴血红蛋白成熟稍差。

2. 影像学检查

（1）腹部超声（2017-06-16）：①肝脏稍大；②腹 - 盆腔少量积液；③脊柱侧弯。

（2）胸部 X 线片（2017-06-20）：①双肺内未见渗出性病灶；②心、膈未见明显异常。

（3）心脏超声（2017-07-10）：少量 - 中量心包积液（建议心脏 CT 除外大量心包积液）。

（五）专科检查情况

（1）临床营养科专科评价：身高 164cm，体重 31.3kg，BMI=11.64kg/m²。营养风险筛查 2002（NRS2002）评分：疾病评分 1 分（骨质疏松），营养状态评分 3 分（BMI<18.5kg/m²），年龄评分 0 分（年龄 <70 岁）。NRS2002 总评分 = 疾病评分 + 营养状态评分 + 年龄评分 =4 分（总分值≥3 分，患者存在营养风险）。主观整体评估：评分等级为 C，判定为重度营养不良（表 16-1）。人体成分分析

表 16-1　主观整体评估内容和指标

指标	标准		
	正常	中度营养不良	重度营养不良
近 6 个月体重下降	<5%	5%~10%	>10%
膳食摄入	>90% 需要量	70%~90% 需要量	<70% 需要量
消化道症状（恶心、呕吐、腹泻）	无	间歇性	每日有，可超过 2 周
体力情况	正常	下降	卧床
病变情况	静止	介于静止和活动间	急性期
皮下脂肪	正常	下降	显著下降
肌肉质量	正常	下降	显著下降
直立性水肿	无	轻度	重度
腹水	无	轻度	重度

注：该患者近 6 个月体重下降 >10%、膳食摄入 <70% 需要量、存在消化道症状（恶心、呕吐、腹泻）且超过 2 周、卧床、皮下脂肪显著下降及肌肉质量显著下降。根据以上 6 项可判定为重度营养不良。

报告显示：目前体重 31.3kg，其中细胞内水分 13.3kg，细胞外水分 9.2kg，蛋白质 5.7kg，无机盐 2.16kg，体脂肪 0.9kg（体脂百分数 3.0%），骨骼肌量 15.3kg；健康评估得分 55 分，目标体重 56.5kg，体重需要增加 25.2kg，其中脂肪需要增加 12.1kg，肌肉需要增加 13.1kg。

（2）精神科专科检查：意识清晰，表情自然，问答切题，注意尚集中，思维内容无异常；引出中度抑郁情绪及重度焦虑情绪，否认幻听及妄想等；日常生活难以自理，自知力存在，社会功能中度受损；计算力、理解力尚可，时间、地点定向力正确。精神科量表评分：阳性和阴性精神症状评定量表（PANSS）评分 39 分；汉密尔顿抑郁量表（HAMD）评分 14 分；汉密尔顿焦虑量表（HAMA）评分 23 分；临床总体印象量表（CGIS）评分 5 分；社会功能缺陷筛选量表（SDSS）评分 8 分。

（六）初步诊断

消瘦查因（神经性厌食症？躯体疾病导致的进食障碍？）；重度营养不良；轻度贫血；骨质疏松；广泛性焦虑障碍。

二、MDT 分析

（一）病情演变

患者为重度营养不良，神经性厌食。入院后积极补液，进行营养支持治疗，患者情况无明显好转。需要进一步诊治并解决以下问题：①心包积液的原因；②贫血原因；③营养治疗方案。

（二）MDT 意见

消化内科：患者长期不进食，整个胃肠道功能减退，消化道黏膜萎缩，应尝试行胃肠镜检查，除外消化道恶性肿瘤。为帮助患者恢复胃肠道功能，建议经皮内镜下胃造口术（PEG），予营养支持治疗。

血液内科：贫血与营养不良相关，骨髓增生未见异常，免疫全套阴性，肝脾不大，目前血液系统原发性疾病暂不考虑，但需要除外铁代谢异常、慢性炎症或肿瘤，复查贫血三项（铁蛋白、维生素 B_{12}、叶酸）。

心脏内科：心包积液多与营养不良相关，加强营养治疗。

内分泌科：低 T_3 综合征为机体保护性反应，不宜补甲状腺素，骨质疏松考虑营养不良性（宜补充钙剂及复合维生素）。

呼吸内科：患者低热，但 T-SPOT.TB 正常，暂不考虑结核性疾病所导致的低热。

风湿免疫科:营养不良导致免疫系统功能下降,多次免疫相关检查正常,不考虑免疫系统疾病。

临床营养科:营养支持治疗方面,目前为"肠内营养+补充性肠外营养"。患者长期存在进食障碍、消化道黏膜萎缩,肠内营养从预消化剂型低热量开始喂养,逐渐加量至目标量。由于患者目前存在不同程度的进食障碍,建议留置鼻胃管或胃造瘘,建立肠内营养支持治疗的通路。

精神科:根据精神科专科检查情况,考虑神经性厌食、抑郁、焦虑。目前患者治疗方案调整为"奥氮平片 7.5g/d;米氮平片 3.75mg,3 次 /d;舒必利 0.05g,3 次 /d;莫沙比利片 5mg,3 次 /d;兰索拉唑 15mg,每晚一次";进行促进胃肠动力、保护胃黏膜、补充蛋白质、增强食欲等对症营养支持治疗。

综上所述,治疗要点:①胃肠镜检查;②PEG。治疗难点为重度营养不良、恶病质患者是否能耐受胃肠镜检查及 PEG。解决方案:消化内科有经验的医生为患者进行胃肠镜检查及 PEG。

三、最终诊断

1. 神经性厌食症
2. 重度营养不良、恶病质
3. 广泛性焦虑障碍
4. 营养不良性心包积液
5. 营养不良性贫血
6. 骨质疏松
7. 闭经

四、诊治关键点

◆ 建立肠内肠外营养支持治疗途径:患者仅同意行鼻胃管管饲。

◆ 药物治疗及营养支持治疗同时进行。

1. 临床营养科营养治疗方案

(1) 每周一、周三、周五、周日方案

肠内营养:低脂低渗型全营养粉 70g+ 乳清蛋白粉 10g+ 温水 300ml,3 次 /d,鼻胃管滴注 40~50ml/h(能量 296kcal/ 份,蛋白质 19g);益生菌 5g,3 次 /d,口服;2d 后在低脂低渗型全营养粉的基础上加用纤维整蛋白型全营养液(能全力)500ml,1 次 /d,鼻胃管滴注 40~50ml/h(能量 500kcal,蛋白质 20g)。

　　肠外营养:脂肪乳氨基酸葡萄糖(卡文)1 440ml,1 次 /d,静脉滴注(能量 1 000kcal,蛋白质 34g);维生素 B₆ 200mg,1 次 /d,静脉滴注;维生素 C 2g,1 次 /d,静脉滴注;5% 葡萄糖氯化钠 250ml,1 次 /d,静脉滴注(能量 50kcal)。全天肠内肠外总能量:2 438kcal,蛋白质 111g。

　　(2) 每周二、周四、周六方案

　　肠内营养:低脂低渗型全营养粉 70g+ 纤维型整蛋白全营养粉 35g+ 乳清蛋白粉 10g+ 温水 400ml,3 次 /d,鼻胃管滴注 40~50ml/h(能量 448kcal/ 份,蛋白质 25.5g);益生菌 5g,3 次 /d,口服;2d 后在低脂低渗型全营养粉的基础上加用纤维整蛋白型全营养液(能全力)500ml,1 次 /d,鼻胃管滴注 40~50ml/h 能量 500kcal,蛋白质 20g。

　　肠外营养:维生素 B₆ 200mg+ 维生素 C 2g+5% 葡萄糖氯化钠 250ml,1 次 /d,静脉滴注。全天肠内肠外总能量:1 894kcal,蛋白质 96.5g。

　　2. 药物治疗方案　奥氮平片 7.5g/d;米氮平片 3.75mg,3 次 /d;舒必利 0.05g,3 次 /d;莫沙比利片 5mg,3 次 /d。

　　经住院治疗 1 个月后,体重增加约 3kg。

(翁敏　代正燕　甘志明　杨柳青)

推荐阅读资料

［1］蒋朱明 . 临床肠外与肠内营养 . 北京:科学技术文献出版社,2000.

［2］让蔚清 . 临床营养学 . 北京:人民卫生出版社,2013.

［3］石汉平,赵青川,王昆华,等 . 营养不良的三级诊断 . 肿瘤代谢与营养电子杂志,2015,2(2):31-36.

［4］TAMURA A,MINAMI K,TSUDA Y,et al. Total parenteral nutrition treatment efficacy in adolescent eating disorders. Pediatr Int,2015,57(5):947-953.

肠道溃疡，真的简单吗

（MDT 科室：消化内科、感染性疾病科、风湿免疫科、血液内科、
介入科、胃肠外科、耳鼻咽喉科）

一、病 例 分 析

患者，男，26 岁，未婚，无业人员。

（一）主诉

腹泻 1 年，发热 1 周。

（二）病史

1 年前无明显诱因出现腹泻，黄色稀便，5~6 次 /d，偶伴黏液及鲜血，伴脐周隐痛，便后缓解，至当地医院予抗感染、止泻治疗后上述症状无好转。遂至笔者所在医院就诊，行 EBV-DNA 检查示 6.01×10^4 拷贝 /ml，胸腹部 CT+CTE（图 17-1）提示肠道改变，考虑炎性肠病。结肠镜（图 17-2）示：横结肠、降结肠、乙状结肠、直肠充血水肿、糜烂。病理检查示（图 17-3）：①乙状结肠慢性非特异性炎；②降结肠送检黏膜全层弥漫性炎细胞浸润并见少量嗜酸性粒细胞浸润，局部见隐窝脓肿；③横结肠送检黏膜全层见慢性炎细胞浸润伴糜烂，局部疑似肉芽肿性；④直肠送检黏膜全层见慢性炎细胞浸润，并见少量嗜酸性粒细胞浸润，局部疑似肉芽肿性炎。诊断考虑结直肠黏膜炎性改变，性质待查，予美沙拉嗪治疗后好转出院。后患者自行停药，自服中药。半年前出现咽部疼痛，再次至笔者所在医院行喉镜检查，提示鼻咽部隆起，会厌肿胀。CT 提示会厌及杓会厌襞水肿增厚。超声示：颈部多个淋巴结可见，皮髓质分

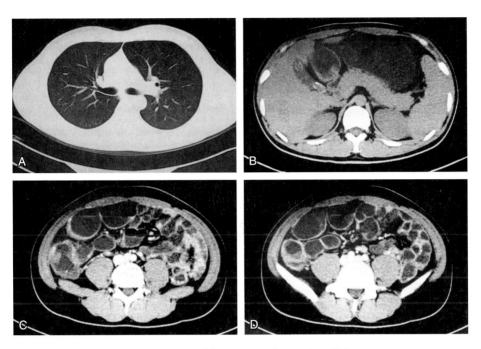

图 17-1　胸腹部 CT+CTE(2016 年 9 月)

A. 肺窗示双肺未见明显异常;B. 腹部平扫:胆囊多发高密度结节,考虑结石,脾稍大;
C、D. 增强 +CTE:小肠充盈,所示升横降结肠节段性增厚,增强扫描轻中度均匀强化。

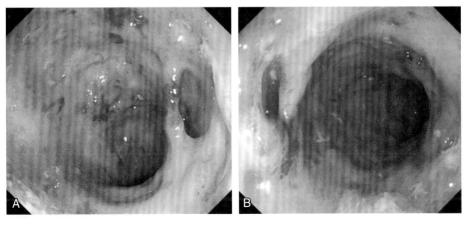

图 17-2　结肠镜(2016 年 9 月)

A. 横结肠:充血水肿、糜烂、憩室;B. 降结肠:充血水肿、糜烂、憩室。

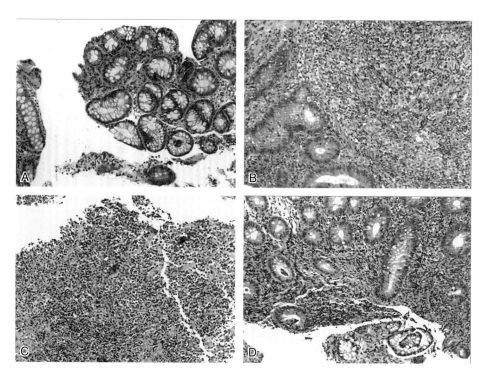

图 17-3　结肠黏膜病理检查(2016 年 9 月)

A.结肠黏膜活检示隐窝结构尚规则(HE 染色,×40);B.结肠黏膜层及黏膜下层大量慢性炎细胞浸润(HE 染色,×100);C.黏膜糜烂区域,大量炎细胞浸润(HE 染色,×100);D.黏膜浅表糜烂,间质炎细胞浸润(HE 染色,×100)。

界欠清,未予治疗。1 周前患者腹泻再发,性质同前,伴发热,体温最高 39.5℃。既往有进食"生肉"病史,个人史无特殊。

(三) 体格检查

生命体征平稳,消瘦,咽腭弓部可见溃疡,颌下淋巴结肿大,呈绿豆大小,质韧,无压痛,活动性差。心、肺查体无异常。上腹轻压痛,无反跳痛、肌紧张,肝脾未触及肿大,双下肢无水肿。

(四) 辅助检查

1. 实验室检查

(1) WBC $11.1×10^9$/L,N% 84.2%,Hb 98g/L,L% 8.0%,L $0.89×10^9$/L。

(2) CRP 76.0mg/L,PCT 6.57μg/L,ESR 64mm/h。

(3) ALB 26.0g/L。

（4）尿 β_2- 微球蛋白 7.68mg/L。

（5）IgG 23.1g/L。

（6）EBV-DNA 3.55×10^5 拷贝 /ml。

（7）EB 相关抗体联合检测示 EB 病毒衣壳抗原 IgA、IgG 抗体（+）、EB 病毒早期抗原抗体 IgG（+）、EB 病毒核抗原抗体 IgG（+）。

2. 影像学检查

（1）颈、胸、腹部 CT（图 17-4）：①结直肠壁增厚，炎性病变可能；②胆囊结石；③会厌及杓会厌襞水肿增厚，多考虑炎症；④脾略大，脾上极低密度灶，囊肿可能。

（2）结肠镜（图 17-5）：肠段散在点片状充血及 0.4~1.5cm 憩室样凹陷，较深，边缘黏膜光滑，表覆脓性分泌物。诊断：①结、直肠病变性质待查；②内痔。

（3）病理检查（图 17-6）：送检黏膜组织（直肠）固有层见大量淋巴细胞、浆细胞及少量中性粒细胞浸润，腺体形态尚规则，见个别隐窝脓肿形成。未见明显溃疡，未见肉芽肿样结构，黏膜组织呈慢性炎性改变。

（4）淋巴结病理检查（图 17-7）：（左颈部淋巴结）反应性增生。

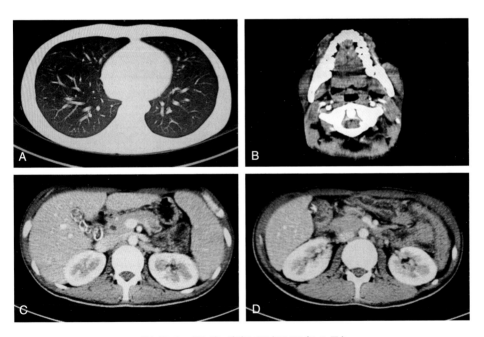

图 17-4　颈、胸、腹部 CT（2017 年 6 月）

A. 肺窗示双肺未见明显异常；B. 颈部增强 CT：会厌及杓会厌襞水肿增厚，未见明显肿大淋巴结；C. 增强 CT：胆囊多发结石，脾略大；D. 增强 CT：结肠壁增厚。

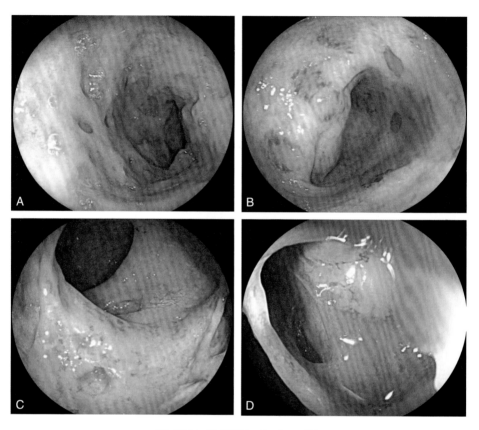

图 17-5　结肠镜（2017 年 6 月）

A. 降结肠：憩室样凹陷；B. 乙状结肠：充血、憩室样凹陷；C. 直肠：充血、憩室样凹陷；D. 直肠：深凹陷、脓性分泌物。

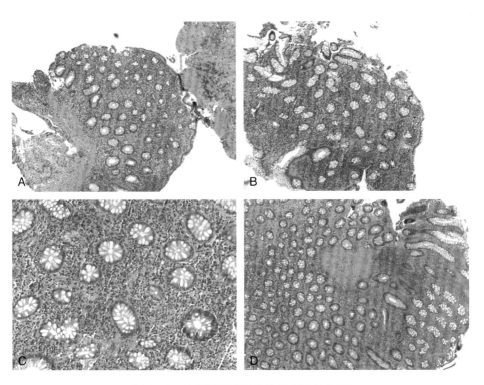

图 17-6　结肠黏膜病理检查(2017 年 6 月)

A、B. 直肠黏膜隐窝腺体形态尚规则(HE 染色,×40);C、D. 固有层见大量淋巴细胞、浆细胞及少量中性粒细胞浸润(图 C 为 HE 染色 ×100,图 D 为 HE 染色 ×40)。

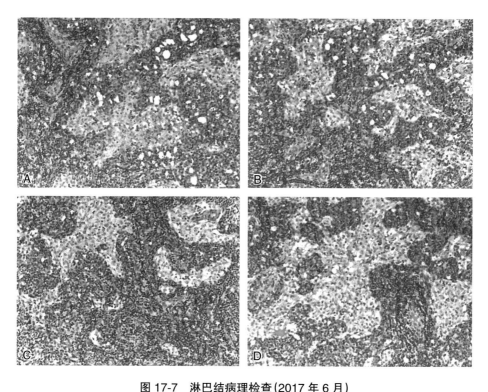

图 17-7　淋巴结病理检查（2017 年 6 月）

图 A、B、C、D 示淋巴结窦扩张，淋巴结结构尚存，呈反应性增生改变（HE 染色，×200）。

（五）初步诊治

初步诊断：肠道溃疡，性质待查（原发性肠道淋巴瘤可能；克罗恩病待排；慢性 EB 病毒肠炎待排；其他待排）。

予莫西沙星抗感染、美沙拉嗪抗炎、肠内营养等治疗。

二、MDT 分析

（一）病情演变

2017 年 7 月 1 日出现腹痛、便血，为鲜红色血凝块，总量约 40g，予更昔洛韦抗病毒、内镜下止血术；结肠镜示（图 17-8）：结直肠多发病变性质待查，肛管溃疡并出血。

2017 年 7 月 5 日出现便血，量约 800ml。血常规：WBC 2.15×10^9/L，RBC 3.34×10^{12}/L，Hb 82g/L，PLT 86×10^9/L。肝功能：ALT 107IU/L，AST

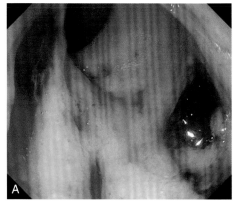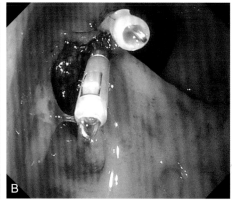

图 17-8　结肠镜（2017 年 7 月 1 日）

A. 直肠：溃疡、血凝块；B. 直肠：钛夹夹闭。

193IU/L，TBIL 35.1μmol/L，DBIL27.0μmol/L，ALP 330.8IU/L，GGT 359IU/L。凝血功能：PT 27.4s。

（二）MDT 意见

消化内科：患者系青年男性，慢性起病，但进展快，有发热、咽部疼痛病史。查体示消瘦，咽腭弓部可见溃疡，可触及颌下淋巴结肿大。两次肠镜均提示肠道溃疡。患者两次 EBV-DNA 均为阳性，肠镜示溃疡较深，边缘光滑，为深凿样溃疡，需警惕原发性肠淋巴瘤，且既往喉镜提示鼻咽部隆起，会厌肿胀，CT 提示会厌及杓会厌襞水肿增厚。临床上肠淋巴瘤以 B 淋巴瘤多见，内镜下表现为隆起型，但少部分患者为 T 细胞淋巴瘤，其中以 NK/T 细胞淋巴瘤多见。该患者有鼻咽部病史，NK/T 细胞淋巴瘤需考虑。但炎症性肠病中的克罗恩病仍需考虑，患者可在克罗恩病的基础上并发机会性感染（EB 病毒感染），甚至出现淋巴增殖性疾病。

现患者诊断不明确，但已出现噬血细胞综合征的可能，现已无条件行骨髓穿刺术，应以抢救生命为前提，建议积极补液、输血、抗休克的同时，行外科手术治疗。手术目的：①切除出血部位，起到止血的效果；②手术标本再次送检，行 EB 病毒原位杂交（EBER）、免疫组化、基因重排等相关检测明确诊断。

感染性疾病科：患者系青年男性，病程中有发热病史，临床上发热最常见的病因为感染、肿瘤、风湿免疫系统疾病。患者 EBV-DNA 两次均为阳性，EB 病毒可引起传染性单核细胞增多症、淋巴瘤、鼻咽癌等，故需考虑相关疾病。该患者淋巴细胞已减低，考虑出现了免疫功能缺陷，考虑恶性肿瘤可能，自身免疫性疾病待排。诊疗建议：①积极补充血容量；②止血，必要时手术、介入止血;③待生命体征平稳后行溃疡活检;④目前血常规三系进行性下降,鉴于更昔洛韦有引起三系减少的毒性,停用更昔洛韦,可改为阿昔洛韦抗病毒治疗;但若患者为 EB 病毒感染,抗病毒疗效差,预后不佳。

风湿免疫科:患者无腰痛、四肢关节肿胀、无皮疹、口腔溃疡等病史,风湿免疫系统疾病诊断依据不足;但患者系青年男性,现病变累及多系统、多器官,虽然 ANA、ANCA 阴性,但需警惕全身系统疾病或肿瘤所致的血管炎,建议再次复查 ANA、ANCA,完善 HLA-B27、抗人球蛋白试验(Coombs 试验)。

血液内科:同意消化内科意见。原发性胃肠道淋巴瘤是最常见的结外淋巴瘤,约占结外淋巴瘤的 40%,最常见的部位是胃(占 50%~60%),小肠为第二位(占 20%~30%)。其中 85% 为 B 细胞,T 细胞仅占少数。患者两次 EBV-DNA 均为阳性,虽然人群中 EB 病毒既往感染率高,但患者存在发热、肠道溃疡,EB 病毒感染引起的相关疾病需考虑,如 EB 病毒慢性结肠炎、淋巴增殖性疾病,甚至是淋巴瘤。目前患者在发热的基础上,三系下降、肝功能异常,噬血细胞综合征需考虑。噬血细胞综合征分为原发性和继发性,结合患者年龄、病史、家族史,暂不考虑原发性。继发性常见于三类疾病,即感染、肿瘤、风湿免疫系统疾病,其中感染半数以上为 EB 病毒,其次为疱疹病毒,而肿瘤中以非霍奇金淋巴瘤最为常见。

现考虑诊断为:①发热、腹泻查因(淋巴瘤可能);②噬血细胞综合征可能。建议:①监测血常规、血生化检查、凝血功能,复查血脂,完善铁蛋白、乳酸脱氢酶、T 淋巴亚群分析;②尽快完善骨髓穿刺、骨髓活检检查;③积极治疗原发病,可考虑加用激素治疗。

介入科:患者反复出血,可行盆腹腔 CT 平扫 + 增强明确出血部位,再行肠系膜上下动脉造影,必要时止血药物灌注介入栓塞术,但介入效果欠佳,不作为首选。

胃肠外科:患者系青年男性,现初步诊断为肠道溃疡,性质待查。患者多次肠镜均无回盲部相关情况,但结合 CT 检查,为全结肠病变。目前患者诊断不明确,但进展快,出现消化道出血,有手术指征,建议:①积极输血、止血、补液抗休克处理;②转至胃肠外科行手术治疗。

耳鼻咽喉科:结外 NK/T 细胞淋巴瘤鼻型常发生于鼻腔、腭部和鼻咽部,与 EB 病毒感染密切相关,表现为黏膜溃疡、坏死,出现鼻出血、鼻塞等症状;其次易累及皮肤,表现为皮肤丘疹、红斑和结节等,也可累及胃肠道、肺、睾丸等部位,而病变同时累及鼻部以及鼻外部位者甚为罕见。该患者查体仅示咽部黏膜稍肿胀,未见确切溃疡,诊断依据不足,但患者病情进展快,多次 EBV-DNA 均为阳性,既往 CT、喉镜提示异常,且肠道存在病变。基于以上情况,建议患者再次行鼻咽部活检协助诊断。

　　综上所述，患者系青年男性，病程中有发热、咽部疼痛症状，体格检查示淋巴结肿大；两次 EB 病毒相关检测阳性；结肠镜检查提示肠道多发深凿样溃疡，进展快，考虑原发性胃肠道淋巴瘤可能，淋巴增殖性疾病待排，克罗恩病待排。现诊断仍不明确，但患者出现三系下降、肝功能受损，考虑存在噬血细胞综合征可能，建议立即行外科手术；但患者及家属要求行介入治疗，遂行肠系膜上下动脉造影止血药物灌注栓塞术。术后转至外科，患者仍有出血，遂行全结肠直肠次全切除术 + 回肠 J 袋肛管吻合 + 近端回肠预防性造瘘术，术中（图17-9）见全结肠、直肠多发溃疡病变，肠壁见铺路石样溃疡，另见充血及水肿。

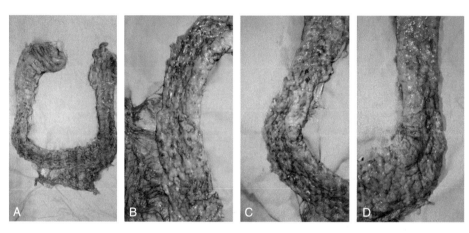

图 17-9　2017 年 7 月 6 日手术标本
图 A、B、C、D 示全结肠多发溃疡，呈铺路石样溃疡改变。

　　术后第二天患者出现心率快，血氧饱和度测不出，腹腔引流管引流出大量鲜血。体格检查：P 172 次 /min，R 19 次 /min，BP 76/63mmHg。血常规：WBC14.47 × 10^9/L，Hb30g/L，PLT 42 × 10^9/L。凝血功能：PT 46.1s（参考值 11~13.7s），纤维蛋白原 <0.5g/L（参考值 2.0~4.0g/L），纤维蛋白 / 纤维蛋白降解产物 2.4mg/L（<5.0mg/L），家属拒绝抢救，宣布临床死亡。诊断：①下消化道出血；②DIC；③腹泻、发热查因（淋巴瘤可能；其他待排）；④重度贫血；⑤全血细胞减少，原因待查（噬血细胞综合征？）；⑥电解质紊乱；⑦失血性休克；⑧多器官功能衰竭。

　　第一次病理检查（图 17-10）示：肠壁全层淋巴细胞浸润，伴淋巴滤泡形成，见裂隙状溃疡，未见肉芽肿，病变支持克罗恩病。行 EB 病毒原位杂交（EBER）阳性（图 17-11），考虑 EB 病毒慢性结肠炎。最终行免疫组化（图 17-12）示：CD56（+），CD8（+），Ki-67 20%（+），CD5 部分（+），EBER（+），CD3（－），CD20（－）。

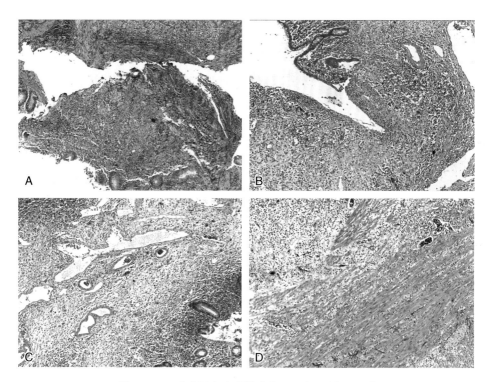

图 17-10 手术标本病理检查（2017 年 7 月 10 日）

A.溃疡区域,大量淋巴细胞浸润,隐窝萎缩;B.深溃疡,形似裂隙样;C.黏膜下层充血水肿,炎细胞浸润;D.肠壁全层炎细胞;HE 染色,×40。

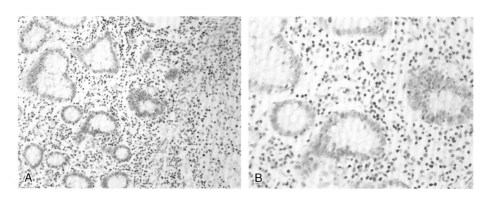

图 17-11 EB 病毒原位杂交

A. EBER 检测示细胞核阳性,阳性细胞数约 50%(×40);B. EBER 检测示细胞核阳性,阳性细胞数约 50%(×100)。

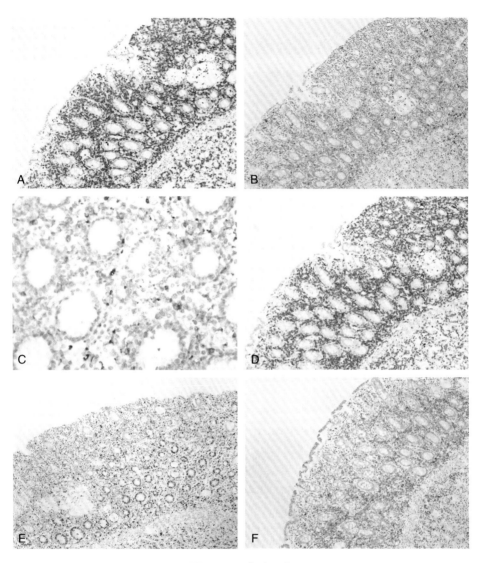

图 17-12　免疫组化

A. CD3;B. CD20;C. CD56;D. CD8;E. Ki-67;F. CD5。

三、最终诊断

原发性肠道 NK/T 细胞淋巴瘤

四、诊治关键点

◆ 原发性胃肠道淋巴瘤（PGIL）起源于胃肠道黏膜固有层和黏膜下层的淋巴组织，也可继发于其他部位淋巴瘤的侵犯，可单发或弥漫，占全部淋巴瘤的 5%，占结外淋巴瘤的 30%~45%，居结外淋巴瘤首位。其中原发性肠道淋巴瘤（PIL）约占 PGIL 的 40%。而肠道 NK/T 细胞淋巴瘤占 PGIL 的 5.2%~14.7%，好发于年轻人，诊断困难，预后差，其病因尚不明确，可能与乳糜泻、EB 病毒感染相关。据报道我国大多数肠道 T 细胞淋巴瘤与 EB 病毒感染有关。临床表现缺乏特异性，患者常出现腹痛、腹部肿块、营养不良、出血、穿孔、不全性肠梗阻等症状，其中腹痛是最常见、最早出现的临床症状。内镜下表现为三型：肿块型、息肉型和溃疡型。其中肠道 T 细胞结直肠淋巴瘤多呈溃疡型，肠道 B 细胞结直肠淋巴瘤则为肿块型和息肉型。其中以肿块型最常见，多表现为肠腔内息肉样突出，突起表面可伴糜烂、溃破，质地较硬；溃疡型亦较常见，表现为弥漫性、多灶性、多形性、边缘堤状隆起，呈火山口样；息肉型病变主要在回肠末端及回盲部。

◆ 肠淋巴瘤和克罗恩病临床表现多样，常缺乏特异性表现，两种疾病临床表现存在很多相似性，二者在诊断及鉴别诊断方面均存在一定的困难。原发性胃肠道淋巴瘤以黏膜下病变为主，侵犯肠黏膜较晚，病变表面常附有坏死组织，病理组织学特点为黏膜或黏膜下层淋巴瘤样细胞浸润。因此，为提高病理检查阳性诊断率必须多次、多点、多灶获取活检标本，必要时可行"挖洞式活检"。在内镜活检、组织学检查怀疑淋巴瘤时，推荐做有关免疫组织化学染色、基因重排分析和荧光原位杂交等进一步确诊。

◆ 本病例属于少见病例，病情进展迅速，预后不佳。通过本病例的分析，以期提高临床医生对原发性肠淋巴瘤的认识和重视。

（吴静　李敏丽　缪应雷）

推荐阅读资料

［1］ 林果为,王吉耀,葛均波.实用内科学.15 版.北京:人民卫生出版社,2017.
［2］ 吴小平,贺洁.肠克罗恩病与原发性肠道淋巴瘤的鉴别诊断.临床内科杂志,

2012,29(11):733-735.

[3] JUÁREZ-SALCEDO L M,SOKOL L,CHAVEZ J C,et al. Primary gastric lymphoma, epidemiology,clinical diagnosis,and treatment. Cancer Control,2018,25(1):1-12.

[4] Shen H R,Wei Z,Zhou D B,et al. Primary extra-nodal diffuse large B-cell lymphoma: a prognostic analysis of 141 patients. Oncol Lett,2018,16(2):1602-1614.

[5] Wan Ahmad Kammal WS,Mohd Rose I,Md Zin RR,et al. Extranodal NK/T-cell lymphoma mimicking Crohn's colitis. Malays J Pathol,2019,41(2):195-199.

女大学生罹患乳腺癌,治愈率与生活质量如何兼得

(MDT 科室:乳腺外科、医学影像科、肿瘤内科、生殖遗传科、肿瘤放疗科)

一、病 例 分 析

患者,女,22 岁,学生。

(一) 主诉

发现右乳肿物 2 个月。

(二) 病史

患者 2 个月前无意中发现右乳肿物,约核桃大小,无局部红肿疼痛,无乳头溢血,未予重视。近 2 个月来自觉肿物逐渐增大,无胸闷气促、咳嗽咳痰、腹痛腹胀、头晕头痛、恶心呕吐。为求进一步诊治收入乳腺外科。起病以来,体重无明显减轻,大小便正常,睡眠饮食精神可。未婚未育,既往史、个人史无特殊。

(三) 体格检查

身高 153cm,体重 39kg。双乳乳头重度内陷,右乳较左乳增大,橘皮征(-),酒窝征(-)。右乳头后方可触及一直径约 5cm 肿物,质硬,边界欠清,活动度差。左乳未及确切肿物。挤压双侧乳头无溢液。双侧腋窝,双侧锁骨上窝未触及明显肿大淋巴结。

(四) 辅助检查

1. 实验室检查(血常规、生化检查、凝血功能、肿瘤标记物、肝炎病毒学等)未见明显异常。

2. 影像学检查

(1) 乳腺钼靶:右乳实性肿物并钙化(BI-RADS-5 类)。

(2) 乳腺超声:①右乳实性肿物(BI-RADS-5 类);②右侧腋窝多个淋巴结肿大(转移可能)。

(3) 乳腺 MRI:①右乳实性肿物,乳腺癌可能(BI-RADS-5 类);②右侧腋窝多个淋巴结肿大(转移可能)。

(4) 头颅、肺、纵隔、腹部 CT:未见异常。

(5) 骨扫描:全身骨扫描未见异常。

(五) 初步诊治

予空芯针穿刺活检术。

右乳肿物穿刺病理(图 18-1):右乳浸润性导管癌,3 级,伴高级别导管原位癌,原位癌成分 30%。

免疫组化:ER 60% 强(+),PR 30% 中强(+),HER 2(+++),Ki-67 20%,见图 18-2、图 18-3。

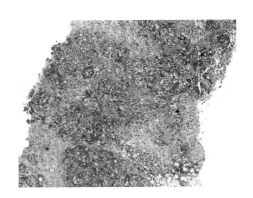

图 18-1　右乳肿物穿刺病理切片(HE×40)

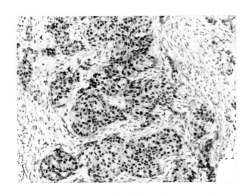

图 18-2　ER 表达情况(HE×40)

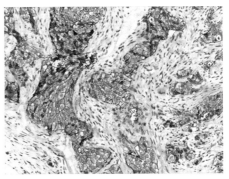

图 18-3　HER 2 表达情况(HE×40)

二、MDT 分析

（一）病情演变

结合患者病史及影像学特点，患者为绝经前年轻女性，未婚未育，右乳肿物经病理学诊断确诊右侧乳腺癌。患者肿瘤较大，为局部进展期，但患者年轻，未婚未育，对乳房外形、生活质量和生育等方面均有较高要求，须行 MDT 以制订精准治疗方案。

（二）MDT 意见

1. 第一次 MDT

乳腺外科：患者为绝经前年轻女性，发现右乳无痛性、进行性生长肿物。结合临床及影像学特点，经空芯针穿刺结果确诊，诊断为：右乳浸润性导管癌，$cT_3N_1M_0$，ⅢA 期，Luminal B 样（HER 2 阳性）。患者为年轻未婚女性，对乳房外形要求较高，但患者肿物较大，一期手术切除困难，建议先行术前新辅助治疗，待肿物缩小降期后再行手术。因超声检查腋窝淋巴结阳性可能，新辅助化疗前先行右腋窝前哨淋巴结活检了解淋巴结转移情况，确定分期。

医学影像科：乳腺肿瘤常用影像学检查为钼靶、超声及磁共振检查。年轻女性因乳房致密，首选乳腺超声检查，若肿物怀疑恶性可加行钼靶检查。乳腺 MRI 因其有较高的敏感性和特异性，也在乳腺肿瘤的诊断、保乳术前多病灶评估、化疗前后疗效评估等方面发挥重要作用。本例患者肿瘤形态及影像学表现均考虑乳腺癌。超声引导下右乳肿物空芯针穿刺活检病理学已确诊右侧乳腺癌。超声及乳腺 MRI 检查发现腋窝淋巴结肿大，转移不能除外，可行右腋窝前哨淋巴结活检以了解腋窝淋巴结转移情况。

肿瘤内科：患者右侧乳腺癌诊断明确，结合免疫组化，患者为局部进展期 Luminal B 样（HER 2 阳性）乳腺癌，建议行新辅助化疗联合抗 HER 2 分子靶向治疗。由于患者年轻，复发转移风险高，方案选择为 EC→PH。剂量方面因考虑量效关系，建议足量化疗。足量化疗不良反应相对增加，应增强支持对症治疗，并预防性使用粒细胞集落刺激因子以减少 4 度骨髓抑制及粒细胞缺乏性发热等并发症的发生。首次使用曲妥珠单抗分子靶向治疗前需行心脏超声评估心功能。患者未生育，化疗前需咨询生殖医学专家以选择合适的卵巢功能保护措施。

生殖遗传科：患者为未婚未育年轻乳腺癌患者，细胞毒类药物化疗可能损伤卵巢功能导致不孕。因此，对于年轻女性，系统治疗前需选择合适的卵巢功能保护措施。目前常见有三种方法可供选择:①受精卵冻存;②卵子及卵巢组织冻存;③卵巢功能抑制,常用促性腺激素释放激素类似物(GnRHa)。以上三种方法各有优缺点,受精卵冻存在国内目前仅适用于已婚女性。对于未婚女性可选择卵子及卵巢组织冻存或者卵巢功能抑制,但卵子及卵巢组织冻存存在取卵数量有限、全国范围内冻存机构较少、冻存卵子或组织复苏后成活率较低等局限性。使用 GnRHa(如戈舍瑞林)进行卵巢功能抑制达到保护卵巢功能的疗法较为方便易行。具体选择方式需与患者反复沟通后决定。

综上所述,MDT 最终制订术前新辅助治疗方案如下:

化疗前卵巢功能保护:戈舍瑞林 3.6mg,皮下注射,1 次 /28d,化疗 2 周前开始。

新辅助化疗联合抗 HER 2 分子靶向治疗:EC→PH(表柔比星 100mg/m^2,环磷酰胺 600mg/m^2,1 次 /3 周,双药联合化疗 4 疗程后,紫杉醇 80mg/m^2,1 次 /周,曲妥珠单抗首次 4mg/kg,之后 2mg/kg,1 次 / 周,共 12 周)。

预防性使用粒细胞集落刺激因子:EC 方案化疗结束后 48h 予聚乙二醇化重组人粒细胞刺激因子(PEG-rhG-CSF)6mg,皮下注射。

疗效及安全性评估:4 疗程 EC 方案治疗过程中仅短时出现Ⅰ度骨髓抑制,未出现Ⅱ~Ⅳ度骨髓抑制,未出现粒细胞缺乏性发热。EC→PH 方案结束后参照实体肿瘤疗效评价标准 1.1 版疗效评估部分缓解,见图 18-4、图 18-5。

2. 第二次 MDT　制订手术方案要点:①彻底切除肿瘤。②最大程度保存乳房外形。

HER 2 阳性进展期乳腺癌新辅助治疗一线治疗首选化疗联合抗 HER 2 分子靶向治疗。患者经 8 疗程新辅助治疗后肿物较前明显缩小,可考虑手术治疗。MDT 小组与患者及家属充分沟通,患者为局部进展期乳腺癌,肿瘤紧贴乳

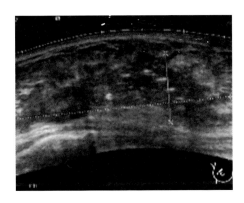

图 18-4　新辅助治疗前乳腺超声,肿瘤大小 55.6mm×17.7mm

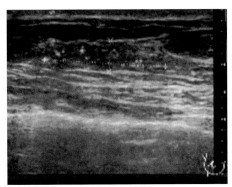

图 18-5　EC→PH 新辅助治疗后乳腺超声,肿瘤大小 21.3mm×5.7mm

头,病变范围广泛,无保乳及保留乳头条件,新辅助治疗前行前哨淋巴结活检见癌转移(3/8)。患者未生育,不考虑腹直肌肌皮瓣自体组织乳房重建。手术方式经多方讨论,建议一期行右侧乳腺癌改良根治术+皮肤扩张器植入术,待放疗结束后二期行右乳假体置换扩张器重建,并可行同期或三期右侧乳头再造术。

患者一期手术后,术后病理:浸润性导管癌2级,部分导管原位癌(85%),ER40% 强(+),PR(−),HER 2(+++),Ki-67<14%,右腋窝淋巴结未见癌转移(0/10)。

3. 第三次 MDT

乳腺外科:患者术后病理示浸润性导管癌2级,部分导管原位癌(85%),ER40% 强(+),PR(−),HER 2(+++),Ki-67<14%,右腋窝淋巴结未见癌转移(0/10)。新辅助治疗疗效评估 PR,患者为 Luminal B 样(HER 2 阳性)乳腺癌,术前腋窝淋巴结可见转移,后续仍需放疗、分子靶向治疗及内分泌治疗。

肿瘤放疗科:患者为 Luminal B 样(HER 2 阳性)乳腺癌,术前腋窝淋巴结可见转移,后续仍需放疗。建议术后放疗方案:锁骨上野、胸壁野50Gy/25F。注意保护心脏及肺部。

肿瘤内科:患者为 Luminal B 样(HER 2 阳性)乳腺癌,术后需继续曲妥珠单抗分子靶向维持治疗,分子靶向治疗总疗程1年,治疗期间每3个月复查心脏超声。内分泌治疗方面因患者为年轻高复发风险乳腺癌,方案选择优选卵巢功能抑制+芳香化酶抑制剂,治疗过程中注意加强补钙预防骨质疏松。

综上所述,最终制订后续辅助治疗方案。①放疗:锁骨上野胸壁野50Gy/25F;②分子靶向维持治疗:曲妥珠单抗6mg/kg,每三周一次,总疗程一年;③内分泌治疗:戈舍瑞林3.6mg皮下注射,1次/28d+依西美坦25mg,1次/d,共5年,后续可选择5年延长内分泌治疗,方案为他昔莫芬20mg,1次/d。

三、最终诊断

右乳浸润性导管癌,$ypT_2N_0M_0$,cPR,Luminal B 样(HER 2 阳性)

四、诊治关键点

◆ 乳腺癌是危害女性健康的最常见疾病之一,相比欧美地区,亚洲地区乳腺癌发病年龄明显提前。2012年中国新发乳腺癌18.7万人,占全球总发病数的11.17%,仅次于美国,位列全球第二,其中62.9%为绝经前患者。

◆ 目前乳腺癌分子分型将雌激素受体(ER)、孕激素受体(PR)、HER 2、Ki-67 表达作为乳腺癌分型的指标。有回顾性研究发现,年龄小于40岁的乳腺癌患者中,肿瘤更具有侵袭性,其生物学特性包括肿瘤体积大、组织学分级较高、临床分期较晚、Ki-67 更高表达、ER 及 PR 阳性概率低、HER 2 阳性概率高。在年轻患者中,"三阴型乳腺癌"(ER、PR、HER 2 均为阴性)的比例更高,提示年轻乳腺癌患者预后更差,复发转移风险更高。

◆　在年轻女性乳腺癌治疗策略选择上,除了遵守治疗规范以外,手术及全身综合治疗策略选择方面有一些和老年女性乳腺癌所不同的特点。手术治疗选择方面,年轻女性对外观及美学要求更高,年轻女性更希望保留乳房外形。但也有研究表明,年轻乳腺癌患者接受保乳手术,具有较高的局部复发风险。有学者认为患者年龄 <35 岁是保乳手术局部复发的危险因素。由于年轻女性对乳房美学的更高要求,也使更多不能行保乳手术的年轻乳腺癌患者选择乳房重建手术。

◆　年轻女性因为肿瘤侵袭性较高,激素受体阴性的概率高,因此行化疗的概率较高。而化疗细胞毒性药物对卵巢功能的影响是明显的。多项研究表明,化疗可导致卵泡数目减少,卵巢组织纤维化,造成患者卵巢功能早衰,这种影响往往是不可逆的。一项有关年轻女性乳腺癌患者生育问题及生育保护策略的前瞻性研究表明,大约有 50% 的年轻乳腺癌患者在确诊后考虑过将来的生育问题。因此,在化疗前进行卵巢功能保护,对于有生育要求的年轻乳腺癌患者是有必要的。对于有保留生育能力和 / 或卵巢功能意愿的患者,临床医生可协同生殖遗传专家根据患者具体情况制订适合的生育能力保留策略。

◆　年轻女性患者相对老年女性,在生育、肿瘤复发等问题上面临更多风险及挑战。因此,年轻女性乳腺癌的治疗策略需要在规范治疗、不增加复发转移风险的前提下,充分考虑患者意愿,更加个体化地综合制订。

◆　针对该患者,得出以下总结:①对于术前影像学考虑腋窝淋巴结转移的患者,可在新辅助治疗前先行肿大淋巴结穿刺或前哨淋巴结活检,证实是否有淋巴结转移以明确分期;②对于 HER 2 阳性局部进展期年轻乳腺癌患者,新辅助治疗需化疗联合抗 HER 2 治疗以提高局部缓解率;③对于年轻乳腺癌患者的卵巢功能保护问题,可在化疗开始前与患者及家属充分沟通,对于已婚患者可选择胚胎冻存辅助生殖技术,对于未婚患者可选择卵巢功能抑制,卵子冻存及卵巢组织冻存等方式;④在对绝经前激素受体阳性高复发风险乳腺癌内分泌治疗方案的选择上,建议戈舍瑞林卵巢功能抑制联合芳香化酶抑制剂或他莫昔芬,5 年标准化内分泌治疗结束后可选择进一步延长内分泌治疗,选择何种方案需根据患者具体情况制订;⑤对于特殊病例,在治疗关键阶段使用 MDT 讨论模式,多学科协作,有助于帮助患者制订更为全面和规范的治疗方案。

(董苑　蒋爱梅)

推荐阅读资料

［1］ 中国抗癌协会乳腺癌专业委员会 . 中国抗癌协会乳腺癌诊治指南与规范（2019 年版）. 中国癌症杂志，2019，29（8）：609-680.

［2］ National Comprehensive Cancer Network.NCCN clinical practice guidelines in oncology：breast cancer（version 3.2020）. ［2020-5-1］. https：//www.nccn.org.

［3］ SHIMON S P，PAGANI O，PARTRIDGE A H，et al. Second international consensus guidelines for breast cancer in young women（BCY2）. Breast，2016，26：87-99.

［4］ SAHA P，REGAN M M，PAGANI O，et al. Treatment efficacy，adherence，and quality of life among women younger than 35 years in the International Breast Cancer Study Group TEXT and SOFT adjuvant endocrine therapy trials. J Clin Oncol，2017，35（27）：3113-3122.

产后出血到底该不该切子宫

（MDT 科室：产科、麻醉科、重症医学科、输血科、介入科）

一、病例分析

（一）病例1

患者，女，27 岁。

1. **主诉** 停经 9 个月余，下腹阵痛 3h。

2. **病史** 入院诊断为 G_4P_0 孕 39^{+4} 周，头位，分娩先兆。入院后次日 2:00 临产，9:00 宫口开大 6cm，头 S^{-1}，胎膜自破，羊水清，量约 100ml；11:00 检查宫口仍 6cm，头 S^{-1}，枕左后位，宫缩减弱，静脉点滴缩宫素加强宫缩，观察产程 2h 仍无进展。因分娩 I 期，活跃期停滞，头盆不称，于腰硬联合麻醉下行急诊剖宫产术以枕左后位娩出一活女婴。出生体重 3 700g，羊水清，Apgar 评分：1min 9 分，5min 10 分，予缩宫素 20IU 宫体肌肌内注射，20IU 静脉滴注。娩出胎盘，无胎盘、胎膜组织残留，子宫收缩不良如口袋状，立即按摩子宫的同时三角肌肌内注射卡前列素氨丁三醇（欣母沛）250μg。子宫收缩稍好，继之再次放松，出血增多，再次三角肌肌内注射卡前列素氨丁三醇 250μg，同时行双侧子宫动脉上行支结扎，子宫收缩无好转，予 B-Lynch 缝合后子宫出血停止。总失血量 1 800ml，血压 95/60mmHg，心率 104 次 /min，尿量约 150ml，输悬浮红细胞 4IU（800ml）（术中使用了自体回输血）、血浆 400ml，返回病房。回病房继续输液，密切监护病情。30min 后，推宫底大量鲜红血液涌出，约 1 000ml，血压降至 60/40mmHg，心率 124 次 /min，考虑剖宫产术后、子宫收缩乏力、产后出血、失血性休克。予输血输液补充凝血因子,同时急诊行子宫次全切除术。术后转至重症医学科治疗,术后7d出院。

3. 出院诊断 ①G_4P_1孕39^{+4}周头位,分娩Ⅰ期,活跃期停滞,头盆不称,子宫下段剖宫产术;②子宫收缩乏力、PPH、失血性休克;③子宫次全切除术后。

(二)病例2

患者,女,32岁。

1. 主诉 停经9个月余,臀位,瘢痕子宫,血小板减少,剖宫产术后血压下降3h。

2. 病史 入院诊断为G_7P_1孕37^{+4}周臀位,瘢痕子宫,血小板减少,剖宫产术后,失血性休克。孕期产检血小板计数$70×10^9$/L,余无异常。在外院于腰硬联合麻醉下行剖宫产术以骶左前位娩出一活女婴,出生体重3 500g,羊水清,Apgar评分:1min 9分,5min 10分。娩出胎盘,无胎盘、胎膜组织残留,手术顺利,术中失血量300ml,血压110/70mmHg,心率78次/min,尿量约150ml,安返病房。术后5h,面色苍白,血压80/60mmHg,心率124次/min,予以输血输液,同时转至急诊重症监护病房。

3. 体格检查 血压80/50mmHg,心率134次/min,子宫收缩好,宫底脐下一指,下腹膨隆,压痛,反跳痛(+),于子宫左侧最为明显。急查血常规示血红蛋白60g/L。超声显示产后子宫,子宫下段切口无血肿,左侧子宫阔韧带血肿15cm×13cm×8cm。积极输血输液抗休克处理,同时转至介入科行双侧髂内动脉栓塞术。术后病情尚平稳,但术后持续高热,术后第7天体温仍为38℃左右,予加强抗感染、对症支持治疗,术后第14天体温、血常规正常,恶露少、淡,复查超声左侧子宫阔韧带血肿12cm×10cm×7cm,予以出院。

4. 出院诊断 ①G_7P_1孕37^{+4}周臀位,瘢痕子宫,剖宫产术后;②血小板减少;③左侧子宫阔韧带血肿、产后出血、失血性休克;④双侧髂内动脉栓塞术后。

产后2个月随访,超声显示左侧子宫阔韧带血肿未探及。

二、MDT分析

产后出血(PPH)一直是全球包括我国孕产妇死亡的首要原因。近10年,我国因PPH导致的孕产妇死亡率逐年下降,但截至2015年,PPH仍是导致我国孕产妇死亡的首位原因,占孕产妇死因构成比的21.1%。多学科的团队合作,包括产科、麻醉科、医学影像科和输血科等各科的协作与配合,在严重产后出血(sPPH)的救治中十分重要。sPPH是指胎儿娩出后24h内分娩者出血量

1 000ml;难治性产后出血(iPPH)是指 PPH 经宫缩剂、持续性子宫按摩或按压等保守措施无法止血,需要外科手术、介入治疗甚至切除子宫的 sPPH。

引起 PPH 的四大病因包括子宫收缩乏力、产道损伤、胎盘因素和凝血功能障碍,四大病因可以合并存在,也可以互为因果,每种病因又包括各种原因和高危因素。子宫收缩乏力是引起 PPH 的首要病因,产程延长、双胎妊娠、羊水过多、巨大胎儿、经产妇、糖尿病、高血压、高龄等影响子宫平滑肌收缩,导致 PPH 风险增加。胎盘因素是引起 PPH 的第二大病因,主要为胎盘粘连、胎盘植入、胎盘和胎膜残留。软产道裂伤为 PPH 的另一个重要原因,巨大胎儿易导致软产道撕裂伤,从而增加 PPH 的危险,巨大胎儿是遗传和环境多方面因素共同作用的结果,应高度重视孕妇营养,加强孕期营养和体重的指导和管理。妊娠合并凝血功能障碍性疾病(重症肝炎、肝功能异常、肝内合成凝血因子障碍)、血小板减少、再生障碍性贫血、白血病等血液病以及引起凝血功能障碍的妊娠并发症(子痫 - 子痫前期、妊娠期急性脂肪肝、羊水栓塞、胎盘早剥、死胎、重症感染等)的患者,分娩时由于凝血因子的缺乏或抗凝物质的增多而出现凝血功能障碍性 PPH,而产后大出血又恶性循环地消耗凝血因子和血小板,继发纤溶亢进,引发 DIC。DIC 的发生往往是疾病严重的中晚期,抢救成功率低,死亡率升高。

麻醉科和重症医学科:高级产科生命支持。

输血科:大量失血后,补液扩容虽能改善循环血容量和组织血流灌注,但不能从本质上纠正红细胞缺乏导致的组织缺氧。另外,过早输入大量的液体,会降低血液中凝血因子及血小板的浓度而容易发生"稀释性凝血功能障碍",甚至发生 DIC 及难以控制的出血。因此,临床上达到输血指征时应尽早输注红细胞悬液。《产后出血预防与处理指南(2014)》中强调在大量输注红细胞时应早期、积极输注血浆及血小板,以纠正凝血功能异常(无须等待凝血功能检查结果),而限制早期输入过多的液体扩容(晶体液不超过 2.0L,胶体液不超过 1.5L),允许在控制性低压的条件下进行复苏。目前尚无统一的产科大量输血方案。按照国内外推荐的方案,建议红细胞、血浆和血小板以 1:1:1 的比例(如 10IU 红细胞悬液 +1 000ml 新鲜冰冻血浆 +1IU 机采血小板)输注。有条件者也可以考虑尽早使用重组活化因子Ⅶ(rFⅦa),治疗剂量的 rFⅦa 可不依赖组织因子、凝血因子Ⅷ及Ⅸ,直接激活损伤部位活化血小板表面的凝血因子 X,启动凝血机制,从而达到止血目的。国外最新的研究显示,在 PPH 常规治疗无效后,可使用 rFⅦa,若重复使用 2 次 PPH 无改善,则应当机立断切除子宫。

储存式自体输血能解决产科 PPH 高危孕产妇用血资源稀缺的问题,且可避免经输血传播的疾病及引起的不良反应,且对胎儿无明显不良影响。并能在产妇术中或发生产后大出血时争取抢救时间,为安全而经济的输血方法。但自体输血在 PPH 中应用受限制。一是 PPH 经常发生在阴道分娩的产妇,有计划地术前储血非常困难;二是剖宫产术中自体输血也受到限制,原因在于担心血液中混有胎儿细胞及羊水细胞,导致发生羊水栓塞或血液系统疾病发生。近年来,多个研究表明自体输血中的细胞清除滤器可以完全除去血中的污染物、羊水成分及胎儿细胞,最大限度减少羊水栓塞的风险。

介入科:经导管动脉栓塞术(介入治疗)近年应用越来越广泛,治疗 iPPH 已取得较好疗效。文献报道该方法止血成功率超过 90%。而对生命体征不稳定、不宜搬动,合并其他脏器出血的 DIC,严重的心、肝、肾和凝血功能障碍及对造影剂过敏者,禁止行动脉栓塞术。

产科(病例 1):PPH 通常有某些高危因素,如产程延长或停滞、绒毛膜羊膜炎、多胎妊娠、羊水过多、临产和分娩中使用某些药物(硫酸镁、β 受体激动剂、全身麻醉药物)以及多发性子宫肌瘤或大肌瘤、妊娠合并某些并发症(如重度子痫前期),但大多数原发性 PPH 可发生于无任何高危因素者,故 PPH 的发生具有不可预测性、突发性、灾难性。剖宫产 PPH 的发生率高于阴道分娩。病例 1 在产程中已表现为宫缩乏力,需缩宫素加强宫缩,继而产程延长,具有 PPH 的高危因素,对于此类患者应高度警惕发生 PPH,做好充足的人力物力准备。病例 1 发生 sPPH 的主要原因为宫缩乏力,虽经子宫按摩、药物治疗、双侧子宫动脉上行支结扎及 B-Lynch 缝合,出血减少,但返回病房后再次宫缩乏力,失血性休克,提示再次使用子宫收缩剂恐难奏效。危急时刻,临床医师必须果断选择正确处理方式。已证实放射介入栓塞子宫动脉对顽固性 PPH 是一种有效方式,其最大优势在于能保留子宫。尽管笔者所在医院有良好的介入治疗条件,但鉴于病例 1 患者病情危重,应优先考虑即刻手术切除子宫,故放弃介入治疗,以防贻误抢救时机。如何严格把握子宫切除的时机始终是重点讨论的问题。如大量失血,已出现 DIC 及多器官功能损害后再切除子宫,预后不佳。尤其在医院条件欠佳,血源紧张无自体血回收装置、无杂交手术室等情况下,应认真评估切除子宫的指征及时机。主动的子宫切除和被动的子宫切除有很大的区别,故产科医师在决策时切不可犹豫不决、错失良机,酿成不良后果。

产科(病例 2):子宫阔韧带血肿属于盆腔血肿的一个类型,剖宫产术后盆腔血肿,起病隐匿,临床表现缺乏特征性,如临床医生缺乏足够的认识和警惕性,未能早期诊断,可导致产妇死亡等不良后果。剖宫产术后盆腔血肿的发生有多种原因,与患者自身情况有关,如患者为妊娠高血压、血小板减少及合并肝病等;胎膜早破或经较长时间产程后再改行剖宫产,术前有感染迹象者;盆腔血肿的发生与手术者的手术技能有关,如手术时局部止血不彻底或子宫切口超越两侧子宫圆韧带根部垂直线处,两侧子宫阔韧带静脉丛非常丰富,组织又极为疏松,极易形成腹膜后血肿或子宫阔韧带血肿。术后子宫收缩正常,阴道流血少,按压宫底无活动性出血,进行性贫血和/或剧烈腹痛伴包块者应考虑子宫阔韧带血肿及腹膜后血肿可能性。盆腔血肿能否及时诊断取决于医生对临床表现的警惕性,结合临床表现,辅以超声、CT及MRI能定位血肿位置。已证实放射介入栓塞子宫动脉对处理顽固性PPH是一种有效方式,其最大优势在于能保留子宫。但目前我国绝大多数医院介入设备置于放射科,在手术室难以开展,所以应结合本单位的条件、技术力量和抢救经验,权衡严重失血休克患者搬运至放射科的利弊。本例患者在进入重症医学科后给予了积极的抗休克处理,生命体征平稳,创造了将患者转至介入科行双侧髂内动脉栓塞术治疗的时机,避免了二次开腹手术。

剖宫产大出血的抢救需要立即启动孕产妇抢救绿色通道。由科室领导组织有经验的医师迅速组成抢救小组,院领导协调各相关科室全力支持,保证抢救措施及时到位,是成功抢救孕产妇生命的核心环节。

三、诊治关键点

◆ 诊断关键点

1. 胎儿娩出后阴道流血及出现失血性休克、严重贫血等相应症状是PPH的主要临床症状。胎儿娩出后立即发生阴道流血,色鲜红,应考虑软产道裂伤;胎儿娩出后数分钟出现阴道流血,色暗红,应考虑胎盘因素;若胎盘娩出后阴道出血量较多,应考虑子宫收缩乏力或胎盘残留、胎膜残留;胎儿娩出后持续阴道流血,且血液不凝固,应考虑凝血功能障碍;失血表现明显,伴阴道疼痛而阴道流血量不多,应考虑隐匿性软产道损伤,如阴道壁血肿。患者头晕、面色苍白,出现烦躁、皮肤湿冷、脉搏细数、脉压缩小时已处于休克早期。

2. 世界卫生组织PPH技术小组提出:靠临床估计和测量比实际失血量低估30%~50%。全世界范围内每年约125 000名产妇死于PPH,占孕产妇死亡的1/4比例。每一个产科医生都应早期识别低血容量征及对急性失血进行分级,积极处理PPH,迅速进入抢救流程。

3. 突然大量的PPH容易引起临床重视和早期诊断,而缓慢的持续少量出血和血肿却容易被忽视。临床上有不少因缓慢持续少量出血未引起重视而延误诊断和抢救的例子。要避免此种情况发生,唯有加强监护,尤其是产后2h内是PPH高发期,应该密切观察子宫收缩情况,定时按压子宫避免出血聚集在宫腔内;并且应该对产妇的会阴垫进行定时称重,计算失血量,而不是靠目测估计失血量。临床更易忽视如产道裂伤形成的会阴深部血肿、剖宫产切口撕裂或缝合不良形成的子宫阔韧带血肿等,因是内出血,检查时不易被发现,当产妇出现休克症状时往往为时已晚。

◆ 治疗关键点

PPH 尤其 sPPH 的治疗往往需要多学科协作管理,且 PPH 属于急症,抢救需要及时。对于有 sPPH 高危因素的孕妇,如前置胎盘、凶险型胎盘植入等,应在术前由产科牵头组织麻醉科、泌尿外科、输血科、医学影像科、介入科、新生儿科等多学科会诊及管理部门参与的全院讨论,各科室协调配合,制订手术分级、人员配备、应急处理等方案。

1. 一般处理 应在寻找出血原因的同时进行一般处理,包括向有经验的助产士、上级产科医师、麻醉医师和血液科医师求助,通知输血科和检验科做好准备;建立双静脉通道维持血液循环,积极补充血容量;进行呼吸管理,保持气道通畅,必要时给氧;监测出血量和生命体征,留置导尿管,记录尿量;交叉配血;动态监测血常规、凝血功能、肝肾功能等。

2. 药物治疗 PPH 的主要原因是子宫收缩乏力,因此治疗 PPH 最主要的药物是促宫缩药物,包括缩宫素(各国指南强烈推荐为 PPH 一线用药)、长效缩宫素(卡贝缩宫素)、麦角新碱、卡前列氨丁三醇、米索前列醇等。

(1)缩宫素:是最常见的预防和治疗 PPH 的一线用药。大剂量应用时可引起高血压或水滞留。因缩宫素有受体饱和,无限制加大用量效果不佳,反而出现不良反应,故 24h 总量应控制在 80~100IU 内,推荐 20~40IU 稀释在生理盐水 500ml 中,快速静脉滴注,避免直接子宫肌层注射或静脉注射。可同时子宫肌层注射益母草针剂 2~3 支(2~3ml)。与缩宫素相比,益母草针剂起效慢,但作用时间长,对子宫下段收缩作用较好,与缩宫素合用可弥补两种药物各自的不足,但若使用剂量已超过上述标准宫缩仍未改善,要及时改用其他药物注射,切勿延误时机。

(2)前列腺素制剂:包括米索前列醇(前列腺素 PGE_1 衍生物)、卡孕栓(前列腺素 PGF_{2a} 衍生物,系 15 甲基 PGF_{2a} 甲酯)及卡前列腺素氨丁三醇(系 15-甲基 PGF_{2a} 衍生物)。此类药物是缩宫素无效时很好的选择。米索前列醇是强力的子宫收缩剂,对子宫收缩乏力患者的有效率达 84%~96%。卡孕栓可经阴道或直肠或舌下给药防治 PPH。若效果不佳,在估计失血量接近 800~1 000ml 时臀肌肌内注射卡前列素氨丁三醇 1 支(250µg),卡前列素氨丁三醇作为钙离子的载体可提高肌细胞内钙离子浓度,抑制腺苷酸环化酶阻断环腺苷酸的形成,增加胞质钙离子浓度,触发肌原纤维收缩;另外,可刺激肌细胞间缝隙连接形成,诱发平滑肌收缩,被认为是强而快速有效的子宫收缩剂,对 84%~96% 子宫收缩乏力患者有效。15~30min 可重复使用,理论上最大剂量可达 8 支,但笔者经验一般使用 3 支效果不佳即应考虑手术干预。值得注意的是,临床上常常低估失血量,故大出血时使用卡前列素氨丁三醇宜早不宜迟,切勿延误宝贵时机。对有出血高风险者如中央性前置胎盘、双胎、羊水过多等可考虑预防性应用卡前列素氨丁三醇。

(3) 卡贝缩宫素(巧特欣):卡贝缩宫素是一种合成的具有激动剂性质的长效缩宫素九肽类似物,新型的长效子宫收缩剂,剖宫产 PPH 可立即单剂量(100μg)静脉给药,对子宫的活性作用可持续大约 1h,在收缩的频率与幅度方面都比缩宫素为长。

3. **手术治疗**　PPH 的手术治疗包括保守手术治疗和子宫切除,保守手术治疗包括子宫按摩和 / 或双合诊按压(实际为机械性压迫止血)、处理产道损伤(会阴阴道、宫颈裂伤、产道血肿、子宫内翻、子宫破裂等)、处理胎盘滞留、宫腔填塞(球囊或纱条)、子宫压迫缝合、盆腔血管结扎(子宫动脉和 / 或髂内动脉)、子宫动脉栓塞等。

(1) 宫腔填塞:包括宫腔纱条填塞术和球囊填塞术。宫腔纱条填塞术适用于宫缩乏力或前置胎盘、胎盘植入所致 iPPH。填塞前应先除外胎盘胎膜残留和软产道裂伤。20 世纪 50 年代以来不再支持其广泛应用,因其不符合人体生理、可能掩盖创伤和出血,并可能造成感染,抽取纱条后仍可能再次出血,止血效果不持续及肯定,仅适于局部外科手术无效或患者病情不允许当时行较大手术时。但对未掌握缝扎子宫血管的医生而言,宫腔填塞纱条是个很好的选择。用淡碘伏纱条沿宫底部横向来回填塞,避免宫腔内留有空隙。宫腔球囊填塞术止血原理与宫腔纱条填塞术相同,操作简单,止血效果良好。其中Bakri 球囊最为常用,此方法操作简单,能在宫腔内迅速实现封堵止血,止血成功率近 90%,尤其适用于前置胎盘子宫下段剥离面出血。

(2) 子宫压迫缝合术:包括 B-Lynch 缝合法、Hayman 缝合法、Cho 氏缝合法及其他改良方法,大量失血可联合多种子宫压缩缝合法。最常用的是 B-Lynch缝合法,由英国 Christopher B-Lynch 在 1997 年首先报道,适用于宫缩乏力、胎盘因素和凝血功能异常性 PPH 以及子宫按摩和宫缩剂无效并有可能切除子宫的患者。对于难治性宫缩乏力性 PPH 有显效,缝合方法简单迅捷,即刻见效,作用持久,若无效可立即改用其他方法。和其他保守性手术相比,B-Lynch 缝合法技术要求低,经济成本低,易于推广。除偶有子宫坏死个案报道,无严重并发症发生。对于有适应证的患者,建议在机械按摩子宫、药物及子宫血管结扎无效后尽早施行,一旦出血时间长、并发休克及 DIC 则成功率降低。

(3) 盆腔血管结扎:包括子宫血管结扎和髂内血管结扎。子宫血管结扎尤其适用于剖宫产术中宫缩乏力、胎盘因素或子宫切口撕裂而导致的难治性出血者,已成为剖宫产时控制子宫出血的一线治疗操作。

(4) 子宫切除术:子宫切除术是治疗 iPPH 的最后手段。对于需要立即控制子宫出血以避免死亡的产妇,不应延迟进行子宫切除术。但是,切除子宫会使产妇永远丧失生育能力,给产妇带来生理和心理等方面的问题,因此不能滥用。临床上应正确掌握子宫切除的手术时机。遗憾的是,目前对出血量达到多少应考虑切除子宫尚无统一标准。围生期急症子宫切除术的发生率为(2.3~50.9)/10 000,常见原因为胎盘因素(前置胎盘、胎盘植入、严重胎盘早剥)、顽固性子宫收缩乏力,其他包括子宫破裂、剖宫产术中子宫切口严重延裂、阴道助产后严重的产道撕裂及绒毛膜羊膜炎等。当 PPH 需要手术治疗时,往往需要快速有效的止血方法迅速止血,以防止发生致命性 PPH。因此,建议由具有处理 sPPH 丰富经验的医生进行手术操作,并选择"最快、最简单、最熟练、创伤最小"手术方式,并可采取多种止血方法联合的个体化止血策略。当保守手术治疗无法止血时,应当机立断,尽早作出切除子宫的决定,以挽救产妇生命。

4. 介入治疗

5. 液体复苏和输血治疗　液体复苏和输血治疗是抢救 PPH 的重要组成部分,尤其应当发生 sPPH 时,需要多学科联合抢救,尤其应与麻醉科医生的协作。sPPH 患者实施输血与输液治疗目标依然是:在维持心脏射血功能的基础上,维持正常的体内循环容量、足够的血红蛋白浓度、正常的内环境以及正常的凝血功能与子宫收缩止血功能。

6. 生命支持

(1) 呼吸循环支持:根据病情危重情况可选择锁骨下静脉插管,建立快速静脉通道,迅速补充血容量,改善微循环,一旦发生呼吸窘迫,经吸氧等对症处理后效果不佳者,立即行气管插管或气管切开,呼吸机辅助呼吸。

(2) 保肝护肾:在保证有效血容量的基础上用糖皮质激素,以减轻全身炎症反应综合征,适当选用血管扩张剂配合利尿以防治肾衰竭,当血肌酐 >600μmol/L,可行血液透析。

(3) 合理营养支持:早期给予糖脂双能源和白蛋白,病情稍稳定后予以营养液支持;胃肠功能恢复后可给予肠道营养支持。

PPH 是产科领域非常重要的危急重症,需要及时决断,同时进行迅速有效的处理。这一目标的达成则需要一个训练有素、经验丰富、配合默契的多学科抢救团队。各级医院应根据自身情况,制订 PPH 的抢救策略,不断从临床实践中吸取教训,总结经验,完善和丰富治疗方案。

(耿力)

推荐阅读资料

［1］ 刘兴会,陈锰. 全球产后出血指南异同. 中国实用妇科与产科杂志,2017,33(06):556-559.

［2］ 刘兴会,张力,张静.《产后出血预防与处理指南(草案)》(2009)及《产后出血预防与处理指南(2014年版)解读. 中华妇幼临床医学杂志(电子版),2015,11(04):433-447.

［3］ FONG J,GUREWITSCH ED,KANG H J,et al. An analysis of transfusion practice and the role of intraoperative red blood cell salvage during cesarean delivery. Anesth Analg,2007,104(3):666-672.

［4］ GUO Y N,HUA R Y,BIAN S F,et al. Intrauterine Bakri balloon and vaginal tamponade combined with abdominal compression for the management of postpartum hemorrhage. J Obstet Gynaecol Can,2018,40(5):561-565.

［5］ Prevention and management of postpartum haemorrhage:green-top guideline No.52. BJOG,2017,124(5):e106-149.

病例 20

基底细胞癌如何手术

（MDT 科室：皮肤科、病理科、口腔颌面外科、肿瘤放疗科、化疗科）

一、病例分析

患者，女，68 岁，已婚已育，农民。

（一）主诉

右鼻面沟斑块 5 年余。

（二）病史

5 年前无明显诱因右鼻面沟出现绿豆大小皮色斑块，逐渐增大，无明显自觉症状，在外院行手术治疗，具体术式及术后病理检查不详。术后 1 年，同一部位出现灰黑色斑点，后逐渐融合范围缓慢扩大，未予治疗，近半年摩擦后反复出血、结痂。为求进一步诊治，到医院就诊。起病以来，精神、饮食及睡眠可，大小便正常，体重无明显变化。既往史、个人史无特殊。

（三）体格检查

一般情况可，生命体征平稳，神清，查体合作。全身浅表淋巴结未及肿大。心、肺、腹未见明显异常。专科情况：右鼻面沟及右鼻侧壁可见一类圆形约 3cm×2.5cm 大小斑块，肤色及灰黑色交杂，稍高于皮面，中央破溃结痂，边界不清，基底粘连；鼻腔黏膜完整，未见特殊分泌物。

（四）辅助检查

1. 实验室检查　血常规、肝肾功能、血糖、心电图、胸部 X 线片未见明显异常。

2. 影像学检查　华氏位片提示双侧上颌窦黏膜增厚,未见液平面。

3. 组织病理检查　基底细胞癌(硬斑病样型)。

（五）初步诊治

初步诊断:右鼻面沟及右鼻侧壁基底细胞癌(硬斑病样型)。

排外手术禁忌证,拟手术治疗。

二、MDT 分析

（一）病情演变

患者曾于外院手术治疗,术后 1 年皮损复发,此次就诊行组织病理检查示基底细胞癌(硬斑病样型),该病理类型基底细胞癌组织侵袭能力强,具有向周围正常组织亚临床扩散生长的趋势,实际组织学侵袭范围远远超过临床表现。为确保肿瘤切除干净,同时保存最多的正常组织,需制订精准的手术治疗方案。

（二）MDT 意见

1. 术前 MDT

皮肤科:患者为老年女性,此前曾于外院手术治疗,此次为复发病灶,病理检查示硬斑病样型基底细胞癌。基底细胞癌是一类异质性肿瘤的总称,临床表现各异,不同病理亚型生物学行为差异较大,硬斑病样型组织侵袭能力强,具有向周围正常组织亚临床扩散生长的趋势,实际组织学侵袭范围远远超过临床表现。肿瘤不仅损坏皮肤及皮下组织,而且可能会浸润软骨和骨组织。需进行 Mohs 显微描记手术,确定肿瘤侵及范围,在完全切除肿瘤的基础上,最大限度地保留正常组织,保证面部功能与美观。

病理科:基底细胞癌不同病理亚型生物学行为差异较大,硬斑病样型为侵袭型基底细胞癌,常规手术可能过度切除正常组织或残留肿瘤组织,以致修复困难或肿瘤复发,通过 Mohs 显微描记手术,根据该手术原理,术中采用冷冻切片,全景式镜下观察肿瘤周边组织,以确保肿瘤全部切净。

口腔颌面外科:侵袭性基底细胞癌可累及皮肤、皮下组织、软骨及骨组织。

完整切除肿瘤组织至关重要。该病例肿瘤有可能累及右侧上颌骨,应做好右侧上颌骨次全切除或全切除的准备。

综上所述,明确术前诊断,并制订了手术方案如下:

术前诊断:右鼻面沟及右鼻侧壁基底细胞癌(硬斑病样型)。

治疗方案:手术治疗。皮肤科、口腔颌面外科联合手术,右侧鼻面沟部肿瘤及周围皮肤、皮下组织切除,右上颌骨全切除手术,并皮瓣及皮片修复创面。术后赝复体修复面部缺损。

手术要点:①彻底切除肿瘤;②尽量保留正常组织。

手术难点:①肿瘤部位特殊,分布面部皮肤,可能侵及周围组织(上颌骨、鼻部),涉及不同专科的解剖范畴;②周围重要解剖结构多,如面部血管、神经、上颌骨、鼻等,对于不同重要结构的保护需要不同专科的技术和经验;③在切除肿瘤过程中面部组织会有较大缺损,应尽量保留正常组织,修复缺损的同时尽可能不影响美观。

手术计划:①根据肿瘤的病理亚型评分,并根据肿瘤类型确定第一阶段的扩切范围;②进入第一阶段,切除整块肿瘤组织送术中冷冻切片病理检查,观察送检组织的底壁及边缘是否残余肿瘤;③若发现残余肿瘤,进入第二阶段,扩切未切尽方位组织,再次送检,若发现仍有残余肿瘤,重复上述步骤,直至判断肿瘤切净;④依据手术原发缺损的位置、形状和大小,进行皮瓣或游离皮片修复术。

2. 术中 MDT

按术前计划,三个科室联合,成功完成手术。首先由皮肤科完整切除肿瘤组织及部分周围组织,将送检组织底壁及边缘进行特殊染色,送至病理科行冷冻切片检查;病理科对送检组织进行术中冷冻 HE 染色,明确诊断为基底细胞癌(硬斑病样型),术中冷冻结果示肿瘤细胞侵及右上颌骨外侧壁骨膜及鼻骨骨膜;由口腔颌面外科行右上颌骨全切除手术,并皮瓣及皮片修复创面,术后赝复体修复面部缺损。

3. 术后 MDT

病理科:手术所提供病理标本取材满意,HE 染色提示基底细胞癌(硬斑病样型),结合临床表现可确诊。术中冷冻及术后石蜡切片检测切除组织边缘未见肿瘤细胞残留。

皮肤科:手术顺利成功,肿瘤切除干净,患者术后恢复良好。诊断明确为基底细胞癌(硬斑病样型),手术为主要治疗手段,多数效果良好。术后需长期随访,动态观察排除肿瘤复发的情况。

口腔颌面外科:手术按计划完成,完全切除右上颌骨,赝复体修复面部缺损,保证了面部的完整性及美观。术后需长期随访,动态观察排除肿瘤复发的情况。

　　肿瘤放疗科：基底细胞癌可能会广泛破坏周围组织，但极少转移。基底细胞癌对放疗不敏感，且手术切除肿瘤彻底，故本病例不建议行术后放疗。

　　化疗科：基底细胞癌对化疗不敏感，且肿瘤已完整切除，无须辅助化疗。本病例不建议行术后化疗。

三、最终诊断

　　右鼻面沟及右鼻侧壁基底细胞癌（硬斑病样型）

四、诊治关键点

　　◆　基底细胞癌是皮肤科临床上最常见的恶性肿瘤，临床表现各异，可发生于全身，尤以头面部多见。研究发现眼睑、前额、耳、头皮、鼻为高复发部位，涉及不同专科的解剖范畴；对于不同重要结构的保护需要不同专科的技术和经验；这类复杂病例诊断、治疗困难，手术风险高，积极开展 MDT 进行合作诊治，可收到良好效果。

　　◆　基底细胞癌形态学分型包括：结节型（小结节型）、浸润型（硬斑病型）、浅表型、纤维上皮瘤型、混合型。其中硬斑病型罕见，多见于青年人，好发于头面部，尤其是鼻、眼角、前额和面颊。常发生在外观正常皮肤或不适当治疗的基础上，表现为一种单发的、大小不一、数厘米至整个面额、呈扁平或稍隆起的局限性硬化斑块，边缘不清或清楚，呈不规则形或匐行性浸润，灰白色至淡黄色，生长缓慢。表面平滑且长期保持完整，似局限性硬皮病。也可表现为溃疡，肿瘤最终会破坏周围组织，通常边界不清且亚临床侵袭范围大于临床边界。该肿瘤皮损可能广泛破坏肿瘤周围组织，其生长以向周围组织侵袭蔓延为主，极少出现远位转移。

　　◆　组织病理学是诊断基底细胞癌的金标准，临床上也可应用无创的检查手段协助诊断及制订治疗方案。基底细胞癌在皮肤镜下的表现为缺乏色素的网状结构，至少一种正性特征，包括溃疡、蓝灰色的小球体（蓝白幕结构）、叶状区、卵形巢、辐轮区、树枝状毛细血管扩张。此外，表皮和／或真皮内高折光的肿瘤细胞团块，肿瘤细胞拉长呈轮辐状排列是基底细胞癌最重要的皮肤共聚焦激光扫描显微镜图像特征，可作为诊断基底细胞癌的重要依据。甚高频超声检查可对皮肤肿瘤进行无创的三维评估，对于肿瘤深度的探测具有突出优势，对于制订手术治疗方案，特别是确定肿瘤深度的切除范围具有重要的临床指导意义。

◆ 基底细胞癌的治疗方法多样,包括手术治疗、冷冻疗法、光动力治疗、放疗、局部药物治疗、全身药物治疗等,但目前手术治疗仍是首选治疗方法。不论对于原发肿瘤还是复发肿瘤,手术治疗均有较高的治愈率,其方法主要包括刮除术、直接扩大切除和 Mohs 显微描记手术等。其中,Mohs 显微描记手术是目前国际上公认的基底细胞癌最佳手术方法。Mohs 显微描记手术是在显微镜监控下的皮肤恶性肿瘤根治术,是将外科手段与病理学手段相结合的手术方式,以术中冷冻病理切片的检查结果为参考、为手术切除治疗提供最可靠的依据,可以保证最合理的切除范围。在术中通过冷冻病理切片的方式确定肿瘤切除后组织中肿瘤细胞的精确定位,进而通过有针对性的外科方式切除肿瘤边缘组织,在完全切除肿瘤的基础上、最大限度地保留了面部正常组织,并能取得较高的治愈率。有报道显示,常规手术疗法对基底细胞癌治愈率为90% 左右,而 Mohs 显微描记手术对基底细胞癌的治愈率达到96%~99%。

◆ 本病例属于少见、复杂案例,肿瘤细胞侵及右上颌骨外侧壁骨膜及鼻骨骨膜,解剖部位涉及多个学科,手术难度大、风险大,具有较高的 MDT 价值。本病例经过术前、术中、术后三个阶段的 MDT 合作,顺利完成诊治并获得满意结果。

(汤錫　李改赢)

推荐阅读资料

BOLOGNIA J L, SCHAFFER J V, CERRONI L. Dermatology. 4th ed. Singapore: Elsevier, 2018.

一例奇特的胼胝体病变

（MDT 科室：神经内科、医学影像科、呼吸内科、血液内科、心脏内科、内分泌科、消化内科、肾脏内科、感染性疾病科、肝胆外科、重症医学科、临床药学科）

一、病 例 分 析

患者，男，58 岁，已婚已育，农民。

（一）主诉

发热，头痛 2d。

（二）病史

患者于 2017 年 3 月 19 日受凉后开始出现反复发热，体温 39~41℃，没有时间规律，并有头部间歇闷痛伴恶心、呕吐胃内容物 3 次，非喷射性。无咳嗽、咳痰、呼吸困难，无腹痛。到当地医院诊治，行头颅 CT 未见异常，青霉素抗感染治疗后体温不降，仍头痛，遂转入笔者所在医院。起病以来精神、饮食、睡眠差，二便能控制，量少，体重无明显变化，否认呼之不应、抽搐等。既往史：高血压 7 年，最高 170/120mmHg；糖尿病 3 年，血糖最高 23mmol/L，服药控制不佳。否认传染病史、手术外伤史，否认冶游史，否认家族遗传病史。

（三）体格检查

T 36.6℃，P 112 次 /min，R 20 次 /min，BP 134/89mmHg。全身皮肤黏膜无黄染及瘀斑，全身浅表淋巴结未触及。心率 112 次 /min，律齐，双肺呼吸音粗，未闻及啰音。全腹柔软无压痛，肝脾未及，双下肢不肿。神经系统查体：神清、语利，反应稍迟钝,颈抵抗颌下两横指,双侧克尼格征阴性。余神经系统未见明显阳性体征。急性生理与慢性健康 2 评分(APACHE Ⅱ评分)14 分,死亡率预测 12%。

(四) 辅助检查

1. 实验室检查(2017-03-20)

(1) 血常规:WBC 14.3×10^9/L,N% 92.8%,N 13.27×10^9/L。

(2) 尿常规:尿糖 +++,酮体 ++,尿蛋白 ++。

(3) 血生化检查:ALB 34.5g/L,GLB 40.2g/L,ALT 92IU/L,AST 106IU/L,GLU 19.8mmol/L,CRP 96.8mg/L;肌钙蛋白正常。

2. 心电图 窦性心动过速,可能为右分支阻滞;侧壁 ST 段抬高,考虑急性心肌梗死。

3. 影像学检查

(1) 肺部 CT:①双肺下叶背侧少许浅淡渗出灶,并双侧胸膜腔少许积液,多为炎症;②双肺散在条索影,双肺下叶间质改变;③肝脏 S_4 段类圆形低密度区,5.8cm×3.7cm,CT 值 26HU,边界欠清。

(2) 头颅 MRI 平扫 + 增强 +DWI(2017-03-21):DWI 相见胼胝体压部圆形高信号(图 21-1)。

(五) 初步诊断

1. 定向诊断

(1) 神经系统受累:因初期症状有发热、头痛;查体发现反应稍迟钝,颈抵

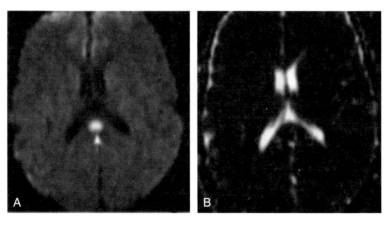

图 21-1 头颅 MRI DWI 相显示胼胝体压部圆形高信号改变,ADC 相上呈低信号改变

A. DWI 相;B. ADC 相。

抗颏下两横指；头颅 MRI 示 DWI 上见胼胝体压部圆形高信号。

（2）非神经系统：有发热症状，高血压病史；心率 112 次 /min，白细胞计数及 CRP 升高，血糖高，尿酮 ++，心电图提示心肌缺血，肺部 CT 提示肺部感染和肝脏低密度影。

2. 定位诊断

（1）神经系统：因"头痛，颈抵抗颏下两横指"可能颅内痛敏结构受累，影像学提示胼胝体压部受累。

（2）非神经系统：呼吸系统、血液系统、循环系统、内分泌系统、消化系统和泌尿系统均有受累。

3. 定性诊断

（1）神经系统：血管炎性介导的病变——可逆性胼胝体压部病变综合征可能，中枢神经系统感染待除外。

（2）非神经系统：①肺部感染？②血液系统感染？③心肌缺血？④糖尿病，酮症？⑤轻度肝功能不全，肝囊肿？⑥糖尿病肾病？高血压肾病？

4. 定期诊断　患者发病仅 2d 属于急性病变。

5. 定功能诊断　无明显神经系统功能损伤但有头颅影像学改变，可逆性胼胝体压部病变综合征可能性大，故需尽快完善其他系统相关检查并组织多学科协作。

（六）初始治疗

第三代头孢菌素加酶抑制剂抗感染并积极纠正糖尿病酮症，同时给多烯磷脂酰胆碱保肝治疗。

二、MDT 分析

（一）病情演变

入院不到 24h 患者病情急剧加重，T 39.9℃，P 122 次 /min，R 25 次 /min，BP 164/98mmHg，神经系统症状体征无变化。PLT 降至 18×10^9/L，CRP 177mg/L，PCT 48.39μg/L，氧合指数（PaO_2/FiO_2）<300mmHg，D- 二聚体 19.4mg/L，纤维蛋白原 79.3g/L，白蛋白 25g/L，出现严重脓毒症。肺炎支原体（+），乙型流感病毒（+），肿瘤标志物全套（−），糖化血红蛋白 16.8%，TB-DNA（−），肥达和外斐试验（−），疟原虫（−），血培养（−），风湿免疫全套正常，甲状腺功能正常。APACHE Ⅱ评分 20 分，死亡率预测 40%。

（二）MDT 意见

1. 第一次 MDT　本次 MDT 的目的有 3 项：①明确患者病情急剧加重的原因；②讨论血小板急剧下降和凝血功能障碍的原因；③确定抗感染治疗策略。

神经内科：患者虽因"发热、头痛 2d"以"颅内感染可能"收住神经内科，但无神经系统阳性定位体征，头颅 MRI 仅有的影像学改变为 DWI 上见胼胝体压部圆形高信号，很可能为感染诱发血管介导病变——可逆性胼胝体压部病变综合征（RESLES）。RESLES 是一种少见的与药物治疗、恶性肿瘤、感染、蛛网膜下腔出血、代谢性疾病、创伤等其他疾病实体相关联的病因复杂的继发性病变。它是一种新型临床影像综合征，其特点为 MRI 上可见胼胝体压部的卵圆形、非强化病灶，一段时间后可完全消失。RESLES 的发病过程尚不明确，胼胝体压部的细胞毒性水肿（特别是兴奋性神经毒性细胞水肿）可能是本病重要的病理生理学机制。本病临床症状缺乏特异性，主要与其病因有关，多呈脑炎或脑病的表现，最常见的症状包括发热、头痛、精神异常、意识状态改变（轻重不等）和癫痫发作，对因治疗后大多预后良好，一般不遗留神经系统功能障碍。患者目前血小板低，为腰椎穿刺禁忌证，暂以积极治疗原发感染为主，严密观察病情变化以鉴别排除累及胼胝体的急性弥漫性脑病和其他常见脱髓鞘或肿瘤性疾病。

医学影像科：目前头颅 MRI 无脑膜强化的脑膜脑炎表现，病灶在 T_1WI 上呈等或低信号，T_2WI/FLAIR 和 DWI 上均为高信号，ADC 值降低，边界清，周缘无明显水肿及占位效应，似"三明治"或"夹心蛋糕"样改变，增强扫描无明显强化。胼胝体受累通常表现为下列三种模式之一：①位于胼胝体压部中心的小圆形或椭圆形病灶；②病变主要位于胼胝体压部，但通过胼胝体纤维横向延伸到相邻的白质；③病变主要位于后部，但延伸到胼胝体前部。RESLES 经常为可逆性，但不总是都为可逆性。肝脏 S_4 段类圆形低密度区，5.8cm×3.7cm，CT 值 26HU，边界欠清，须考虑肝囊肿、脓肿、包虫等感染存在的可能性，建议增强扫描或行磁共振检查，必要时超声引导下穿刺活检明确性质。

呼吸内科：患者中年男性，受凉后急性起病，虽无痰、咳、喘等呼吸道症状，但肺部 CT 提示双肺下叶背侧少许浅淡渗出灶，并双侧胸膜腔少许积液，多为炎症；双肺散在条索影，双肺下叶间质改变；故目前诊断仍然考虑存在"肺部感染"。注意保证氧合指数大于 400mmHg，留取呼吸道分泌物标本培养并行药物敏感性检测指导用药，肺部感染症状与影像不成比例，建议复查肺部 CT，升级抗生素为美洛培南积极控制感染，24~48h 评估疗效，并根据药物敏感性检测调整用药。

　　血液内科:患者受凉后急性起病,首发为感染症状,前后血液检查可以看到感染呈急剧加重,血小板急剧下降与感染指标上升同步,并伴有凝血功能改变,目前考虑为严重脓毒血症所致继发性血小板减少及凝血功能异常可能。建议输 B 型 Rh 阳性血小板 10IU,积极抗感染治疗,同时密切监测血小板和凝血功能改变,必要时输注新鲜血浆协助控制感染并纠正出凝血倾向。

　　心脏内科:患者虽为中年男性,但既往有高血压、糖尿病病史,均为血管病危险因素;此次急性感染后,心电图提示缺血改变,但肌钙蛋白不高,现处于严重脓毒血症高凝状态,需警惕血管事件发生。建议平稳控制血压,反复复查肌钙蛋白,完善 24h 动态心电图及血压二合一检查。另外,有必要完善心脏超声明确是否存在感染性心内膜炎。

　　内分泌科:患者既往糖尿病史 3 年,发病仅 2d,但糖化血红蛋白 16.8%,考虑糖尿病最近一段时间未能控制,建议胰岛素静脉滴注并严密监测血糖,逐步降低血糖消除酮体。治疗上应避免降糖过快加重脑损伤,同时因长期血糖控制不佳,抗感染治疗需加强,并警惕真菌的出现。

　　消化内科:患者急性起病,感染指标提示感染严重,需警惕上消化道应激性溃疡并出血。目前胃肠道尚无严重问题,建议今早开始肠内营养。患者白蛋白急剧下降应为严重脓毒血症蛋白重新分布并消耗所致,不考虑营养不良;肺部 CT 发现肝脏 S_4 段类圆形边缘欠清低密度区,结合发热及感染指标升高,须考虑肝囊肿、脓肿、包虫等感染存在的可能性,建议增强扫描或行磁共振检查,必要时超声引导下穿刺活检明确性质。肺炎是细菌性肝脓肿的独立危险因素,可能的机制为肺炎期间病原菌的血行播散。细菌性肝脓肿在亚洲人群中最为常见的病原体是肺炎克雷伯菌,在西方人群中则是肺炎链球菌。另外,糖尿病为肝脓肿的独立危险因素。糖尿病遇肺炎链球菌和肺炎克雷伯菌两种特定荚膜型细菌感染时,易发生肝脓肿。肺炎克雷伯菌感染时患者肝脏更易形成脓肿并导致转移性并发症(菌血症、脑膜炎、眼内炎以及坏死性筋膜炎),并出现肺炎克雷伯菌所致肝脓肿侵袭综合征。结合 CT 发现肝脏 S_4 段类圆形低密度区,肝脓肿要重点考虑。

　　肾脏内科:患者尿蛋白(++),与既往高血压、糖尿病和目前感染有关。肌酐尚未上升,严密观察,并积极纠正感染,控制血压、血糖。另外用药时多参考肌酐清除率,防止肾损伤进一步加重出现多器官功能衰竭。

　　重症医学科:患者急性起病,迅速出现感染症状并有阳性的实验室发现。化验检查提示目前患者存在严重脓毒血症,建议抗生素更换为美洛培南,积极呼吸支持,必要时开放气道,同时注意监控,防止多器官功能衰竭。

　　综上所述,通过 MDT 分析,诊断上明确了严重脓毒血症是病情急剧加重的原因。血小板下降和凝血功能障碍均继发于感染,治疗上将抗生素升级为美洛培南,积极纠正血糖,控制酮症、血压。目前治疗的根本为尽快追踪严重脓毒血症的原因并尽可能祛除它,如进一步肝脏影像学检查等。神经系统病变可能是继发于全身感染而出现的可逆性胼胝体压部病变综合征,目前暂不用特殊处理。

2. 第二次 MDT 第一次 MDT 后,按相关科室意见给予积极治疗,血液学检验提示感染指标下降,严重脓毒血症得以控制,凝血功能改善,肝功能指标部分好转、部分恶化。动态变化见图 21-2~ 图 21-4。

鼻导管流量 3L/min 吸氧状况下氧合指数 260mmHg,更换面罩吸氧后可上升至 300mmHg,暂未开放气道。呼吸道标本培养(2017-03-24)检出肺炎克雷伯菌感染。EBV-DNA 定量 8.65×10^2 拷贝 /ml。寄生虫全套抗体监测(2017-03-25)回报包虫 IgG 抗体阳性。24h 动态心电图及血压二合一检查(2017-03-26)示窦性心动过速、完全性右束支传导阻滞、室性期前收缩 112 次 /min,血压最高 169/128mmHg、平均 145/92mmHg、最低 113/50mmHg。APACHE II评分 17 分,死亡率预测 22%。

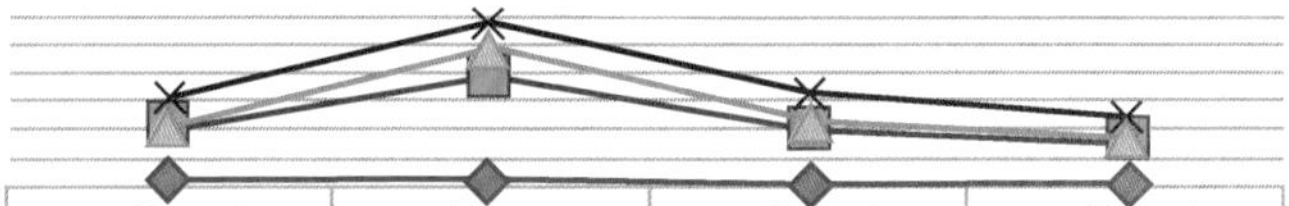

	3月20日	3月22日	3月24日	3月26日
✕ 体温/℃	36.6	39.9	38.7	37.2
▲ 降钙素原/($\mu g \cdot L^{-1}$)	1	48.39	19.04	2
■ CRP/($mg \cdot L^{-1}$)	96.8	177	93	74
◆ 白细胞/($10^9 \cdot L^{-1}$)	14.3	13.6	7.28	9.6

图 21-2 第一次 MDT 后感染指标变化

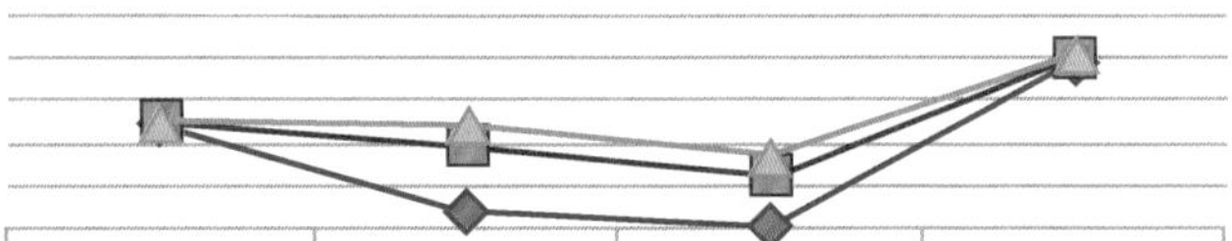

	3月20日	3月22日	3月24日	3月26日
▲ D-二聚体/($mg \cdot L^{-1}$)	0	22	19	5
■ 纤维蛋白原/($g \cdot L^{-1}$)	5	79.3	61	4
◆ 血小板/($10^9 \cdot L^{-1}$)	121	18	2	195

图 21-3 第一次 MDT 后凝血功能变化

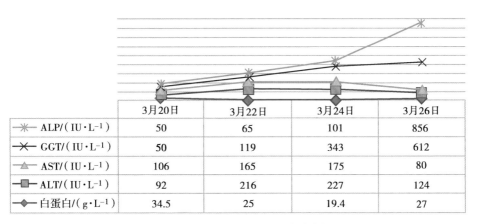

	3月20日	3月22日	3月24日	3月26日
✳ ALP/(IU·L⁻¹)	50	65	101	856
✕ GGT/(IU·L⁻¹)	50	119	343	612
▲ AST/(IU·L⁻¹)	106	165	175	80
◼ ALT/(IU·L⁻¹)	92	216	227	124
◆ 白蛋白/(g·L⁻¹)	34.5	25	19.4	27

图 21-4 第一次 MDT 后肝功能变化

多模态影像学检查(2017-03-22)提示颅内 MRA、MRV 正常。超声(2017-03-27)提示双侧颈部、腋窝、腹股沟区可见多个淋巴结,均 <2cm;双侧颈总动脉分叉处多发混合回声斑块,大者斑块狭窄 <30%。肺部、腹部 CT(2017-03-26)提示双肺胸膜下炎性渗出实变较前增多,右肺上叶前段新增渗出,胸腔积液较前增多;肝 S_4 段类圆

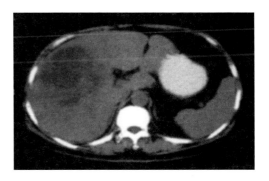

图 21-5 肝 S_4 段类圆形稍低密度影

形稍低密度影,大小约 7.1cm×6.4cm,边界不清,其内分隔强化,蜂窝状改变,邻近可见扩张胆管影,脓肿可能性大(图 21-5)。

根据以上病情变化,第二次 MDT 的目的如下:①明确肝脏疾病性质;②确定是否手术干预;③确定是否调整抗感染策略。

呼吸内科:治疗期间,复查肺部 CT 提示感染较前稍有加重,但患者感染指标有所下降,继续保证氧供;痰培养提示肺炎克雷伯菌感染,美洛培南为敏感药物,原治疗有效,建议足疗程使用。

血液内科:血小板急剧下降与凝血功能的改变,在严重脓毒血症得以控制之后逐渐改善,证实非血液系统疾病所致血小板和凝血障碍,建议继续控制感染。

心脏内科:患者 24h 动态心电图及血压二合一检查提示窦性心动过速、完全性右束支传导阻滞、室性期前收缩 112 次 /min,与感染有关;多次复查肌钙

蛋白未见升高,不考虑心肌梗死;心脏超声正常,美洛培南治疗有效,感染性心内膜炎的可能性不大。

内分泌科:患者脓毒血症控制后尿酮逐渐转阴,血糖较前下降,建议更换为皮下注射胰岛素控制血糖。

感染性疾病科:包虫 IgG 抗体(+),肝棘球蚴病不能排除。患者无肝棘球蚴病流行病学史,腹部 CT 提示肝脓肿可能,超声未见全身浅表淋巴结肿大,全身感染性指标下降,证明感染已局限。建议肝胆外科会诊看是否有手术指征,如能进行活检便可确诊肝棘球蚴病。

肝胆外科:患者肝功能障碍伴严重脓毒血症,但肿瘤标志物全套阳性,考虑为肝脏良性占位包块;感染中毒症状重,美洛培南治疗有效,首选考虑肝脓肿;影像学检查示尚未液化,暂不行肝脏穿刺术。包虫 IgG 抗体(+),肝棘球蚴病不能排除。建议继续目前治疗,必要时加用驱虫治疗,并完善腹部超声、MRI 及 MRCP 评估。

临床药学科:目前患者痰培养提示肺炎克雷伯菌感染,美洛培南治疗有效,建议足疗程使用,并严密监测药物不良反应。

重症医学科:患者 ALT、AST 虽有降低,但 ALP、GGT 显著升高,建议完善 MRCP,除外脓肿逆行胆道感染。美洛培南 1g,1 次 /8h,另加甲硝唑 1g,2 次 /d,4 周后复查 CT。

神经内科:患者感染后以 RESLES 常见的发热、头痛起病,严重脓毒血症诱发细胞与细胞因子的相互作用,导致细胞因子和细胞外谷氨酸水平显著增高,从而导致胼胝体神经元和小胶质细胞的功能障碍。当水被困在这些细胞内时,就会出现细胞毒性水肿。故而在弥散加权磁共振图像上,表现为低弥散区域即 DWI 高亮信号。RESLES 无特殊治疗,除对症支持外,应及时针对病因采取措施。排除潜在严重疾病的影响,进行及时有效的治疗后,预后普遍较好。原发病控制后,影像学上的病灶在数天到数月时间内可完全消失或明显缩小,临床上大多不遗留神经系统功能障碍。

综上所述,目前诊断考虑患者肝脏脓肿可能性大,肝棘球蚴病不能排除,如为脓肿尚未液化,不宜穿刺;如为肝棘球蚴病,未使用药物驱虫前暂不手术。目前抗感染治疗有效,且符合微生物学检查结果,建议在监测药物不良反应前提下足疗程使用,并加用甲硝唑抗厌氧菌治疗。进一步行肝脏多模态影像学评估。患者无须神经内科相关特殊处理,转入感染性疾病科进一步诊治。

按 MDT 意见进一步行肝脏多模态影像学评估。腹部 MRI(2017-03-31):肝 S_8、S_4 段交界区 7.8cm × 7.7cm × 6.4cm 占位,长 / 稍长 T_2、短 / 长 / 稍长 T_1 混杂信号,DWI 上高低混杂信号,边界欠清,感染性病变可能;胆囊底部囊壁可疑增厚;肝门区散在肿大淋巴结;肝左右管及肝总管局限显影欠佳,受压狭窄可疑。腹部超声(2017-04-06):右半肝探及 7cm×8cm 囊实混合区域,囊性成分范围约 3.9cm×1.5cm,形态不规则,边界不清。

三、最终诊断

(一)定位诊断

1. 神经系统　胼胝体压部。
2. 非神经系统　①消化系统:肝右叶;②内分泌系统:胰岛;③呼吸系统:双肺;④血液系统:三系及凝血功能。

(二)定性诊断

1. 神经系统　可逆性胼胝体压部病变综合征。
2. 非神经系统　①肝脓肿;②糖尿病酮症;③肺部感染:肺炎克雷伯菌肺炎;④严重脓毒血症。

四、诊治关键点

◆　可逆性胼胝体压部病变综合征是一种少见的继发于感染、治疗药物、代谢性疾病等的疾病,认识该疾病的原发病很重要,祛除病因是该病根本治疗方法。

◆　肝脓肿与肺部感染有关,因为肺炎期间病原菌可由血行播散至肝脏。细菌性肝脓肿在亚洲人群中最常见的病原体是肺炎克雷伯菌,故该病例考虑为肺炎克雷伯菌肝脓肿侵袭性综合征。β-内酰胺酶阳性的肺炎克雷伯菌属可灭活几乎所有头孢菌素,并且对奎诺酮和氨基糖苷类耐药,所以治疗首选美罗培南。该患者的初始治疗就是考虑到其为糖尿病酮症,结合患者肝、肺两个脏器受累的临床表现和影像学特点,在微生物培养结果尚未回报前进行了合理预判,及早给予了经验性的强有力的抗感染治疗,故明显缩短了病程,改善了预后。

◆　辅助检查需结合临床。该患者包虫 IgG 抗体阳性,如不考虑患者抗细菌感染治疗有效的病程,片面看待辅助检查,有可能被抗体检查误导。

◆　本例患者是由 12 个学科合作而明确诊断的,后续还需要多个学科随访诊治。由于本病例诊治的复杂性,使其成为 MDT 诊疗模式的典型案例。各个学科通过 MDT 平台加强协作,互为专业支撑,疑难杂症的诊治水平得以提高。

(戴淑娟　钟莲梅)

推荐阅读资料 ·····

［1］中华医学会重症医学分会. 中国严重脓毒症／脓毒性休克治疗指南(2014). 中华内科杂志, 2015, 54(6): 557-581.

［2］BREUREC S, MELOT B, HOEN B, et al. Liver abscess caused by infection with community-acquired klebsiella quasipneumoniae subsp. quasipneumoniae. Emerg Infect Dis, 2016, 22(3): 529-531.

［3］CHEN Y C, LIN C H, CHANG S N, et al. Epidemiology and clinical outcome of pyogenic liver abscess: an analysis from the National Health Insurance Research Database of Taiwan, 2000-2011. J Microbiol Immunol Infect, 2016, 49(5): 646-653.

［4］FAZILI T, SHARNGOE C, ENDY T. Klebsiella pneumoniae liver abscess: an emerging disease. Am J Med Sci, 2016, 351(3): 297-304.

［5］STARKEY J, KOBAYASHI N, NUMAGUCHI Y, et al. Cytotoxic lesions of the corpus callosum that show restricted diffusion: mechanisms, causes, and manifestations. Radiographics, 2017, 37(2): 562-576.

反复发热,肺部占位,元凶竟是淋巴瘤

（MDT 科室:呼吸内科、医学影像科、血液内科、
胸外科、消化内科、风湿免疫科）

一、病 例 分 析

患者,女,58 岁,干部。

(一) 主诉

反复发热、气促、乏力 40 余天。

(二) 病史

患者 40 余天前无明显诱因出现全身乏力、胸闷、气短,伴盗汗、发热,自测体温 37.9℃,无咳嗽、咳痰、咯血,无胸痛、心悸、下肢水肿,无关节肌肉疼痛、口干、眼干、皮疹、口腔溃疡,无恶心、呕吐、腹痛、腹泻等症状,自服中药治疗,病情无缓解。2017 年 4 月 30 日就诊当地医院,住院期间经检查,诊断为"肺部感染、肺部占位性病变、肺栓塞、低蛋白血症、贫血",并给予氧疗、抗感染(具体不详)、低分子量肝素抗凝、对症等治疗后,仍反复发热,体温多为中度发热,最高可达 39.0℃,且体温多于每日午后升高,持续数小时后可自行退热,伴全身大汗淋漓。精神饮食差,乏力明显,稍活动觉胸闷、气短。近 1 个月来体重下降 5kg。其间曾在外院给予"异烟肼、利福平、吡嗪酰胺、乙胺丁醇"诊断性抗结核治疗近 1 个月,因抗结核治疗后出现食欲明显下降、恶心,自行停用。为进一步诊治,2017 年 6 月 7 日转入笔者所在医院。

既往体健,自诉 50 余年前曾患"肺结核",自诉抗结核治疗(具体不详)。

1988 年曾行"甲状腺峡部腺瘤剥除术",2004 年行"左侧甲状腺瘤剥除术"。否认输血史。吸烟史 30 年,约 10 支 /d,已戒烟 2 个月。

(三) 体格检查

T 38.5℃,P 118 次 /min,R 21 次 /min,BP 90/57mmHg。一般情况欠佳,神清,查体合作,未吸氧下指氧饱和度91%。轻度贫血貌,口唇及肢端无发绀,全身浅表淋巴结未触及肿大。胸廓对称无畸形,胸骨无压痛。双肺呼吸音清,双肺未闻及干湿啰音,未闻及胸膜摩擦音。心腹无特殊,双下肢不肿。

(四) 辅助检查

1. 实验室检查

(1) 血常规:WBC $5.91×10^9$/L,N% 47.1%,L% 20.5%,M% 32.1%,RBC $2.99×10^{12}$/L,Hb 83g/L,偶见异型淋巴细胞。

(2) 血生化:TP 51.9g/L,ALB 26.2g/L,GLB 25.7g/L,ALT 50IU/L,AST 84IU/L,ALP 619IU/L,GGT 147IU/L。

(3) PCT 0.628μg/L,IL-6 138.40ng/L,hs-CRP 98.99mg/L。

(4) 抗球蛋白试验:直接抗球蛋白试验多抗(+),抗 IgG(+)。

(5) 纤溶三项:D- 二聚体 5.79mg/L,纤维蛋白降解产物(FDP) 18.83mg/L。凝血功能正常。

(6) 甲状腺功能:T_3 0.85nmol/L,FT_3 2.12pmol/L,TSH、T_4、FT_4 正常。

(7) 肝炎病原学全套(−),HIV、梅毒抗体(−)。

(8) 其他:血结核 γ- 干扰素释放试验阴性;血结核抗体阴性;痰查抗酸杆菌、痰查真菌阴性;肥达和外斐试验阴性;抗核抗体谱阴性;叶酸、维生素 B_{12} 测定正常,血清铁蛋白 342μg/L。

2. 影像学检查

(1) 胸部 CT 平扫(2017-04-30):①右肺及左肺下叶感染;②右肺上叶片状影,边缘细小毛刺,邻近胸膜粘连,多考虑炎症,占位待除外;③双侧胸膜增厚粘连;④前纵隔区间梭形低密度影,考虑右侧胸腔包裹积液;⑤甲状腺左叶低密度结节影,脾大。

(2) 心脏超声(2017-05-03):左房内径增大。

(3) 腹部 + 妇科超声(2017-05-04):①胆囊体积小,胆囊多发息肉样病变;②脾大声像;③子宫体积大,子宫多发实性结构,多考虑肌瘤声像,宫内节育器声像位置正;④肝、肝外胆管显示段、胰、双肾、双附件区未见明显异常声像。

(4) 胸部 CT 平扫 + 增强 + 肺动脉三维重建(2017-05-09):①右肺尖斑片状软组织密度影,多考虑炎性,占位待排,建议隔期复查;②双肺上叶、左肺上叶下舌段条片影及模糊影,考虑感染及局部肺不张;③双侧胸膜增厚粘连;④前上纵隔团状低密度影,胸腺瘤可能;⑤右肺上叶前段、右肺下叶背段、下叶多发基底段、左肺上叶及左肺下叶多发基底段内显影暗淡或间断显影,考虑栓塞。

(5)双下肢静脉超声(2017-05-12):双侧髂外静脉、股总静脉、股深静脉、股浅静脉、腘静脉、胫前静脉、胫后静脉及大隐静脉显示段血流通畅,未见明显血栓声像。

(6)腹部CT平扫(2017-05-17):①肝脏多发点片状低密度影;②脾脏增大,副脾;③胆、胰、双肾、肾上腺平扫未见明显异常。

(五) 初步诊治

1. 初步诊断 ①发热原因待查:肺部感染可能;②右肺上叶占位性质待查:感染可能,结核、肿瘤待除外;③轻度贫血;④肝功能异常;⑤脾大;⑥低蛋白血症;⑦胆囊息肉;⑧子宫肌瘤。

2. 入院后相关检查

(1)动脉血气分析(2017-06-07)(FiO_2:21%):PH 7.531,PO_2 65.5mmHg,$PaCO_2$ 25.6mmHg,HCO_3^- 23.6mmol/L,BE−1.7mmol/L,SaO_2 92.2%。

(2)血常规(2017-06-08):WBC 6.04×10^9/L,N% 42.4%,L% 38.9%,M% 18.54%,RBC 2.84×10^{12}/L,Hb 72g/L,PLT 227×10^9/L。

(3)尿液分析正常,大便常规正常,大便潜血(−)。

(4)复查血常规(2017-06-12):WBC 8.11×10^9/L,N% 31.1%,L% 27.4%,M% 41.34%,RBC 2.66×10^{12}/L,Hb 68g/L,PLT 219×10^9/L,分类不明细胞11.0%。

(5)复查血常规(2017-06-16):WBC 7.00×10^9/L,N% 29%,L% 44.3%,M% 26.64%,RBC 2.32×10^{12}/L,Hb 59g/L,PLT 133×10^9/L。

(6)血生化(2017-06-08):TP 58.8g/L,ALB 28.1g/L,GLB 30.7g/L,ALT 16.5IU/L,AST 37IU/L,ALP 277.6IU/L,GGT 81IU/L。CRP>200mg/L,PCT 0.68μg/L。凝血功能正常,D-二聚体>10mg/L。

(7)四次血培养(需氧+厌氧)均为阴性。痰细菌培养阴性。三次痰涂片未见真菌孢子,见菌丝。三次痰涂片查抗酸杆菌阴性。两次血G试验、GM试验阴性。血TB-DNA阴性。血肿瘤标记物全套阴性。抗核抗体谱+自身免疫性肝炎抗体+类风湿因子抗体+抗心磷脂抗体+血管炎抗体均为阴性。血EBV-DNA 2.28×10^3拷贝/ml,CMV-DNA阴性。EB病毒早期抗原抗体IgA(+),EB病毒衣壳抗原IgA抗体(+),EB病毒衣壳抗原IgG抗体(+),EB病毒衣壳抗原IgG抗体高亲和力(+),EB病毒早期抗原抗体IgG(+),EB病毒核抗原抗体IgG(+),EB病毒衣壳抗原IgG抗体低亲和力(−),EB病毒衣壳抗原IgM抗体(−)。

（8）心电图（2017-06-07）：窦性心动过速，心率 106 次 /min。

（9）胸部 CT 平扫 + 增强 + 肺动脉三维重建（2017-06-08）：①右肺上叶尖段病灶，性质待定（图 22-1~ 图 22-3）；②右肺下叶后基底段肺大疱，双肺下叶索条影；③心包囊肿可能；④腋窝多发肿大淋巴结。

（10）全身浅表淋巴结超声（2017-06-10）：①双侧锁骨上窝多个淋巴结肿大，右侧大者 1.3cm×0.8cm，左侧大者 1.1cm×0.7cm，其内皮髓质分界稍欠清；②双侧颈部、双侧腋窝内、双侧腹股沟区多个淋巴结可见，其中双侧颈部、右侧腋窝部分淋巴结肿大，大者 1.7cm×0.6cm，皮髓质分界清。

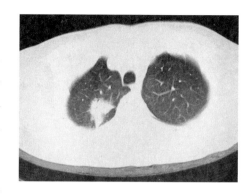

图 22-1　胸部 CT：肺窗示右肺上叶尖段团块状密度增高影，边界欠清，可见短毛刺

（11）腹部增强 CT（2017-06-14）：①肝脾增大，肝内多发小囊肿，副脾；②胆囊窝积液，胆囊炎？③左肾上腺内、外侧肢及结合部稍增粗；④盆腔少量积液；⑤肝门区、腹膜后及双侧腹股沟区多发小淋巴结影。

（12）四肢血管超声（2017-06-15）：①双下肢动脉多发小斑块形成，血流通畅，未见明显狭窄及闭塞；②双下肢小腿软组织水肿；③双上肢动脉血流通畅，未见明显狭窄及闭塞；④四肢静脉血流通畅，未见明显血栓形成。

3. 初步治疗　入院后给予比阿培南、莫西沙星抗感染，对症支持等治疗，患者仍反复发热，为中度发热，体温波动于 38.0~39.0℃，可自行退热，伴全身大汗淋漓。

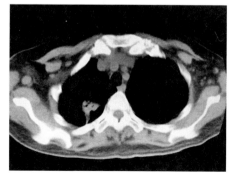

图 22-2　纵隔窗示右肺上叶尖段软组织样病灶，可见胸膜牵拉

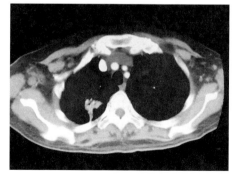

图 22-3　增强 CT 显示右肺上叶尖段病灶增强见中度强化

二、MDT 分析

　　呼吸内科:患者因反复发热、气促、乏力 40 余天入院,患者无基础疾病及免疫功能缺陷情况。病程中有体重减轻、贫血,胸部 CT 提示双下肺少许渗出病灶,右肺上叶尖段可见肿块样病灶,CRP 明显升高,首先考虑感染,但抗感染治疗无效。患者有吸烟史,结合胸部 CT 检查结果肺癌不能除外,故肿瘤所致发热不能除外。既往曾患肺结核,右肺上叶尖段为肺结核好发部位,但右上肺病灶形态单一,未见钙化、纵隔淋巴结钙化等多形性表现,也无支气管播散引起的卫星灶,结核相关检查不支持结核活动,且入院前曾抗结核治疗无效,目前不考虑肺结核。入院后监测血常规提示血红蛋白进行性下降,伴有脾大,超声提示双颈部、锁骨上、腋窝淋巴结肿大,部分皮髓质分界欠清,用肺部感染及肺部肿瘤不能完全解释患者目前病情,故提出 MDT 讨论。

　　医学影像科:患者胸部 CT 可见右肺上叶尖段肿块样病灶,形态不规则,伴有细小毛刺,对比患者入院前及入院后胸部 CT 病灶无明显改变,结合患者有吸烟史、既往曾感染过结核,考虑右肺病灶性质结核、肿瘤均不能除外。CT 引导下经皮肺穿刺活检难度大,可考虑胸外科手术切除送病理检查明确诊断。入院前增强 CT 提示肺栓塞,此次入院后肺动脉增强 CT+ 血管三维重建未见确切栓塞,但患者曾行抗凝治疗,不除外抗凝治疗后血栓消融。

　　消化内科:患者为中年女性,全身症状重,反复发热,体温最高 39.0℃,可自行退热,无明显咳嗽、咳痰等呼吸道症状,否认消化道溃疡病史,饮食差,大便颜色及次数正常,大便潜血阴性。有进行性加重的贫血,抗球蛋白试验阳性,消化道出血所致贫血可能性不大,需要考虑血液系统疾患所致贫血,肺部恶性肿瘤,疾病慢性消耗所致贫血不能除外。腹部增强 CT 提示肝脾增大,肝门区、腹膜后及双侧腹股沟区多发小淋巴结影。建议完善骨髓穿刺术协助诊断。

　　风湿免疫科:患者反复发热、贫血,但入院前后 2 次免疫学检查均为阴性,目前无免疫系统疾病诊断依据。

　　胸外科:患者胸部 CT 提示右肺上叶尖段肿块样病灶,形态不规则,伴有细小毛刺,除外感染性疾病所致发热后,可考虑手术切除病灶活检明确诊断。

　　血液内科:患者反复发热,乏力、气促、体重减轻,贫血进行性加重,超声提示颈部、锁骨上、腋窝淋巴结肿大,部分皮髓质分界欠清,抗球蛋白试验阳性。CT 提示肝门、腹膜后均可见小淋巴结影,淋巴瘤不能除外,建议骨髓穿刺 + 活检或淋巴结活检协助诊治。完善 PET/CT 协助诊治。

　　根据 MDT 会诊意见,先给予患者骨髓穿刺 + 活检协助诊治。

骨髓活检报告(2017-06-14):骨髓增生明显活跃,粒红比不宜评估,未见ALIP及热点现象;淋巴细胞显著增生,呈片状、弥漫性分布,粒系以偏成熟阶段细胞为主;红系以中晚幼红细胞为主;巨核细胞数量在正常范围,各种形态均可见,未见明显胶原纤维增生。免疫组化:CD3(−),CD5(−),CD20(+)。结合免疫组化,符合B细胞淋巴瘤/白血病。

通过患者骨髓活检结果,考虑B细胞淋巴瘤/白血病,故转入血液内科专科治疗。转科后给予左颈部淋巴结活检及PET/CT检查。左颈部淋巴结组织病理检查(图22-4):免疫组化示LCA(+),CD3(−),CD20(+),CD45RO(−),CD79α(+),TdT(−),CD5(−),CyclinD1(−),PAX-5(+),MUM-1(+),BCL-6(−/+),BCL-2(+),c-myc(+),Ki-67(约 70%+),CD21(+),CD35(−),CD10(−),CD30(−),CD15(−),CK(−),Vim(+)。结合HE形态及免疫组化检查结果,病变支持弥漫性大B细胞淋巴瘤(生发中心来源)。PET/CT结果(2017-06-24):①全身多发高代谢淋巴结,符合淋巴造血系统恶性病变征象。②脾增大并代谢增高,符合淋巴造血系统恶性病变征象。③全身多处骨质内高代谢灶,符合淋巴造血系统恶性病变征象。④鼻咽部不规则高代谢病变,恶性病变不排除。⑤右肺上叶团片状高密度灶并代谢增高,白血病肺浸润不除外。⑥甲状腺双叶小圆形低密度灶,未见代谢增高,考虑为良性。⑦右肺下叶肺大疱,双肺下叶小片状高

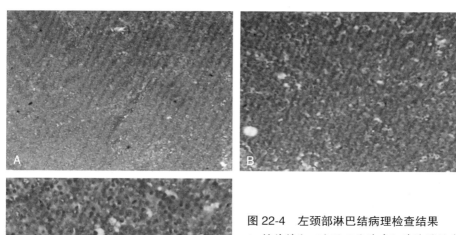

图 22-4　左颈部淋巴结病理检查结果

A. 低倍镜(×40)下可见肿瘤细胞弥漫性生长;B. 高倍镜(×100)下见肿瘤细胞中等大小,核圆形,卵圆形,胞质较少;C. 高倍镜(×200)下:肿瘤细胞染色质粗,可见核分裂象,部分肿瘤细胞有核仁,肿瘤间散在红细胞及残存少量成熟淋巴细胞。

密度灶,未见代谢增高,多考虑为良性。双侧胸膜增厚。左乳外下象限小钙化灶。右前纵隔不规则低密度灶,未见代谢增高,多考虑良性病变。⑧子宫形态不规则,未见代谢增高,多考虑为良性。⑨全身其他部位 PET/CT 显像未见明显异常征象。

三、最 终 诊 断

非霍奇金淋巴瘤弥漫大 B 细胞型Ⅳ期 B 组

四、诊治关键点

◆ 患者为中年女性,亚急性起病,病情进展较快,有反复发热伴乏力、气促、体重减轻,有进行性加重的贫血,CRP 明显升高,抗感染治疗效果不佳。相关检查提示直接抗球蛋白试验(+)。EB 病毒相关抗体阳性。右肺上叶尖段肿块样病灶,伴有细毛刺。脾脏增大,双侧颈部、锁骨上、腋窝淋巴结均有肿大,肝门、腹膜后均可见小淋巴结影。

◆ 通过 MDT 讨论后行骨髓穿刺活检及颈部淋巴结活检,确诊弥漫大 B 细胞淋巴瘤。根据 PET/CT 检查结果评估侵犯器官包括脾脏、全身多处骨质、鼻咽部、右肺上叶,分组为Ⅳ期 B 组。弥漫大 B 细胞淋巴瘤是成年人最常见的淋巴瘤,大约占每年新诊断的非霍奇金淋巴瘤的 30%。典型的免疫表型是 $CD5^+$、$CD20^+$、$CD3^-$。有 25%~40% 的淋巴瘤会出现肺部浸润,为继发性肺淋巴瘤。肺部 CT 影像学多表现为结节、肿块或肺炎样实变。需要与肺癌、肺炎、肺结核鉴别。肺癌肿块内一般无空气支气管征、血管造影征。中央型肺癌常伴阻塞性肺炎和肺不张,周围型肺癌的分叶、毛刺、胸膜凹陷征对鉴别有一定帮助。当肺淋巴瘤表现为实变影时,需要和肺炎、肺结核鉴别。肺炎实变影中常可伴空气支气管征,结合临床表现及抗感染治疗有效可有助于鉴别。肺结核好发于上叶尖后段、下叶背段,常有多灶性、多形性病变,结合临床表现及结核相关实验室检查有助于鉴别。

◆ 根据《中国弥漫大 B 细胞淋巴瘤诊断与治疗指南(2013 年版)》推荐,年龄≤60 岁的患者,一线标准治疗方案为 6~8 个疗程的 R-CHOP 方案。本例患者也给予 R-CHOP 方案(利妥昔单抗,600mg,d0;泼尼松龙,60mg,d2~4;硫酸长春新碱,2mg,d1;环磷酰胺,400mg,d1、d3、d5;多柔比星脂质体,20mg,d1)化疗,化疗后病情好转出院,继续随访观察。

◆ 淋巴瘤是起源于淋巴结和淋巴组织,与免疫应答过程中淋巴细胞增殖分化产生的某种免疫细胞恶变有关,是免疫系统的恶性肿瘤。淋巴瘤可分为霍奇金淋巴瘤和非霍奇金淋巴瘤两大类。无痛性进行性的淋巴结肿大或局部肿块是淋巴瘤共同的临床表现。因该病起病隐匿，临床表现多样，导致临床上易与其他疾病混淆。淋巴瘤最易累及淋巴结、扁桃体、脾及骨髓，鼻咽部、胃肠道、骨骼、皮肤等结外组织受累时表现为相应组织器官受损症状。

◆ 非霍奇金淋巴瘤是一组具有不同组织学特点和起病部位的淋巴瘤，易发生早期远处扩散。EB病毒的感染与淋巴瘤关系密切。弥漫大B细胞淋巴瘤是非霍奇金淋巴瘤中最常见的一种类型，占35%~40%。非霍奇金淋巴瘤常有全身性、多样性的特点，且随年龄增长而发病增多，除惰性淋巴瘤外，一般发展迅速；对各器官的压迫和浸润较常见，常以高热或各器官、系统症状为主要临床表现。胸部以肺门及纵隔淋巴结受累最多，也可表现为肺部浸润影、胸腔积液、肿块影、肺不张及上腔静脉压迫综合征，少数可表现为肺部磨玻璃影，可致咳嗽、胸闷、气促。非霍奇金淋巴瘤可原发于肺部，也可由其他部位的淋巴瘤转移而来，因其与支气管肺癌的影像学相比缺乏特异性，尤其是原发于肺部的非霍奇金淋巴瘤，影像学可表现为渗出实变影、结节影、肿块影，易被误诊为肺炎、肺结核及肺癌，甚至导致误诊、延误诊断的发生。治疗方案的选择与淋巴瘤的生物学特性、分期、表型有密切的关系，故早期的诊断对于患者的治疗及预后有重要影响。

◆ 因此，当临床医师遇到发热、肺部占位病变患者时，不能仅考虑肺部感染、肺结核、肺部肿瘤，特别是伴有体重下降、贫血、脾大、全身多处淋巴结肿大时，需警惕淋巴瘤，并尽快完善淋巴结活检或及骨髓穿刺及活检协助诊断。本例即是通过骨髓穿刺活检同时淋巴结活检确诊。对于长期不明原因的发热，且出现多器官受累、病情进展快的患者，需警惕血液系统肿瘤。专科医师必须具备"全科"的临床思维，以减少患者的误诊和漏诊。多学科协作诊疗模式对诊治复杂、疑难的跨学科病例提供了很好的平台。

（李薇　徐悦　郑圆圆）

推荐阅读资料

［1］ 陈灏珠,林果为,王吉耀.实用内科学.14版.北京:人民卫生出版社,2013.

［2］ 孙辉,黄婷婷,刘盼,等.肺淋巴瘤CT表现与病理对照分析.遵义医学院学报,2015,38（6）:622-625.

［3］ 中华医学会血液学分会,中国抗癌协会淋巴瘤专业委员会,Chinese Society of Hematology,et al.中国弥漫大B细胞淋巴瘤诊断与治疗指南（2013年版）.中华血液学杂志,2013,34（9）:816-819.

[4]　TOKUYASU H,HARADA T,WATANABE E,et al. Non-Hodgkin's lymphoma accompanied by pulmonary involvement with diffuse ground-glass opacity on chest CT: a report of 2 cases.Intern Med,2009,48(2):105-109.

[5]　ZHU ZJ,LIU W,MAMLOUK O,et al.Primary pulmonary diffuse large B cell non-Hodgkin's lymphoma:a case report and literature review. Am J Case Rep,2017,18:286-290.

病例 23

中年男性患肺炎为何反复不愈

（MDT 科室：呼吸内科、神经内科、心脏内科、风湿免疫科、医学影像科、血管外科、泌尿外科、胃肠外科、肾脏内科、骨科、肿瘤内科、疼痛科）

一、病 例 分 析

患者，男，45岁，摄影记者。

（一）主诉

发热、咳嗽2个月，加重1周。

（二）病史

患者2个月前无明显诱因出现咳嗽，多为干咳，伴发热，体温最高39℃，无畏寒、寒战。1周后逐渐出现全身关节疼痛，以双膝、双肘关节明显。多次当地就诊住院，行肺部CT及相关检查，考虑诊断"支气管扩张并感染、肺栓塞"。经抗感染、抗凝（具体用药不详）等治疗后症状无缓解，转笔者所在医院呼吸内科进一步诊治。2016年7月20日入院后复查免疫功能等相关检查，经抗感染（比阿培南、莫西沙星、哌拉西林他唑巴坦）及对症支持治疗后患者体温正常，症状好转，复查肺部CT未见血管内充盈缺损，肺部病灶较前吸收，遂好转出院。出院诊断考虑"社区获得性肺炎、右肺中下叶支气管扩张并感染、类风湿关节炎活动期、多器官功能障碍综合征"。患者院外未继续治疗。出院10d后，患者再次无明显诱因出现发热，最高体温39.3℃，活动后感胸闷、气促，左下肢乏力、活动障碍，伴双上肢、面部散在红色皮疹，无瘙痒。以"发热查因"于2016年8月10日再次收住呼吸内科。发病以来，患者精神、饮食、睡眠差，体重下降 5kg。

既往体健，无特殊病史，无家族遗传病史。

（三）体格检查

T 38.5℃，P 90 次 /min，R 20 次 /min，BP 104/60mmHg。一般情况差，双侧前臂散在点状红色斑疹，压之不褪色，双肺呼吸音粗，未闻及干、湿啰音，心、腹未见异常。左下肢肌力 4 级，左下肢直腿抬高试验阳性(45°)，左足背不能背伸，左下肢蹞趾背伸肌力较右下肢减弱，双下肢痛觉减弱，右侧肢体肌力 5 级。脑膜刺激征阴性，生理反射存在，病理反射未引出。

（四）辅助检查

1. 实验室检查

（1）血常规：WBC $10.52×10^9$/L，N $7.81×10^9$/L，E $1.1×10^9$/L，PLT $390×10^9$/L，RBC $3.92×10^{12}$/L，Hb 110g/L，CRP 44.7mg/L。

（2）生化检查：TP 60.2g/L，ALB 22.1g/L，GLB 38.1g/L，ALT 66.9IU/L，AST 51.5IU/L，BUN 3.16mmol/L，Cre 49.2μmol/L。

（3）凝血功能：D- 二聚体 14.41mg/L，FDP 9.3g/L，PT 15.8s，FIB 5.7g/L，AT 69%。

（4）免疫学全套：① ANA、ENA、ANCA、自免肝抗体谱(−)；②类风湿因子 Ig 347.5IU/ml、IgA 185.6IU/ml、IgG 344.5IU/ml、IgM 344.5IU/ml；③免疫球蛋白及补体，IgM 2.53g/L、C3 0.74g/L、C4 0.09g/L。

（5）心肌酶及 BNP：BNP 278.51ng/L、CK 235IU/L、LDH 614IU/L、CK-MB38μg/L、cTnI 6.403μg/L、Myo 111mg/L。

（6）其他：总 IgE 228IU/ml；EBV-DNA、HIV、梅毒、肝炎病原学、寄生虫抗体(−)，TB-DNA、TB-SPOT(−)，血肿瘤标志物(−)，呼吸道九项(−)，血、痰培养(−)。

2. 影像学及其他辅助检查

（1）肺部 CT(2016-07-27)：右肺中叶及下叶后基底段支扩并感染；双肺多发炎性渗出 (图 23-1A)；双侧肺动脉未见确切栓塞 (图 23-1B)。

（2）肺部 CT(2016-08-06)：双肺渗出病灶较前吸收不明显(与 2016-07-27相比) (图 23-2)。

（3）肺部 CT(2016-08-25)：双肺炎性病变较前吸收 (图 23-3)。

（4）胸腹部 CT 平扫＋增强＋三维重建(2016-08-28)：右肺上叶病灶较前浅淡，余双肺内改变大致同前；双肾实质强化欠均，双肾内见楔形强化减低区，梗死与其他待鉴别；胆囊壁多发软组织结节影，多发息肉与其他待鉴别，盆腔

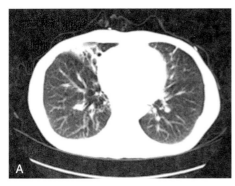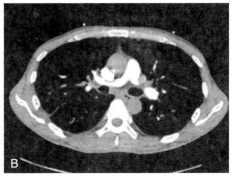

图 23-1　肺部 CT

A. 双肺多发渗出；B. 双侧肺动脉未见确切栓塞。

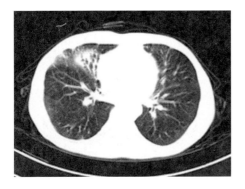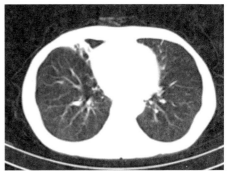

图 23-2　双肺渗出较前吸收不明显　　　图 23-3　双肺渗出较前吸收

少量积液（图 23-4）。

（5）腹部 CT 平扫 + 增强（2016-08-30）：双肾多发楔形强化减低区形态及范围大致同前，双肾多发梗死应考虑；胆囊改变同前；盆腔积液较前增多；增强扫描所示腹主动脉及其分支、腹腔干、肠系膜上下动脉、双肾动脉血管分支走行和管腔未见明显异常；门静脉及肠系膜上静脉走行可，管腔未见异常（图 23-5）。

（6）双下肢血管超声（2016-08-09）：双下肢动静脉通畅，未见狭窄及闭塞，未见血栓形成。

（7）腹部超声（2016-08-11）：胆囊壁胆固醇沉着症、前列腺囊肿、双侧颈部、腋窝、腹股沟多个淋巴结可见，未见肿大。腹部超声（2016-08-30）：腹盆腔少量积液，右下腹麦氏区未见肿大阑尾。

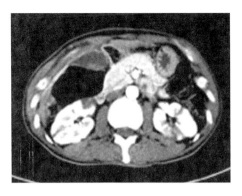
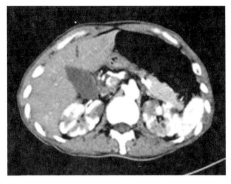

图 23-4 胸腹部 CT 平扫 + 增强 + 三维重建　　图 23-5　腹部 CT 平扫 + 增强(2016-08-30)
(2016-08-28)

（8）腰椎 MRI 平扫(2016-08-10)：腰椎退行性改变，L_1 椎体内异常信号，血管瘤可能(图 23-6)。腰椎 MR 平扫 + 增强 (2016-08-12)：腰椎退行性改变，L_1~L_2 腰椎间盘突出，L_3~L_4、L_4~L_5 腰椎间盘膨出；胸椎椎间盘退行性改变；T_{10}、T_{11} 椎体异常信号，脂肪沉积与血管瘤待鉴别 (图 23-7)。

（9）支气管镜检查(2016-08-17)：双肺支气管各叶见大量浓稠白色分泌物。肺泡液未见恶性细胞，抗酸杆菌涂片、真菌培养(−)。

（10）肌电图 - 诱发电位检查(2016-08-16)：右胫前肌、左股四头肌呈神经源性损害；左胫前肌无力收缩；左踇短展肌未见异常。

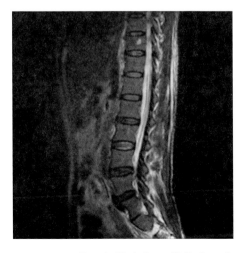
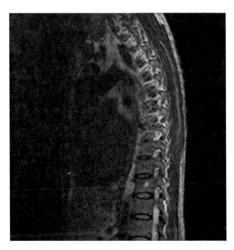

图 23-6　腰椎退行性改变，L_1 椎体内异常　图 23-7　胸椎椎间盘退行性改变，T_{10}、T_{11}
信号　　　　　　　　　　　　　　　　　　椎体异常信号

二、MDT 分析

(一)病情演变

患者反复发热,伴咳嗽、胸闷、气促,多次住院。本次入院复查肺部 CT 提示双肺病变无明显吸收好转,并伴多发皮疹,左侧肢体活动障碍,逐渐出现胸痛、腹痛等多系统症状,心电图提示 ST-T 段改变,急诊心肌酶升高。诊断不明确,拟通过 MTD 病例讨论,协助诊治。

(二)MTD 意见

神经内科:患者神经系统症状起病急,查体双下肢痛觉减弱,存在末梢神经损害,左足不能背伸,左上肢尺侧运动障碍,考虑左侧尺神经、腓神经损伤,表现为多发单神经损害,考虑结缔组织病引起可能。必要时行腰椎穿刺除外吉兰 - 巴雷综合征。治疗上予维生素 B_1、腺苷、甲钴胺营养神经治疗。

心脏内科:患者中年男性,既往无高血压、高血脂、家族史等冠心病高危因素。患者突然出现胸闷、心前区压榨性疼痛,心电图示 V_1、V_2 导联 ST 段稍抬高,多次复查心肌酶均明显升高,考虑免疫系统疾病血管炎累及心脏血管,引起心肌损伤、心肌酶学异常。病情允许情况下可考虑复查心脏超声,了解心功能情况,必要时行冠脉 CT。治疗方面,建议低分子量肝素抗凝治疗。

医学影像科:患者肺部 CT 提示双肺多发渗出病灶,抗感染治疗效果不佳,且患者腹部增强 CT 提示双肾见多发楔形密度减低区,增强未见强化,腹主动脉及其分支、腹腔干、肠系膜上下动脉、双肾动脉血管未见确切充盈缺损,未见确切栓塞表现,应考虑双肾多发性梗死,结合病史多考虑为免疫系统性疾病继发双肾微小血管炎并梗死。建议进一步行 DSA 检查明确诊断。

风湿免疫科:患者急性起病,主要表现为反复发热、咳嗽、关节疼痛、皮疹,曾使用激素治疗有效,停用激素后症状反复,并逐渐出现多发单神经炎、腓肠肌疼痛、腹痛、心肌损伤等多脏器受累表现。两次检查免疫全套提示类风湿因子均明显升高,综合临床表现、辅助检查,目前考虑系统性血管炎、结节性多动脉炎。病情允许时进一步完善腹部、下肢动脉造影,腓肠肌活检确诊。考虑患者起病急、进展快、病情重,即日予大剂量激素:甲泼尼龙 500mg,静脉滴注,1 次 /d,连用 3d,冲击治疗;免疫球蛋白 10g,静脉滴注,1 次 /d,连用 3~5d;

环磷酰胺 0.2g,静脉滴注,1 次 / 周,累积剂量 1g,免疫抑制治疗。本病预后较差,且患者已出现心肌受累情况,病死率高,随时可能出现心脏骤停、呼吸衰竭、多器官功能衰竭等危及生命情况。目前患者诊断明确,可转风湿免疫科继续治疗。

血管外科:患者多次检查纤溶三项提示 D- 二聚体明显升高,虽然双下肢血管超声提示无静脉血栓形成,肾动脉及肠系膜血管主干无明显栓塞表现,但患者具有血栓高危因素,目前可予低分子量肝素 0.4ml,皮下注射,1 次 /12h,抗凝治疗。

泌尿外科:患者腹痛,考虑可能为双肾多发梗死所致,建议请介入科评估可否行 DSA 检查及局部溶栓治疗。

肾内科:患者肾功能正常,继续维持激素 + 环磷酰胺治疗,同时加强抗感染,监测肾功能、电解质,若短期内肾功能急剧恶化、血肌酐进行性升高、持续无尿,必要时考虑血液净化治疗。结合外科意见,必要时考虑溶栓及介入手术治疗。

胃肠外科:继续抗感染、抑酸等对症治疗,加强营养支持,维持水电解质平衡,动态复查血常规、血生化、电解质、感染相关蛋白等。建议抗凝治疗,腹痛加重可复查胸部 + 全腹部 CT 平扫 + 增强。目前患者腹痛考虑可能为双肾多发梗死所致,且现腹痛已缓解,暂无手术指征。

骨科:患者左侧肢体运动障碍,胸腰椎 MR 提示 L_1~L_2 腰椎间盘突出,L_3~L_4、L_4~L_5 腰椎间盘膨出,考虑系统性疾病引起周围神经损伤。目前腰椎间盘突出、膨出暂无须特殊处理。建议积极治疗原发病。

肿瘤内科:患者多次肺部 CT 均提示肺部小结节,但多次变化不大,肿瘤标志物阴性,肺癌不能完全除外,条件允许时可行 CT 引导下经皮肺穿刺活检。

疼痛科:左下肢直腿抬高试验阳性(45°),加强试验阴性;右下肢直腿抬高试验阳性(70°),加强试验阳性;双下肢四字征阴性,左下肢蹈趾背伸肌力较右下肢减弱;考虑系统性疾病引起周围神经损伤。建议营养神经,依托考昔镇痛对症处理,积极治疗原发病。

三、最终诊断

1. 系统性血管炎结节性多动脉炎(累及心脏、呼吸、神经、消化、泌尿、皮肤)
2. 右肺支气管扩张并感染
3. 低蛋白血症

四、治 疗 方 案

患者腹痛及肌紧张考虑原发病致双肾小血管炎并梗死所致,但不能除外肠系膜微小血管炎症及肠系膜动脉血栓形成,可考虑介入科行 DSA 进一步明确,必要时局部溶栓治疗。目前予激素 + 环磷酰胺治疗原发病,并加强抗感染、抗凝,保护脏器、改善微循环及镇痛对症支持处理,转风湿免疫科进一步治疗。患者转入风湿免疫科后又出现血压升高、胆囊穿孔,但联合肝胆外科协助处理后,在激素联合免疫抑制剂治疗下,患者病情得到控制,最后好转出院。出院后继续口服激素和免疫抑制剂,逐渐减量,经随访,患者病情稳定。

五、诊治关键点

◆ 回顾患者急性起病,起病初仅表现为发热、咳嗽等肺部受累的症状。胸部 CT 示肺部散在斑片状影,抗感染治疗无效。实验室检查出现贫血,白细胞升高,红细胞沉降率、C 反应蛋白增高,类风湿因子升高。随着病情进展,出现皮肤损害、肢体活动障碍、胸痛、腹痛、血压升高等皮肤、神经、心脏、肾脏受累症状。本病例提示:遇到咳嗽、咳痰等以呼吸道症状为主要表现,伴长期不规则发热,经抗感染治疗无效的情况,须密切注意病情进展;发现皮肤损害、肾脏损害、消化道受累、外周神经病变等临床表现,应想到结节性多动脉炎的可能,进一步选择血管造影和 / 或病变组织活检明确诊断及病变范围,以尽早制订合适的治疗方案,改善预后。

◆ 结节性多动脉炎(PAN)是一种以中小动脉的节段性炎症与坏死为特征的非肉芽肿性血管炎。PAN 较罕见,确切的发病率很难确定。有研究显示欧洲年发病率为(0~1.6)/100 万,其发病高峰年龄在 50~60 岁,国内目前尚无相关流行病学资料。结节性多动脉炎的发病原因、发病机制仍不是很清楚,可能与遗传、药物、感染(尤其是乙肝病毒感染)有关。

◆ 该病临床表现复杂多样,多数患者在发病初期为不典型的全身症状,如发热、体重下降、乏力、食欲缺乏等,也可以某一器官或系统受累为主要临床表现。国外研究资料显示,79% 结节性多动脉炎患者存在外周神经受累、66.2% 存在肾脏受累、49.7% 存在皮肤受累、35.6% 存在胃肠道受累、34.8% 存在心脏受累。国内学者回顾性分析 21 例结节性多动脉炎确诊患者,其中有 28% 的患者表现为皮肤受累(皮肤结节红斑)、42% 表现为肾脏受累(血尿、蛋白尿)、19% 表现为肝脏受累(腹痛、黄疸)、仅 1% 患者表现为肺部受累(咳痰)。

◆ 结节性多动脉炎临床表现多样化,实验室辅助检查无特异性,确诊需靠病变部位活检组织学检查。但因病变部位局限,活检往往得不到阳性结果,诊断难度大,临床上存在漏诊、误诊情况。患者通常出现全身症状,如发热、体重减轻。肾脏、皮肤、关节、肌肉、神经和胃肠道受累较常见,累及肺比较少见。

◆　目前的诊断主要参照 1990 年美国风湿病学会(ACR)修订分类标准:①体重质量下降≥4kg(无节食或其他原因所致);②网状青斑(四肢和躯干);③睾丸痛和 / 或压痛(并非感染、外伤或其他原因引起);④肌痛、乏力或下肢压痛;⑤多发性单神经炎或多神经炎;⑥舒张压≥90mmHg;⑦血尿素氮>400mg/L 或肌酐或肌酐 >15mg/L(非肾前因素);⑧血清乙型肝炎病毒标志物阳性;⑨动脉造影见瘤或血管闭塞(除外动脉硬化、纤维肌性发育不良或其他非炎症病变);⑩中小动脉壁活检见性粒细胞和单核细胞浸润。上述 10 条中至少 3 条阳性者可诊断为 PAN。其诊断的敏感性和特异性分别为 82.2% 和 86.6%。

◆　在有不明原因发热、腹痛、肾衰竭、高血压时,或当疑似肾炎、心脏病患者伴有嗜酸粒细胞增多、不能解释的症状和关节痛、肌肉压痛与肌无力、皮下结节、皮肤紫癜、腹部或四肢疼痛、迅速发展的高血压时,应考虑 PAN 的可能。全身性疾病伴原因不明累及对称或不对称神经的神经干,如桡神经、腓神经、坐骨神经的周围神经炎(通常为多发性即多发性单神经炎),亦应警惕PAN。

◆　未经治疗的结节性多动脉炎 5 年生存率 <15%,使用激素及免疫球蛋白后大大提高了生存率,可达 80%。由此可见,早期发现、诊断结节性多动脉炎尤为重要。临床工作中,注意鉴别、早期发现,尤其应警惕以某一系统损害为主要临床表现,伴有不能解释的全身其他症状的情况。

◆　在治疗方面,糖皮质激素联合免疫抑制剂仍是首选的治疗方案,对于重症结节性多动脉炎可选用免疫球蛋白冲击治疗、血浆置换。近年来使用生物制剂(肿瘤坏死因子拮抗剂),疗效待进一步研究。

(李敏　田熙　李薇)

推荐阅读资料

[1] 田伟军 . 结节性多动脉炎 21 例临床疗效分析 . 中国实用医药,2013,8(30):73-74.

[2] 中华医学会风湿病学分会 . 结节性多动脉炎诊断和治疗指南 . 中华风湿病学杂志,2011,15(3):193-193.

[3] Garg K,Dawson L.Single organ variant of polyarteritis nodosa in epididymis.J Cancer Res Ther,2015,11(3):662-662.

［4］ PAGNOUX C,SEROR R,HENEGAR C,et al. Clinical features and outcomes in 348 patients with polyarteritis nodosa:a systematic retrospective study of patients diagnosed between 1963 and 2005 and entered into the French Vasculitis Study Group Database. Arthritis Rheum,2010,62(2):616-626.

［5］ VIRGILIO A D,GRECO A,MAGLIULO G,et al. Polyarteritis nodosa:a contemporary overview. Autoimmun Rev,2016,15(6):564-570.

成人分化型甲状腺癌治疗的三部曲：
弥漫硬化型甲状腺乳头状癌

（MDT 科室：甲状腺外科、病理科、超声科、核医学科、内分泌科）

一、病 例 分 析

患者，女，39 岁，已婚已育，公司职员。

（一）主诉

两次甲状腺癌手术，三次 ^{131}I 治疗后 2 年余。

（二）病史

1. 两次手术情况

（1）第一次手术（2012 年 12 月）：患者因"发现颈部包块 7 年余"于 2012 年 12 月 2 日入住笔者所在医院甲状腺外科。病程中无颈部疼痛、声音嘶哑、吞咽困难等，无怕热、多汗、易怒或怕冷、嗜睡、乏力等甲状腺功能亢进或甲状腺功能减退的表现。甲状腺功能检查中 Tg 523.30μg/L，其余指标均正常。颈部超声提示双侧甲状腺多发结节。胸部 X 线片示肺内未见确切活动性病灶。诊断为"双侧结节性甲状腺肿可能（恶变待除外）"，具有手术适应证，评估患者手术耐受力良好，于 2012 年 12 月 12 日全身麻醉插管下行"甲状腺切除术"。

术中探查：甲状腺右侧叶中份触及约 2.5cm×1.8cm 大小包块，质硬，活动尚可，表面光滑，边界欠清，未突破包膜。左侧叶中份触及约 1cm 大小包块，质地中等，表面光滑，活动度可。中央区触及 0.5cm 大小质硬淋巴结，双侧颈鞘内Ⅱ、Ⅲ、Ⅳ组淋巴结未触及肿大。先行甲状腺右侧叶及峡部切除，术中冷冻病理学检查提示"多灶性甲状腺乳头状癌",遂行甲状腺左侧叶切除及中央区淋巴结清扫术。术后未发生饮水呛咳、声音嘶哑和手足抽搐等并发症。术后病理诊断为右侧甲状腺乳头状癌(弥漫硬化型)侵及周围甲状腺组织。左侧甲状腺为结节性甲状腺肿;中央区淋巴结见癌转移(11/11)。术后诊断为"右侧甲状腺乳头状癌(弥漫硬化型,$T_2N_{1a}M_X$,Ⅰ期,中危组)",给予口服左甲状腺素钠100μg/d行术后促甲状腺激素(TSH)抑制治疗,并安排术后3个月行^{131}I治疗。

(2) 第二次手术(2013年4月):患者因"甲状腺癌术后3个月余,拟行^{131}I治疗"于2013年3月25日入住核医学科。患者于手术后1个月就发现右侧颈部淋巴结肿大,由于无疼痛等表现,患者未引起重视,并于2013年2月25日停服左甲状腺素钠为^{131}I治疗做准备。入院后体格检查发现右侧颈部Ⅱ、Ⅲ、Ⅳ区淋巴结肿大,甲状腺外科会诊后认为具有再次手术指征,遂转入甲状腺外科,进一步行颈部超声、颈部和胸部CT增强扫描,诊断为"双侧甲状腺癌术后双侧颈部淋巴结转移、双肺转移",于2013年4月10日行"右侧颈部淋巴结功能性清扫术(Ⅱ~Ⅴ区)+左侧颈部淋巴结区域性清扫术(Ⅲ、Ⅳ区)",术后病理检查提示双侧颈部淋巴结转移性甲状腺癌。术后诊断为"右侧甲状腺乳头状癌(弥漫硬化型,$T_2N_{1b}M_1$,Ⅱ期,高危组)",给予深度TSH抑制治疗(TSH<0.1mIU/L),拟于2013年7月进行第一次^{131}I治疗。

2. 三次^{131}I治疗情况

(1) 第一次^{131}I治疗(2013年7月):患者于第二次手术后1个月(2013年5月4日)复查甲状腺功能,并给予停服左甲状腺素钠,1个月后血清TSH>30mIU/L,于2013年7月8日行第一次^{131}I治疗(100mCi,口服),第3天行治疗后全身显像(Rx-WBS),提示双侧颌下及颈部多个不同程度摄^{131}I灶、双肺弥漫性少量摄^{131}I。治疗后1个月余复查甲状腺功能,血清Tg由治疗前TSH抑制下的39.07μg/L下降至17.40μg/L。具有再次^{131}I治疗指征。

(2) 第二次^{131}I治疗(2014年1月):患者于2014年1月19日行第二次^{131}I治疗(150mCi,口服),治疗后3d的Rx-WBS提示颈部功能性摄^{131}I灶较前明显减少,双肺病变较前好转。治疗后2个月复查甲状腺功能提示TSH抑制下的血清Tg进一步下降至4.88μg/L,认为^{131}I治疗有效,间隔半年后给予第三次^{131}I治疗。

(3) 第三次^{131}I治疗(2014年7月):患者于2014年7月17日行第三次^{131}I治疗(150mCi,口服),治疗后3d的Rx-WBS提示右侧甲状腺区外侧颈总动脉旁及胸骨上窝内见功能性摄^{131}I灶,断层融合显像提示右侧颈部摄^{131}I功能灶为约0.4cm大小淋巴,位于甲状腺区外侧颈总动脉旁;胸骨上窝摄^{131}I功能灶为1.0cm×0.7cm×1.2cm大小淋巴结。同期行颈部超声检查提示左锁骨上窝,右锁骨上窝淋巴结皮髓质分界不清,可见点状强回声。

3. 患者治疗依从性情况　患者于 2014 年 9 月 15 日进行系统检查评估疗效及 MDT 讨论。体格检查:左侧颈部 V 区可触及约 0.5cm 大小质硬结节,活动度可,其余颈部未触及异常结节。胸部 CT 增强扫描提示双肺内小结节消失。由于两年内患者经历了二次手术、三次 [131]I 治疗。因 [131]I 治疗需停服左甲状腺素钠,治疗期间乏力、食欲减退、颜面水肿等症状较重,患者拒绝继续行 [131]I 治疗。MDT 讨论后,患者拒绝预期效果"不确切"的再次手术或 [131]I 治疗,选择长期 TSH 抑制治疗。2015 年 5 月行左侧颈部 V 区可疑转移淋巴结细针穿刺活检(FNAB),未见癌转移;2015 年 7 月再次复查颈部和胸部 CT,颈部未见异常淋巴结,双肺未见异常结节;2015 年 7 月至今,患者未进行系统复查。

(三) 体格检查及辅助检查

1. 第一次手术

(1) 体格检查:无突眼及手抖,右侧甲状腺 II 度肿大。右侧甲状腺叶中份可触及约 2.0cm×3.0cm 大小包块,表面光滑、质韧、界清、活动度可,无压痛,随吞咽上下移动明显。左侧甲状腺中份触及约 1.5cm 大小包块,表面光滑、质韧、界清、活动度可,无压痛,随吞咽上下移动明显。气管居中;双侧颈部淋巴结未触及肿大。

(2) 甲状腺功能(2012-12-03):第一次手术前的甲状腺功能见表 24-1。

表 24-1　第一次手术前的甲状腺功能

项目	测定值	参考值	检测方法
$T_3/(nmol \cdot L^{-1})$	1.69	1.20~3.40	化学发光法
$T_4/(nmol \cdot L^{-1})$	118.30	54.00~174.00	化学发光法
$TSH/(mIU \cdot L^{-1})$	0.81	0.34~5.60	化学发光法
TgAb/%	1.50	<30.00	放射免疫法
TmAb/%	1.55	<20.00	放射免疫法
$Tg/(\mu g \cdot L^{-1})$	523.30	1.40~78.00	化学发光法
$FT_3/(pmol \cdot L^{-1})$	5.13	3.10~6.80	化学发光法
$FT_4/(pmol \cdot L^{-1})$	15.88	12.00~20.00	化学发光法
$rT_3/(nmol \cdot L^{-1})$	1.00	0.54~1.46	放射免疫法

(3) 颈部超声(2012-12-03)：第一次手术前颈部超声结果示甲状腺右侧叶探及多个实性结节，部分形态欠规则，边界欠清，大者约 2.5cm×1.4cm（图 24-1A）；甲状腺左侧叶探及一个大小约 1.3cm×0.8cm 实性结节，边界欠清，形态欠规则（图 24-1B）。双侧胸锁乳突肌周围，右锁骨上窝、左颈前探及多个实性低回声结节，边界清，右侧大者 1.1cm×0.8cm，左侧大者约 0.8cm×0.5cm，皮髓质分界欠清，血供不丰富。

(4) 病理检查：术中行冷冻病理学检查，提示右侧甲状腺为多灶性甲状腺乳头状癌，左侧甲状腺为良性，淋巴结未行冷冻病理学检查。

术后病理检查：右侧甲状腺，乳头状癌（弥漫硬化型）侵及周围甲状腺组织（图 24-2A）；左侧甲状腺，结节性甲状腺肿；中央区淋巴结见癌转移（图 24-2B）。

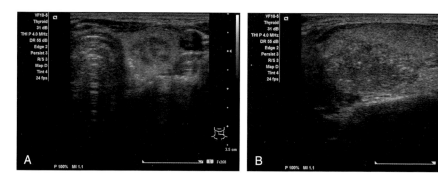

图 24-1　第一次手术前超声检查结果

A. 左侧甲状腺；B. 右侧甲状腺。

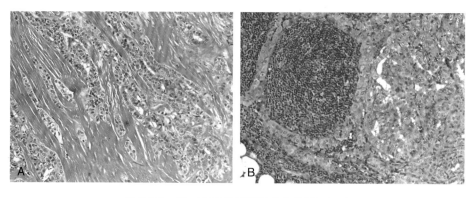

图 24-2　第一次手术后病理检查（HE×200）

A. 原发肿瘤；B. 转移淋巴结。

2. 第二次手术

（1）体格检查：一般情况可，生命体征平稳，颈前见长约6cm陈旧性手术瘢痕，双侧甲状腺区未触及包块，右侧颈部Ⅱ、Ⅲ、Ⅳ区可触及淋巴结肿大，大者位于Ⅲ区，约1.5cm×2.5cm大小，边界清楚、活动度可，无压痛；左侧颈部淋巴结未触及肿大。

（2）甲状腺功能：第一次手术后给予口服左甲状腺素钠100μg/d行TSH抑制治疗，由于拟行 ^{131}I 辅助治疗，停服左甲状腺素钠。1个月后的甲状腺功能 显 示 TSH 为 58.09mIU/L，Tg>1 000μg/L，T_3、T_4、FT3、FT4、rT3、TgAb 和 TPOAb 等均正常。

（3）颈部超声（2013-03-25）：患者第一次手术后3个月拟行 ^{131}I 辅助治疗，行颈部超声检查（图24-3）示，甲状腺未探及。右侧颈部Ⅱ、Ⅲ、Ⅳ、Ⅴ区探及多个淋巴结，大者1.1cm×2.2cm，皮髓质分界不清，其中Ⅲ区淋巴结见点状强回声。左侧颈部Ⅰ、Ⅱ、Ⅲ区探及多个淋巴结，其中Ⅲ区淋巴结大者0.5cm×0.9cm，皮髓质分界不清，其内见点状强回声。

（4）增强CT扫描（2013-03-29）：患者第二次手术前行颈部及胸部增强CT检查（图24-4）示，平扫见右胸锁乳突肌内侧颈总动脉前后间隙、右颈根部、锁

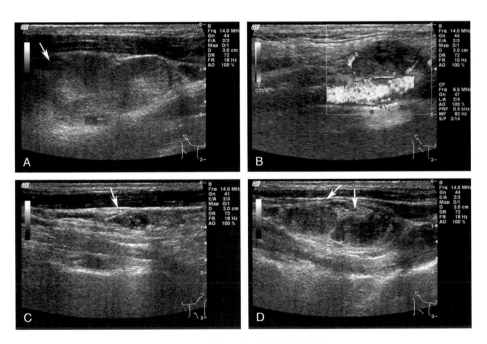

图24-3　第二次手术前超声结果
A. 左颈Ⅳ区淋巴结；B. 右颈Ⅱ区淋巴结；C. 右颈Ⅲ区淋巴结；D. 右颈Ⅳ区淋巴结。

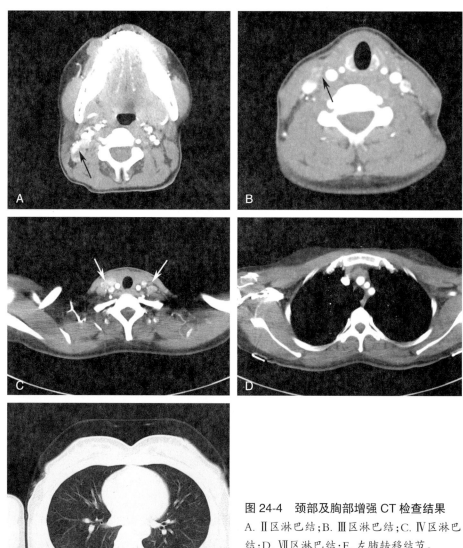

图 24-4　颈部及胸部增强 CT 检查结果
A. Ⅱ区淋巴结；B. Ⅲ区淋巴结；C. Ⅳ区淋巴
结；D. Ⅶ区淋巴结；E. 左肺转移结节。

骨上窝可见类圆形软组织结节,较大者约 1.3cm×1.7cm×3.6cm,增强扫描呈不均匀强化,双侧颈静脉周围及双侧颌下多个小淋巴结;甲状腺未见显示。增强 CT 显示左肺下叶、右肺中叶内侧段胸膜下见小结节,纵隔未见确切肿大淋巴结。

（5）病理检查（图 24-5）:第二次手术行"右侧颈侧区淋巴结功能性清扫（Ⅱ～Ⅴ区）＋左侧颈侧区淋巴结区域性清扫术（Ⅲ～Ⅳ区）"。术后病理检查示,右颈Ⅱa、Ⅱb、Ⅲ、Ⅳ区淋巴结查见癌转移,分别为 3/9、3/4、1/1、3/6;右颈Ⅴ区淋巴结未见癌转移(0/1);左颈Ⅲ～Ⅳ区淋巴结整体送检,查见癌转移(10/11)。

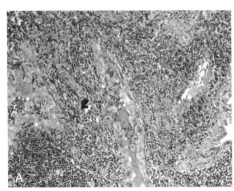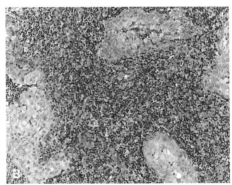

图 24-5　第二次手术后病理检查(HE×200)

A. 左侧颈部淋巴结;B. 右侧颈部淋巴结。

3. 三次 ^{131}I 治疗结果

（1）^{131}I 治疗前后的甲状腺功能:患者第二次手术后给予口服左甲状腺素钠 125μg/d,行深度 TSH 抑制治疗,于 ^{131}I 治疗前停服左甲状腺素钠 1 个月,当 TSH≥30mIU/L 时给予 ^{131}I 治疗,治疗后继续实施 TSH 抑制治疗,三次 ^{131}I 治疗前后的甲状腺功能如下(表 24-2)。

（2）^{131}I 治疗 Rx-WBS 结果:患者分别于 2013 年 7 月、2014 年 1 月、2014 年 7 月接受三次 ^{131}I 治疗,^{131}I 剂量和结果见下表(表 24-3),均于治疗后 3d 进行 Rx-WBS(图 24-6A～C);第三次治疗后行 SPECT-CT 断层融合显像(图 24-6D、E)。

4. 疗效评估　从治疗前后的血清 Tg、颈部超声及 CT 检查等几方面对手术、TSH 抑制治疗和 ^{131}I 治疗的疗效进行综合评估。

表 24-2　三次 ^{131}I 治疗前后的甲状腺功能指标

项目	第二次术后（TSH 抑制）	第一次 ^{131}I/100mCi		第二次 ^{131}I/150mCi		第三次 ^{131}I/150mCi		参考值	检测方法
		治疗前（TSH 刺激）	治疗后（TSH 抑制）	治疗前（TSH 刺激）	治疗后（TSH 抑制）	治疗前（TSH 刺激）	治疗后（TSH 抑制）		
T_3/(nmol·L⁻¹)	2.06	0.71	1.79	0.65	2.27	0.45	2.77	1.20~3.40	化学发光法
T_4/(nmol·L⁻¹)	169.76	11.97	167.95	13.12	167.79	13.71	184.91	54.00~174	化学发光法
FT_3/(pmol·L⁻¹)	4.26	0.89	6.21	0.75	6.15	0.56	6.83	3.10~6.80	化学发光法
FT_4/(pmol·L⁻¹)	21.75	<1.29	29.21	1.61	27.68	2.36	38.12	12.00~20.00	化学发光法
TSH/(mIU·L⁻¹)	0.15	93.60	0.03	73.94	0.03	73.56	0.02	0.34~5.60	化学发光法
TgAb/%	6.59	5.12	2.00	3.74	0.37	0.06	6.35	<30.00	放射免疫法
TmAb/%	1.37	4.92	0.61	2.46	0.58	0.15	1.42	<20.00	放射免疫法
rT_3/(nmol·L⁻¹)	1.43	0.19	1.11	0.20	1.25	0.24	1.57	0.54~1.46	放射免疫法
Tg/(μg·L⁻¹)	39.07	>1 000.00	17.40	271.70	10.21	98.44	4.88	1.40~78.00	化学发光法

表 24-3　三次 [131]I 治疗情况

治疗次数	时间	[131]I 剂量 /mCi	Rx-WBS 结果
第一次	2013 年 7 月	100mCi	甲状腺术后部分残留；双侧颌下及颈部多个不同程度摄 [131]I 灶；双肺弥漫性少量摄 [131]I，转移灶可能
第二次	2014 年 1 月	150mCi	颈部功能性摄 [131]I 灶较前明显减少；双肺病变较前好转
第三次	2014 年 7 月	150mCi	右侧颈部及胸骨上窝内见功能性摄 [131]I 灶，较前有所好转。肺部功能性摄 [131]I 灶消失；局部断层显示右侧甲状腺区外侧颈总动脉旁见 0.4cm 大小摄 [131]I 淋巴结；胸骨上窝内见 1.0cm×0.7cm×1.2cm 大小摄 [131]I 淋巴结

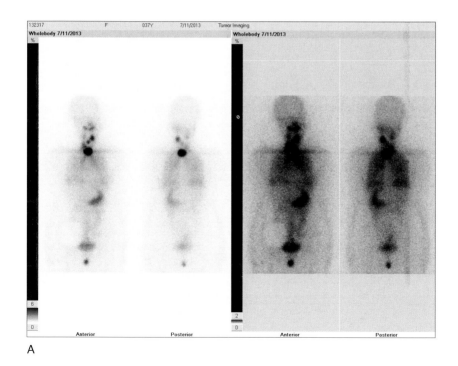

A

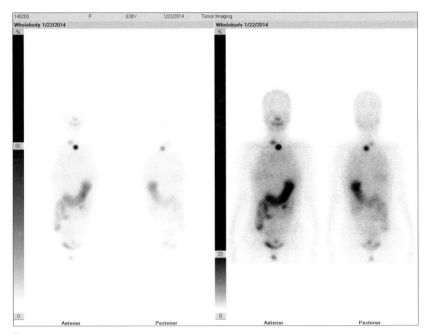

B

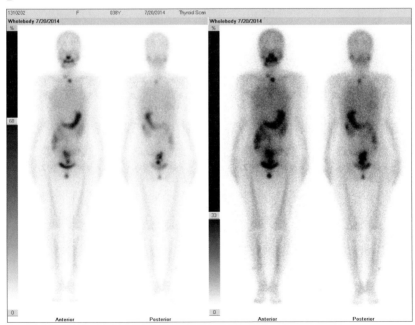

C

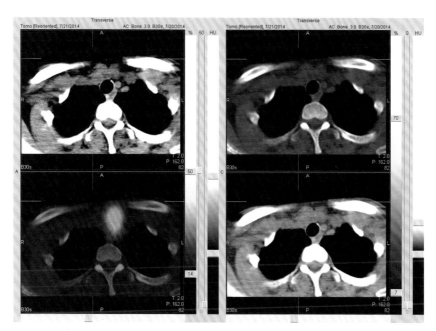

D

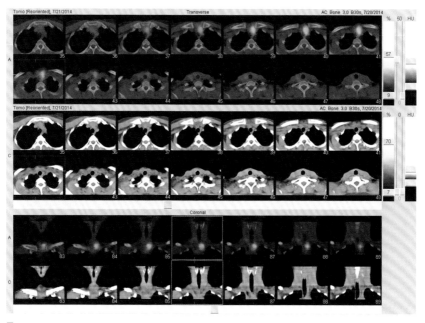

E

图 24-6　三次 ^{131}I 治疗后 3d Rx-WBS 结果

A.第一次;B.第二次;C.第三次;D、E.第三次治疗后行SPECT-CT断层融合显像。

（1）治疗过程中血清 TSH 和 Tg 的动态变化（图 24-7）：治疗过程中在同一实验室测定甲状腺功能，Tg 和 TSH 采用化学发光法测定，从血清 Tg 的变化趋势可以看出，^{131}I 治疗过程中 TSH 刺激和抑制下的 Tg 都呈下降趋势；患者于第三次 ^{131}I 治疗后拒绝行第三次手术，也拒绝继续 ^{131}I 治疗，仅接受 TSH 抑制治疗，血清 Tg 稳定于低水平；2016 年 7 月至今未至笔者所在医院复查，仅于当地医院复查，未能行化学发光法测定血清 Tg。

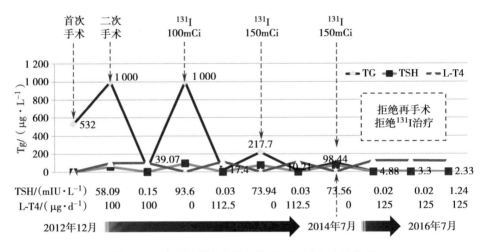

图 24-7　治疗过程中血清 TSH 与 Tg 动态变化趋势

（2）超声检查（2014-07-17）：复查颈部超声，显示左颈Ⅱ区探及多个淋巴结，大者 1.8cm×0.4cm，形态规则，皮髓质分界清，呈"门型"血供分布。左锁骨上窝探及两个淋巴结，大者 0.8cm×0.3cm，皮髓质分界不清，其内可见点状强回声（图 24-8A）。右锁骨上窝探及多个淋巴结，大者 0.8cm×0.3cm，皮髓质分界不清，血供不丰富（图 24-8B）。2015 年 5 月对左锁骨上窝（Ⅴ区）可疑转移淋巴结进行 FNAB，未查见肿瘤细胞。之后患者于当地医院复查超声，至 2017 年未发现颈部可疑转移淋巴结。

（3）增强 CT 扫描（2014 年 9 月）：2014 年 9 月（第三次 ^{131}I 治疗后 2 个月）行颈部及胸部 CT 检查，颈部未见异常病灶及淋巴结；与 2013 年 3 月 ^{131}I 治疗前胸部 CT 比较（图 24-9A），肺部转移病灶已消失（图 24-9B）。

（四）初步诊断

初步诊断：复发性甲状腺乳头状癌（弥漫硬化型，$T_2N_{1b}M_1$，Ⅱ期，高危组）；颈部淋巴结继发恶性肿瘤（转移性甲状腺癌）。

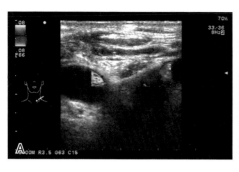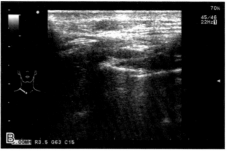

图 24-8　颈部超声结果（2014 年 7 月 17 日）

A. 左侧锁骨上窝淋巴结；B. 右侧锁骨上窝淋巴结。

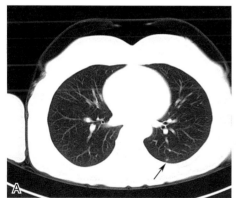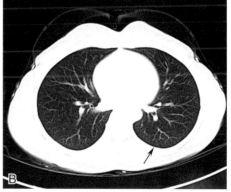

图 24-9　^{131}I 治疗后肺部转移灶消失

A. 2013 年 3 月 ^{131}I 治疗前胸部 CT；B. 2014 年 9 月第三次 ^{131}I 治疗后 2 个月胸部 CT。

二、MDT 分析

　　患者两年内经历了两次手术、三次 ^{131}I 治疗，以及长期的 TSH 抑制治疗，即所谓分化型甲状腺癌（DTC）治疗的"三部曲"，但并未治愈肿瘤，组织 MDT 讨论，汲取经验教训并制订下一步治疗方案。

　　1. 问题 1　该患者的第二次手术是由于肿瘤复发所致吗？

　　甲状腺外科：不属于复发，是肿瘤残留。甲状腺肿瘤治疗后随访期间出现的复发或转移，可能是初始治疗后残留的持续存在的病灶，也可能是曾治愈的 DTC 再次出现了病情进展。局部复发或转移可发生于甲状腺残留组织、颈部软组织或淋巴结，远处转移可发生于肺、骨、脑和骨髓等。甲状腺癌治疗后的复发为初始治疗后已证实无瘤,即 TSH 刺激或抑制下测不出 Tg 和影像学阴性,6 个月后重新出现生化或影像学异常。该病例为甲状腺原发病灶切除后 1 个月就出现颈部淋巴结肿大,且在术后 3 个月时经第二次手术切除,病理证实为转移性甲状腺乳头状癌。

根据 2012 年我国《甲状腺结节和分化型甲状腺癌诊治指南》和 2015 年美国甲状腺协会(ATA)《成人甲状腺结节和分化型甲状腺癌诊治指南》,分析患者的初始外科治疗,右侧甲状腺原发癌为多灶性,且对侧合并甲状腺结节,选择了甲状腺全切除,结合术后病理诊断为弥漫硬化型甲状腺乳头状癌,属于高侵袭型组织学类型,并且中央区淋巴结转移,符合甲状腺全切除的适应证。然而该患者的"复发"并没有发生在甲状腺床区域,而是发生于颈侧区淋巴结,根据该患者第一次手术时的超声特征,右锁骨上窝、左颈前探及多个淋巴结,皮髓质分界欠清,已提示早期转移的征象,属于 $cN_{1b}(+)$。因此,该病例为原发肿瘤切除后隐匿转移的颈部淋巴结表现为新发肿瘤,而被认为是复发,不属于真性复发,应归为肿瘤残留。

超声科:是遗留病变。高分辨率超声检查是甲状腺结节的首选评估手段,应包括甲状腺、中央区和颈侧区淋巴结。追溯该患者初次手术前的超声报告,右侧甲状腺结节已经具有高度怀疑为恶性的特征:实性结节,边界欠清,形态欠规则,至少为 TI-RADS 4b 类结节,恶性可能性为 75% 左右;且双侧胸锁乳突肌周围、右锁骨上窝和左颈前探及多个实性低回声结节,边界清,右侧大者 1.1cm×0.8cm,左侧大者约 0.8cm×0.5cm,皮髓质分界欠清,血供不丰富,尤其是皮髓质分界欠清是甲状腺癌发生淋巴结转移的早期超声特征。可能由于术者在初次手术时多考虑原发病灶为良性,对淋巴结转移的超声特征认识不足,尽管术中冷冻病理学检查证实右侧甲状腺结节为乳头状癌,也只做了甲状腺全切除和中央区淋巴结清扫,并未清扫颈侧区淋巴结。

因此,该患者颈侧区淋巴结继发性恶性肿瘤不属于真性复发,应属于遗留病变导致的假性复发。2015 年 ATA《成人甲状腺结节和分化型甲状腺癌诊治指南》建议,应对怀疑为转移的最小直径≥8mm 的淋巴结行超声引导下的 FNAB 检查,并测定抽吸物 Tg 浓度以确定是否为转移。随着超声引导下穿刺细胞学诊断技术的开展和经验的积累,术前对可疑转移淋巴结的 FNAB 有助于实现甲状腺癌外科治疗的精准化,避免过度治疗和治疗不足。

病理科:是遗留病变。弥漫硬化型甲状腺乳头状癌是甲状腺乳头状癌的亚型之一,占甲状腺乳头状癌的 0.7%~6.6%,其侵袭性强,复发、转移及持续带病率均比经典型甲状腺乳头状癌高。当超声提示弥漫硬化型甲状腺乳头状癌可疑时,FNAB 是术前诊断的重要一环。FNAB 中发现以下特点应高度提示本病:①实心细胞球和 / 或空心球;②鞋钉细胞;③间隔性细胞空泡;④单房大空泡;⑤鳞状上皮化生;⑥丰富的砂砾体;⑦淋巴细胞浸润;⑧缺少乳头状癌的典型核特征。由于其高侵袭性,手术切除要求更严格、更彻底,经术前 FNAB 检查或术中冷冻病理证实为该亚型时,原则上需要做中央区淋巴结清扫;但对于是否行颈侧区淋巴结清扫,术前则需结合超声、CT 或 MRI 等检查充分评估,对可疑转移的淋巴结应尽可能切除。

尽管本病例初始治疗时缺少 CT 等影像学检查,但超声已提示颈侧区淋巴结转移征象,首次手术并未行颈侧区淋巴结清扫,且第一次术后的血清 Tg 水平并未达到完全缓解。因此,从病理的角度也认为,第一次手术治疗后的颈侧区肿大淋巴结并非真性复发,而是遗留的肿瘤所致。

2. 问题 2　第一次"复发"后的治疗手段。

核医学科:复发时,可切除病灶首选外科手术。2012 年我国《甲状腺结节和分化型甲状腺癌诊治指南》将术后 ^{131}I 治疗分为两个层次:一是采用 ^{131}I 清除术后残留的甲状腺组织,简称"^{131}I 清甲";二是采用 ^{131}I 清除手术不能切除的转移灶,简称"^{131}I 清灶"。目前认为术后 ^{131}I 清甲治疗可带来许多益处,但清甲治疗的适应证尚存争议,主要问题集中于低危组患者是否从中获益。2015年 ATA《成人甲状腺结节和分化型甲状腺癌诊治指南》将术后放射性碘(RAI)治疗分为 ^{131}I 消除残余物、^{131}I 辅助治疗和 ^{131}I 治疗三个层次。^{131}I 消除残余物治疗也相当于 ^{131}I 清甲治疗,并不常规推荐复发风险低危组的患者进行 ^{131}I 消除残余物治疗,中危组患者应考虑给予术后 ^{131}I 辅助治疗,高危患者甲状腺全切除术后应常规给予 ^{131}I 辅助治疗。

因此,DTC 术后应选择性应用 ^{131}I 治疗。但从该患者初次手术治疗后的临床病理分期及复发危险分层看,由于病理类型属于高侵袭型的组织学类型,且中央区淋巴结转移 11 枚(转移率 100%)。根据国内外指南的复发危险分层标准(表 24-4),该患者第一次手术后的复发危险分层为中危组,且肿瘤大于1cm,故具有术后 ^{131}I 清甲治疗或 ^{131}I 消除残余物的适应证。根据 ^{131}I 清甲治疗后 Rx-WBS 是否有甲状腺床外的摄 ^{131}I 灶再决定是否行 ^{131}I 清灶治疗。由于本病例淋巴结转移较多,体内残存肿瘤的风险较大,与患者沟通后也可直接行 ^{131}I 辅助治疗。

DTC 患者术后应仔细评估危险分层,再考虑是否需进一步治疗,术后血清 Tg 有助于评估病灶是否存在、甲状腺残余量及预测复发的可能。甲状腺全切除术后的疗效分为反应良好、生化不完全反应、结构不完全反应和不确定反应四个级别。术后 3~4 周时血清 Tg 最低,因此,术后 1 个月左右应检测血清 Tg 和 TgAb 水平。影像学检查阴性,在无 TgAb 存在时,TSH 抑制下的 Tg<0.2μg/L 或刺激下的 Tg<2μg/L,为反应良好的指标,不建议任何形式的 ^{131}I 治疗。若影像

表 24-4 DTC 术后复发危险分层

分组	2012 年中国《甲状腺结节和分化型甲状腺癌诊治指南》	2015 年美国甲状腺协会《成人甲状腺结节和分化型甲状腺癌诊治指南》
低危组	符合以下全部条件 ① 无局部或远处转移 ② 所有肉眼可见的肿瘤均被彻底清除 ③ 肿瘤没有侵犯周围组织 ④ 肿瘤不是侵袭型的组织学亚型,并且没有血管侵犯 ⑤ 如果患者 ^{131}I 清甲后行全身碘显像,甲状腺床以外没有发现 ^{131}I 摄取	符合以下全部条件 ① 合并少量淋巴结转移(如 cN_0,但病理检查发现 5 枚微小转移淋巴结,转移灶最大直径均 <0.2cm) ② 甲状腺内的滤泡亚型甲状腺乳头状癌 ③ 甲状腺内的分化型甲状腺滤泡癌合并轻微被膜或者血管侵犯 ④ 甲状腺内微小乳头状癌不论 *BRAF* 突变与否,都属于低风险分层 ⑤ 腺体内甲状腺癌且不合并血管侵犯者
中危组	符合以下任一条件 ① 初次手术后病理检查可在镜下发现肿瘤有甲状腺周围软组织侵犯 ② 有颈淋巴结转移或 ^{131}I 清甲后行全身 ^{131}I 显像发现有异常放射性摄取 ③ 肿瘤为侵袭性的组织学类型,或有血管侵犯	符合以下任一条件 ① 显微镜下侵及甲状腺周围软组织 ② 侵犯血管 ③ 核素治疗时甲状腺床外仍存在摄 ^{131}I 病灶 ④ 高侵袭性组织类型 ⑤ 淋巴结转移(cN_1,病理检查发现 >5 枚转移淋巴结,转移灶最大直径均 <3cm) ⑥ *BRAF* 突变阳性的甲状腺腺内乳头状癌(直径 1~4cm) ⑦ *BRAF* 突变阳性的多灶甲状腺微小癌合并腺外浸润
高危组	符合以下任一条件 ① 肉眼下可见肿瘤侵犯周围组织或器官 ② 肿瘤未能完整切除,术中有残留 ③ 伴有远处转移 ④ 全甲状腺切除后,血清甲状腺球蛋白水平仍较高 ⑤ 有甲状腺癌家族史	符合以下任一条件 ① 明显的甲状腺外浸润 ② 肿瘤未完整切除 ③ 证实存在远处转移 ④ 术后高甲状腺球蛋白水平提示远处转移者 ⑤ 合并较大淋巴结转移(任何淋巴结转移灶直径 >3cm) ⑥ 甲状腺滤泡癌突破被膜侵及血管(>4 个血管浸润病灶)

学检查阴性，TSH 抑制下的 Tg>5μg/L 或刺激下的 Tg>10μg/L 或 TgAb 水平升高，为生化不完全反应，可以考虑行 ^{131}I 消除残余物或 ^{131}I 辅助治疗。不论 Tg 或 TgAb 水平如何，发现异常的肿瘤影像都为结构不完全反应。不确定反应为无特异性的影像学发现，或甲状腺床 ^{131}I 的微弱摄取，或抑制性 Tg0.2~5μg/L，或刺激性 Tg2~10μg/L，或无结构或功能性的疾病证据时 TgAb 值稳定或下降，不确定反应的患者应做密切观察。因此，对于 ^{131}I 治疗前或治疗后发现的颈部的转移或复发等结构性病灶，需请外科医生评估能否手术切除，对可切除的病灶首选外科切除。

　　该患者第一次手术后拟行 ^{131}I 治疗时，TSH 刺激状态下的 Tg>1 000μg/L，可以考虑行 ^{131}I 辅助治疗，但同时发现颈侧区广泛淋巴结肿大，超声提示颈侧区多组淋巴结转移可能，为结构不完全反应，考虑为颈部淋巴结转移，及时请外科医师会诊，评估具有手术可切除性，而不应对可疑转移或复发淋巴结视而不见，避免不做评估的盲目 ^{131}I 治疗。应在外科治疗后再次评估，并根据疾病复发危险分层再给予 ^{131}I 治疗。

　　甲状腺外科：可切除的复发或持续性病灶首选外科切除。手术是 DTC 的主要治疗手段，国内外多部甲状腺癌指南一致认为，可切除的转移性或复发性病灶仍然首选手术切除，其次才是 ^{131}I 治疗（病灶可以摄 ^{131}I 的患者）、外放疗、TSH 抑制治疗情况下观察（肿瘤无进展或进展较慢，并且无症状、无重要区域如中枢神经系统等受累者）、化疗和新型靶向药物治疗（疾病迅速进展的难治性 DTC 患者）。特殊情况下，新型靶向药物治疗可在外放疗之前。最终采取的治疗方案必须考虑患者的一般状态、合并疾病和既往对治疗的反应。该患者拟行 ^{131}I 治疗时发现颈侧区淋巴结转移，具有可切除性，故应行第二次手术切除。

　　3. 问题 3　该患者经历了两次手术、三次 ^{131}I 治疗和 TSH 抑制治疗，治愈了吗？

　　甲状腺外科：目前仍未治愈。DTC 的初始治疗目标包括：①切除肿瘤原发病灶、扩散至甲状腺包膜外的病变组织及有临床意义的淋巴转移灶；②降低肿瘤的复发和转移风险；③术后 ^{131}I 治疗；④准确分期和危险分层；⑤长期监控疾病复发；⑥减少治疗相关疾病的发生率。初始治疗手段包括手术、^{131}I 治疗和 TSH 抑制治疗，即所谓的"三部曲"。DTC 治愈的标准应包括：①没有肿瘤存在的临床证据；②没有肿瘤存在的影像学证据；③ ^{131}I 清甲治疗后的 Rx-WBS 没有发现甲状腺床和床外组织摄 ^{131}I 灶；④ TSH 抑制和 TSH 刺激后，在无 TgAb 干扰时，测不到血清 Tg（一般 Tg<1μg/L）。

　　该患者经过两次手术切除了颈部的原发肿瘤和可能的转移淋巴结，并且接受了三次 ^{131}I 治疗。第三次 ^{131}I 治疗后 Rx-WBS 显示肺部摄 ^{131}I 灶消失，CT

扫描也证实肺部转移灶消失,然而右侧颈总动脉旁及胸骨上窝仍然可见功能性摄 ^{131}I 灶,且 TSH 抑制下 Tg 为 2.33μg/L,属于结构不完全反应。因此,该患者的甲状腺肿瘤并没有治愈,颈部仍然有持续性肿瘤存在。

核医学科: ^{131}I 治疗有效,但没有治愈。该患者在第二次手术治疗前行颈部和胸部 CT 扫描,发现双肺的可疑转移病灶,并且经后续 ^{131}I 治疗证实为转移。对患者再次进行复发危险分层,由首次手术后的中危组上升为高危组,临床分期由 I 期上升至 II 期,因此,具有 ^{131}I 清灶治疗或 ^{131}I 治疗的适应证。第一次 ^{131}I 辅助治疗应在清甲治疗后 3 个月以上进行,治疗后如果血清 Tg 持续下降,影像学检查显示转移灶缩小、减少,可重复治疗,两次 ^{131}I 治疗间宜相隔 6 个月,且肺部的微转移灶有可能通过 ^{131}I 治疗治愈。

该患者第一次 ^{131}I 治疗后 Rx-WBS 发现颈部甲状腺床外及肺转移灶,再经过两次 150mCi 的 ^{131}I 治疗,可以看到肺部转移灶消失,右侧甲状腺区外侧颈总动脉旁及胸骨上窝功能性摄 ^{131}I 灶有所好转,且 TSH 刺激和抑制状态下的 Tg 逐渐下降,均提示 ^{131}I 治疗有效,但并没有达到治愈的标准,仍然需要后续治疗。 ^{131}I 治疗效果最好的情况是肺转移,淋巴结转移的治疗效果相对较差,而该患者目前为颈部淋巴结转移,肿瘤并没有治愈,应充分评估外科手术的可切除性。

4. 问题 4 该患者的下一步治疗方案。

甲状腺外科:下一步首选手术治疗。国内外指南均推荐,对于可切除的 DTC 颈部复发或转移灶,手术是首选的治疗方式。随着对中央区和颈侧区淋巴结解剖分区的认识和外科治疗经验的积累,从该患者的治疗来看,胸骨上窝和右侧甲状腺区外侧颈总动脉旁摄 ^{131}I 灶为第一次手术时中央区淋巴结清扫不彻底所遗留的病变,并非真性肿瘤复发。

2012 年我国《甲状腺结节和分化型甲状腺癌诊治指南》界定中央区淋巴结的清扫范围:上界至甲状软骨,下界为胸腺,外侧界为颈动脉鞘内侧缘,包括气管前、气管旁、喉前淋巴结等。2009 年美国甲状腺协会、美国内分泌外科医生协会、美国耳鼻喉头颈外科学会和美国头颈学会联合发布《甲状腺癌中央区淋巴清扫的术语及分类专家共识》,对中央区淋巴结的范围界定为:上界至舌骨水平,下界为无名动脉(右侧)和相对应的水平(左侧),外侧界为颈总动脉,前为颈深筋膜浅层,后为颈深筋膜深层,气管食管沟上界为环状软骨,包括气管前、气管旁、喉前淋巴结等。右侧中央区淋巴结应包括喉返神经前(VIa 区)和喉返神经后淋巴结(VIb 区)。

治疗本病例时参考了 2012 年我国《甲状腺结节和分化型甲状腺癌诊治指南》,中央区清扫下界为胸腺水平,且由于右侧喉返神经后淋巴结(VIb 区)转移率低,右侧喉返神经后方至右侧肺尖、食管前方的淋巴结并不常规清扫。

因此，^{131}I 治疗中发现的右侧甲状腺区外侧颈总动脉旁摄 ^{131}I 灶为右侧中央区淋巴结（Ⅵb 区）。由于首次手术时中央区淋巴结清扫的下界为胸腺水平，因此，胸骨上窝摄 ^{131}I 灶应为胸腺下后方的转移淋巴结，也就是颈部的Ⅶ区淋巴结。

2009 年的《甲状腺癌中央区淋巴清扫的术语及分类专家共识》认为，中央区应包括Ⅵ区和Ⅶ区淋巴结，下界应达无名动脉水平（右侧）和相对应的水平（左侧）。第二次手术时超声检查已于胸骨上窝探及多个淋巴结，髓质消失，内部可见透声区，可见丰富的周边型血流信号，弹性评分 4 分，提示转移淋巴结的特征性改变。而第二次手术时并未重视对中央区的评估，也没有对中央区进行再次清扫。因此，胸骨上窝摄 ^{131}I 灶和右侧甲状腺区外侧颈总动脉旁摄 ^{131}I 灶为中央区残留的转移淋巴结，为手术可切除的病灶。

正是由于国内外指南对中央区淋巴结范围界定的差异，对接受再次手术的甲状腺癌患者，除了评估颈侧区淋巴结外，更应结合既往手术的手术方式和范围，充分评估原手术区域是否有肿瘤残留或复发，以利于制订个体化的再次手术方案，才能有效地避免残留可切除的复发、转移或残留病变。高分辨率超声对淋巴结转移的评估也有一定的局限性，2015 年 ATA《成人甲状腺结节和分化型甲状腺癌诊治指南》推荐，中央区≥8mm、颈侧区≥10mm 的可疑转移淋巴结进行 FNAB 检查或抽吸物 Tg 浓度检测。该患者的全身显像已经明确为甲状腺床以外的摄 ^{131}I 灶，为肿瘤转移的证据，不建议对上述淋巴结进行穿刺活检或抽吸物 Tg 浓度检测。

从以上分析来看，该患者有第三次手术治疗的必要，但仅补充行中央区的再清扫是否足够呢？这个病例确实值得反思。颈侧区淋巴结的范围包括颈部淋巴结的Ⅱ、Ⅲ、Ⅳ和Ⅴ区，Ⅱ区和Ⅴ区又被分为Ⅱa、Ⅱb 和Ⅴa、Ⅴb 亚区。Ⅳ区是常见的转移部位，其次是Ⅲ区、Ⅱ区和Ⅴ区，而Ⅱb 和Ⅴa 亚区淋巴结转移风险较低。2012 年美国甲状腺协会联合美国内分泌外科医生协会、美国头颈外科学会的《关于分化型甲状腺癌颈侧区淋巴结清扫的解剖、术语和基本原理的共识及声明》中已明确指出，对活检证实颈侧区淋巴结转移的患者应行至少包括Ⅱa、Ⅲ、Ⅳ和Ⅴb 区的颈侧区淋巴结清扫。中国《分化型甲状腺癌颈侧区淋巴结清扫专家共识（2017 版）》认为Ⅱ（Ⅱa）、Ⅲ、Ⅳ区清扫是颈侧区淋巴结清扫可接受的最小范围。

该患者第二次手术时已行右侧颈部Ⅱ~Ⅴ区淋巴结清扫，并且目前没有出现右侧颈侧区淋巴结复发；尽管 Rx-WBS、CT 检查均不考虑左侧颈侧区淋巴结复发，并已行超声引导下左锁骨上窝（Ⅴ区）可疑转移淋巴 FNAB 检查，排除了转移，但第二次手术时左侧颈部淋巴结仅清扫了Ⅲ、Ⅳ区，且有较高的淋巴结转移率（10/11），并没有达到颈侧区淋巴结清扫可接受的最小范围，存在复发的隐患。该患者治疗之初具有良好的依从性,随着综合治疗效果的不确切和不良反应,患者对后续的治疗产生了疗效的担忧,对进一步的治疗产生了抵触情绪,拒绝第三次手术治疗或第四次 ^{131}I 治疗,但又期盼决定性的治疗手段。因此,为了达到标准的侧区淋巴结清扫和尽可能地降低肿瘤复发风险,若患者同意行第三次手术,应同时行左侧颈部Ⅱ区和Ⅴ区淋巴结的补充清扫,同时借助CT、MRI 及 PET/CT 等影像学检查,仔细评估纵隔淋巴结,若有转移征象也应行纵隔淋巴结清扫。

总之,从外科的角度看,患者应行第三次手术,手术范围至少应包括:①胸骨上窝胸腺下后方至无名动脉水平的淋巴结清扫(Ⅶ区);②右侧中央区淋巴结(喉返神经后)清扫(Ⅵb 区);③左侧颈部Ⅱ区和Ⅴ区淋巴结清扫。但由于既往手术和 ^{131}I 治疗后的放射性瘢痕,增加了手术的难度和风险,第三次手术可能造成喉返神经和颈部大血管损伤,甲状旁腺意外切的风险也增加,且第三次手术后仍然存在肿瘤复发的风险,应与患者充分沟通。若患者同意接受第三次手术,应首选手术治疗,术后再行辅助性 ^{131}I 治疗;若患者拒绝手术,可建议患者继续深度 TSH 抑制治疗并密切随访。

核医学科:首选手术治疗。从外科的角度来看,胸骨上窝和右侧甲状腺区外侧颈总动脉旁的病灶确实是既往手术遗留的病灶,理论上具有可切除性,但既往手术和多次 ^{131}I 治疗后的瘢痕增生将增加手术的难度和风险,也可能因瘢痕粘连导致手术不彻底。从 ^{131}I 治疗的反应性来看,治疗过程中 TSH 刺激和抑制下的血清 Tg 水平逐渐下降,病灶仍然摄取 ^{131}I,治疗后 CT 或超声检查并未发现异常淋巴结,因此认为该患者的 ^{131}I 治疗是有效的,Rx-WBS 和 CT 显示肺转移灶消失,没有新发病灶的出现,并没有表现为 ^{131}I 难治性 DTC 的特征;且第三次 ^{131}I 治疗后的两年内 Tg 持续稳定于低水平,表明单纯 TSH 抑制治疗下,肿瘤的负荷没有显著增加。如果患者拒绝第三次手术,也可重复进行 ^{131}I 治疗,直至肿瘤进展或不摄取 ^{131}I,即发展成为 ^{131}I 难治性甲状腺癌。^{131}I 治疗属于相对安全的治疗方法,迄今为止,尚无法通过前瞻性临床研究确定 ^{131}I 治疗剂量的上限(包括单次剂量和累积剂量)。回顾性研究提示,随着 ^{131}I 治疗次数增多和 ^{131}I 累积剂量的增加,辐射不良反应的风险也会增高。

本例患者难以耐受停服左甲状腺素钠的甲状腺功能减退症状和 ^{131}I 治疗的不良反应,对 ^{131}I 治疗产生了抵触情绪,并且 ^{131}I 治疗有可能导致 DTC 失分化,发展成为 ^{131}I 难治性 DTC。因此,应充分与患者沟通继续 ^{131}I 治疗可能的获益与风险,在患者的充分知情的情况下首选手术治疗。

内分泌科:可进行深度 TSH 抑制治疗。根据国内外指南对 DTC 术后复发风险的评估,目前患者的复发危险分层是高危组,属于结构不完全反应,且属于 TSH 抑制治疗不良反应低危组的患者。TSH 抑制治疗可使复发中高危组患者获益。本病例也可看出，患者第三次 ^{131}I 治疗后的两年内仅接受 TSH 抑制治疗，可血清 Tg 控制在低水平，也可看出该患者 TSH 抑制治疗的短期获益。因此，不论该患者是否接受第三次手术或第四次 ^{131}I 治疗，均应实施完全的 TSH 抑制治疗，即将 TSH 抑制于 0.1mIU/L 以下，也可以一定程度上抑制复发转移灶的进展，但长期深度 TSH 抑制治疗应注意防治潜在的骨质疏松和心血管不良反应。

5. 病例总结　弥漫硬化型甲状腺乳头状癌是甲状腺乳头状癌的高侵袭性组织学亚型，也属于 DTC 的范畴，但临床少见，侵袭性强，复发、转移及持续带病率均比经典型甲状腺乳头状癌高。甲状腺双侧叶全切除、颈部淋巴结清扫、术后 ^{131}I 治疗及长期 TSH 抑制治疗和密切随访是合理的治疗策略。该患者在 2 年的时间内经历了二次手术和三次 ^{131}I 治疗，但颈部仍然有持续性肿瘤，疗效判断为结构不完全反应。经 MDT 讨论后，认为具有行第三次手术必要，也体现出规范的手术在 DTC 患者治疗中的作用。但该病例患者拒绝再次手术或继续 ^{131}I 治疗，只进行深度 TSH 抑制治疗。经过 3 年的观察随访，病情稳定，但远期预后仍然有待于长期的随访观察及必要时的治疗干预。

三、最 终 诊 断

1. 右侧甲状腺恶性肿瘤（弥漫硬化型乳头状癌，$T_2N_{1b}M_1$，Ⅱ期，高危组，结构不完全反应）
2. 颈部淋巴结继发恶性肿瘤（持续性转移性甲状腺癌）
3. 双肺继发恶性肿瘤（转移性甲状腺癌）

四、诊治关键点

◆　甲状腺癌的诊断应包括定位诊断、定性诊断、分型诊断、TNM 分期、临床分期及复发危险分层。

◆　该病例的肿瘤组织学类型为弥漫硬化型甲状腺乳头状癌，属于 DTC 的高侵袭性组织学类型，容易发生甲状腺外侵犯、血管侵袭和远处转移，复发率高、预后相对较差，该病例 2 年内经历了二次手术和三次 ^{131}I 治疗，但仍未治愈肿瘤，故需 MDT 讨论。

◆　甲状腺癌根治术：手术是治疗 DTC 的主要治疗手段，目前国内外指南对于 DTC 的甲状腺切除范围已达成共识，即只有甲状腺叶 + 峡部切除和甲状腺近全切 / 全切除术，应综合考虑患者肿瘤特征的多个因素来决定甲状腺的切除范围。该患者术中冷冻诊断为多灶性甲状腺乳头状癌，左侧甲状腺合并甲状腺结节,选择甲状腺全切除术。

◆ 淋巴结清扫术:甲状腺癌的淋巴结清扫术包括中央区淋巴结清扫术和颈侧区淋巴结清扫术。中央区是甲状腺癌常见的淋巴结转移区域,包括Ⅵ区和Ⅶ区淋巴结。目前国内外指南对 DTC 中央区淋巴清扫尚未达成共识,均建议对临床中央区淋巴结转移(cN_1)的患者行治疗性中央区淋巴结清扫术。临床中央区淋巴结无转移(cN_0)的患者是否行中央区淋巴结预防性清扫尚存争议,国外指南相对保守,而国内学者则建议在有效保留甲状旁腺和喉返神经情况下,至少行病灶同侧中央区淋巴结清扫术。颈侧区淋巴结包括Ⅱ~Ⅴ组淋巴结,目前国内外指南对 DTC 的颈侧区淋巴结清扫已达成共识,建议行治疗性颈侧区淋巴结清扫。然而,国内外指南及专家共识对中央区及颈侧区淋巴结清扫的范围存在一定差异,在实际工作中应充分评估原发肿瘤、中央区及颈侧区淋巴结转移情况,实施指南指导下的个体化治疗。

采用中国指南对该患者实施中央组淋巴结清扫,由于未行Ⅵb 区和Ⅶ区清扫,再次手术时未行中央区的补充清扫,导致了中央区转移淋巴结的残留,成为了肿瘤持续存在的根源;左侧颈侧方淋巴结也只行选择性Ⅲ~Ⅳ区清扫,未清扫的Ⅱ区和Ⅴ区也可能成为远期肿瘤复发的根源。

◆ 放射性碘治疗:放射性碘治疗是 DTC 术后的重要治疗手段之一,又称"^{131}I 治疗"。实施 ^{131}I 治疗前应对患者肿瘤进行复发危险分层的评估,不常规推荐复发风险低危的患者进行 ^{131}I 消除残余物治疗,中危组患者应考虑给予术后 ^{131}I 辅助治疗,高危患者甲状腺全切除术后应常规给予 ^{131}I 辅助治疗,治疗过程中应动态评估,若发现可切除的复发转移灶时应首选外科手术切除。该患者首次手术后评估为复发风险中危组,可行术后 ^{131}I 辅助治疗,但在治疗前评估发现颈部"复发"肿瘤具有可切除性,选择手术切除后再行 ^{131}I 治疗;而第二次手术时发现肺转移,具有术后 ^{131}I 治疗的适应证,三次 ^{131}I 治疗后肺部病灶消失,而颈部转移淋巴结持续存在,^{131}I 对淋巴结转移的治疗效果相对较差,应再次评估手术的可切除性,而不应选择继续 ^{131}I 治疗。

◆ TSH 抑制治疗:DTC 术后 TSH 抑制治疗也称"内分泌治疗",是指手术后应用外源性甲状腺激素将 TSH 抑制在正常低限或低限以下、甚至检测不到的程度。一方面补充患者所缺乏的甲状腺激素,另一方面抑制 DTC 细胞生长。目前国内外指南均推荐根据术后复发危险分层进行个体化的 TSH 抑制治疗。该患者属于复发风险高危组,综合治疗后体内仍然有肿瘤存在,故应将 TSH 持续抑制于 0.1mIU/L 以下。

◆ 复发时的治疗:手术是可切除的转移性或复发性病灶的首选治疗方法,其次才是 ^{131}I 治疗(病灶可以摄 ^{131}I 的患者)、外放疗、TSH 抑制治疗情况下观察、化疗和新型靶向药物治疗(疾病迅速进展的难治性 DTC 患者)。出现复发时应进行 MDT 讨论,制订符合患者的最佳治疗方案,避免治疗不足和盲目治疗。

(苏艳军)

 推荐阅读资料

［1］ 中华医学会核医学分会 . ¹³¹I 治疗分化型甲状腺癌指南(2014 版). 中华核医学与分子影像杂志,2014,34(4):264-278.

［2］ 中华医学会内分泌学分会,中华医学会外科学分会内分泌学组,中国抗癌协会头颈肿瘤专业委员会,等 . 甲状腺结节和分化型甲状腺癌诊治指南 . 中华内分泌代谢杂志,2012,28(10):779-797.

［3］ American Thyroid Association Surgery Working Group,American Association of Endocrine Surgeons,American Academy of Otolaryngology-Head and Neck Surgery,et al. Consensus statement on the terminology and classification of central neck dissection for thyroid cancer. Thyroid,2009,19(11):1153-1158.

［4］ HAUGEN B R,ALEXANDER E K,BIBLE K C,et al. 2015 American Thyroid Association management guidelines for adult patients with thyroid nodules and differentiated thyroid cancer:the American Thyroid Association guidelines task force on thyroid nodules and differentiated thyroid cancer. Thyroid,2016,26(1):1-133.

［5］ ROBBINS K T,SHAHA A R,MEDINA J E,et al. Consensus statement on the classification and terminology of neck dissection.Arch Otolaryngol Head Neck Surg,2008,134(5):536-538.

［6］ STACK B C,FERRIS R L,GOLDENBERG D,et al. American Thyroid Association consensus review and statement regarding the anatomy,terminology,and rationale for lateral neck dissection in differentiated thyroid cancer. Thyroid,2012,22(5):501-508.

病例 25

儿童复发转移性分化型甲状腺癌一例

（MDT 科室：甲状腺外科、核医学科、内分泌科）

一、病 例 分 析

患者，男，18 岁。

（一）主诉

两次"甲状腺癌"手术，四次 ^{131}I 治疗后 2 年余。

（二）病史

1. 两次手术

（1）第一次手术：患者于 2009 年 3 月因"发现右侧颈部包块 2 年余，伴咳嗽、咳痰 2 周"至当地医院就诊，行超声检查考虑为"甲状腺癌可能"，转至笔者所在医院治疗。患者入院后行颈部超声及 CT 检查，临床诊断为"双侧甲状腺癌并双侧颈部淋巴结转移可能"，双肺未见转移灶。无声音嘶哑，喉镜检查显示双侧声带功能良好，遂在全身麻醉下行"双侧甲状腺癌根治术 + 双侧颈部淋巴结功能性清扫术"，术中见双侧甲状腺肿瘤向前浸润甲状腺前被膜，向后浸润喉返神经近入喉处，肿瘤组织无法完全剥离，但为了保留双侧喉返神经功能，导致邻近双侧喉返神经入喉处约 1cm 大小的薄片状肿瘤组织残留，用电刀对残留肿瘤进行灼烧处理；术中双侧下甲状旁腺得到原位保留。术后出现声音嘶哑及轻度呼吸困难，考虑为暂时性喉返神经麻痹，未行气管切开，声音嘶哑于术后 3 个月恢复。术后未发生低钙血症。依据第六版美国癌症联合会

(AJCC)甲状腺癌分期标准,术后诊断为"双侧甲状腺乳头状癌($T_{4a}N_{1b}M_0$,Ⅰ期)",建议行^{131}I治疗,但由于监护人担心^{131}I治疗对患者生长发育及未来生育的影响,未进行^{131}I治疗,只口服左甲状腺素钠进行术后促甲状腺激(TSH)抑制治疗。

(2)第二次手术:2010年初患者出现声音嘶哑,利用高锝酸盐行甲状腺显像,甲状腺未见显像,全身骨扫描未见异常,行喉镜检查发现双侧喉返神经麻痹。于2010年7月行超声检查,提示"左侧甲状腺床及左侧颈部淋巴结复发可能",当时外科认为手术可切除性不大,手术效果不确切,未进行再次手术,也未进行^{131}I治疗。患者于2012年9月因出现严重呼吸困难,夜间不能平卧,再次入院。体格检查发现左侧甲状腺区可触及约2cm大小质硬固定结节。喉镜检查提示右侧声带固定,左侧声带活动差,声门闭合欠佳,吸气时声门相对狭窄。复查超声及CT检查,提示"双侧甲状腺床、双侧颈部淋巴结、咽后淋巴结复发;双肺弥漫转移"。患者转至某市某肿瘤医院行"复发性甲状腺癌切除 + 左侧颈部淋巴结清扫术 + 气管切开术",术中见左侧颈部Ⅳ区和Ⅵ区多发肿瘤,大者约3cm,其中Ⅵ区肿瘤与食管周围粘连明显,切除部分食管壁肌层,切除甲状腺床复发肿瘤,并行Ⅵ区和左颈侧区淋巴结清扫;同时行气管切开处理。由于颈部肿瘤复发较广泛,该肿瘤医院也建议行^{131}I治疗及TSH抑制治疗,若再次复发也不建议再次手术。术后病理诊断为"甲状腺乳头状癌浸及周围肌肉组织"。第二次手术后出现手足抽搐等低钙血症表现。

2. 四次^{131}I治疗　患者于2013年8月接受首次^{131}I治疗(^{131}I,100mCi,口服),显示颈部复发灶及肺部转移灶摄取^{131}I,故随后又分别于2014年3月(^{131}I,120mCi,口服)、2015年2月(^{131}I,150mCi,口服)和2016年3月(^{131}I,150mCi,口服)进行三次^{131}I治疗。最后1次^{131}I治疗后,认为已发展为^{131}I难治性分化型甲状腺癌(RAIR-DTC),不建议继续行^{131}I治疗,仅行TSH抑制治疗。

(三) 体格检查

颈部体征(2009年3月第一次入院时):颈部丰满,双侧甲状腺及峡部均可触及质硬、固定结节,右侧明显,大者约3cm,无压痛,随吞咽上下移动明显;喉部无偏移,气管未能触及;双侧颈部均可触及多枚肿大淋巴结,左侧大者约3cm,位于Ⅲ、Ⅳ区,质硬、边界清、表面光滑,活动、无压痛;右侧大者位于Ⅲ区,大者约2cm,质硬、边界清、表面光滑,活动、无压痛。第一次手术前颈部外观见图25-1。

(四) 辅助检查

(1)颈部CT(2009年3月):双侧甲状腺区可见不均匀强化结节,呈相互融合,双侧甲状腺肿瘤压迫气管变窄(图25-2A);双侧颈部Ⅱ~Ⅳ区淋巴结广泛肿大,部分融合,增强扫描强化明显(图25-2B);三维重建及CTA显示双侧颈部

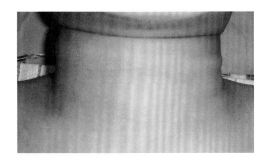

图 25-1　第一次手术前颈部外观

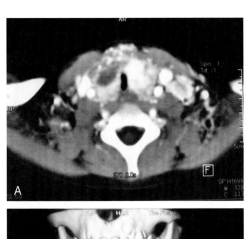

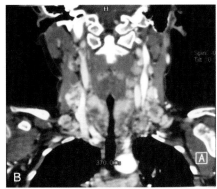

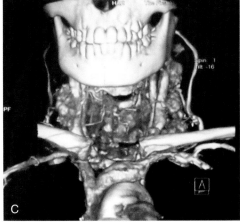

图 25-2　颈部 CT 平扫 + 增强 + 血管三维重建

A. 轴位；B. 冠状位；C. 血管 CTA。

血管未见受累(图 25-2C)。

(2) 第一次手术情况:全身麻醉插管下行颈部"U"型切口(图 25-3A),行双侧甲状腺全切除 + 中央区淋巴结清扫术 + 同期双侧颈部淋巴结功能性清扫术(图 25-3B、图 25-3C);术中显露和保护双侧下甲状旁腺;双侧喉返神经近入喉处被肿瘤浸润,但术前喉镜显示双侧声带功能良好,术中与监护人沟通,监护人要求保留双侧喉返神经功能,故导致双侧喉返神经近入喉处残留分别约1cm 大小的薄片状甲状腺癌组织(图 25-3D)。

(3) 术后病理检查:术中双侧甲状腺肿瘤行冷冻病理学检查,均为恶性。术后病理诊断为双侧甲状腺滤泡型乳头状癌(图 25-4A);颈部转移淋巴结也为滤泡型乳头状癌(图 25-4B),中央区淋巴结见癌转移(5/6);右侧颈部淋巴结见癌转移(7/12);左侧颈部淋巴结见癌转移(18/41)。

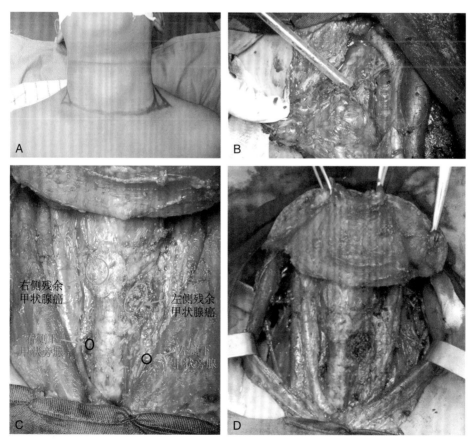

图 25-3　第一次手术情况
A. 手术体位;B. 中央区清扫;C. 甲状腺床;D. 术后整体观。

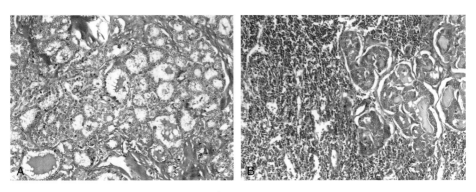

图 25-4　术后病理检查（HE×200）

A. 原发肿瘤；B. 转移淋巴结。

（4）超声检查结果

1）超声（2010 年 7 月）：2010 年 7 月首次复查术后超声检查，发现左侧甲状腺床肿瘤复发可能。超声显示：甲状腺全切除术后，右侧甲状腺区未探及确切结构。甲状腺左侧叶位置探及大小约 1.1cm×3.1cm 实性低回声包块，形态不规则，边界尚清，可见点状强回声，后方回声衰减（图 25-5A），CDFI、CDE 示结节内部及周边血

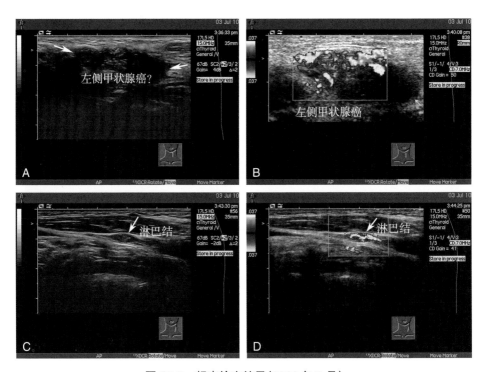

图 25-5　超声检查结果（2010 年 7 月）

A. 复发肿瘤内钙化；B. 复发肿瘤内血供；C. 转移淋巴结内钙化；D. 转移淋巴结内血供。

供丰富(图 25-5B)。左颈下段探及多个实性低回声结节,大者约 1.0cm×0.4cm,部分结节内部可见斑状强回声(图 25-5C),CDFI 显示血供丰富(图 25-5D)。

2) 超声(2012 年 9 月):患者仅接受 TSH 抑制治疗,于 2012 年 9 月再次复查超声。超声显示:甲状腺已全切除,甲状腺左侧叶区处探及约 1.8cm×3.4cm 大小实性低回声包块(图 25-6A),形态不规则,边界尚清,可见点状强回声,血供丰富(图 25-6B),向胸锁乳突肌后方、颈总动脉、颈内静脉间隙延伸。双侧颈部Ⅳ区可探多个实性低回声结节,右侧大者约 0.8cm×1.4cm,左侧大者约 0.9cm×1.8cm,皮髓质分界不清,CDFI、CDE 示结节血供丰富。

3) 超声(2013 年 8 月):首次 131I 治疗前行超声检查,提示双侧颈部Ⅰ、Ⅳ区探及多个淋巴结,大者约 0.8cm×2.1cm,以上淋巴结边界清,部分淋巴结皮髓质分界不清(图 25-7A),CDFI、CDE 示淋巴结内部血供不丰富(图 25-7B)。其余颈侧区、双侧腋窝未探及确切肿大淋巴结。

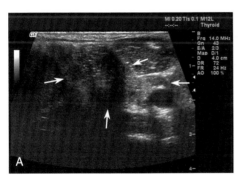
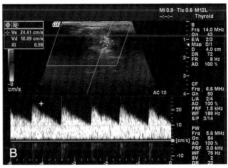

图 25-6　超声检查结果(2012 年 9 月)

A. 复发肿瘤;B. 肿瘤内血供。

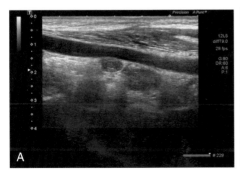
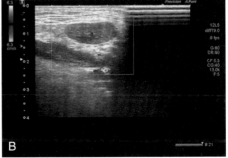

图 25-7　超声检查结果(2013 年 8 月)

A. 复发肿瘤;B. 肿瘤内血供。

4)超声(2015年2月):2015年2月复查超声,提示左颈Ⅰ、Ⅱ、Ⅲ区探及多个淋巴结,大者约1.3cm×0.6cm,位于Ⅲ区(图25-8A),左侧较大淋巴结皮髓质分界不清,CDFI、CDE显示血供呈"门型"分布;右颈Ⅰ、Ⅱ、Ⅲ区探及多个淋巴结,大者约0.9cm×0.4cm,位于Ⅰ区(图25-8B)。其余颈侧区未探及确切肿大淋巴结。

(5)喉镜检查(2012年9月):于2012年9月复查喉镜,发现右侧声带固定于旁正中位(图25-9A),左侧声带活动差,声门闭合欠佳(图25-9B),吸气时声门相对狭窄(图25-9C)。

(6)复查CT(2012年11月):患者于2012年9月因严重呼吸困难入院,复查CT。报告如下:双侧甲状腺区可见明显不均匀强化结节(图25-10A),呈相互融合,左侧大者约1.8cm×1.8cm,右侧大者1.1cm×1.4cm,与周围肌肉分界不清,局部与食管分界欠清。病变周围、颈前及双锁骨上窝多发结节,增强后强化欠均匀,左锁骨上窝为甚,双侧颌下间隙、颈后间隙、咽后间隙多发大小不等淋巴结,增强扫描明显强化(图25-10B)。双肺多发粟粒样小结节,边缘尚光滑,增强扫描明显强化,较大者位于右肺下叶,大小约1.0cm×0.9cm(图25-10C)。

(7)四次[131]I治疗结果:患者于2013年8月接受第一次[131]I治疗,显示颈部、锁骨上、双肺弥漫性转移灶具有[131]I亲和性,随后又先后进行三次[131]I治疗,治疗后3~5d均行全身显像(Rx-WBS),结果见表25-1、图25-11。第四次[131]I治疗效果不理想,患者的肿瘤出现[131]I抵抗,不建议继续行[131]I治疗。

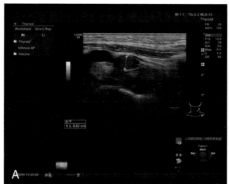 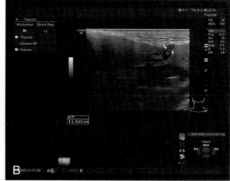

图25-8　超声检查结果(2015年2月)

A.左颈Ⅲ区淋巴结;B.右颈Ⅰ区淋巴结。

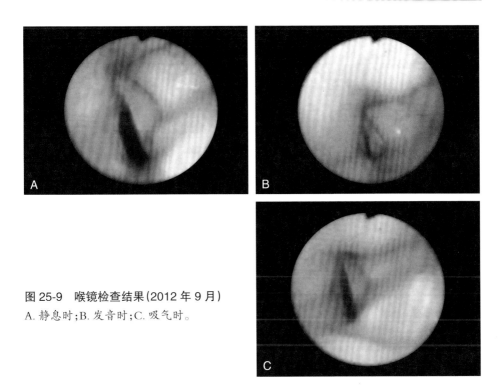

图 25-9　喉镜检查结果（2012 年 9 月）
A. 静息时；B. 发音时；C. 吸气时。

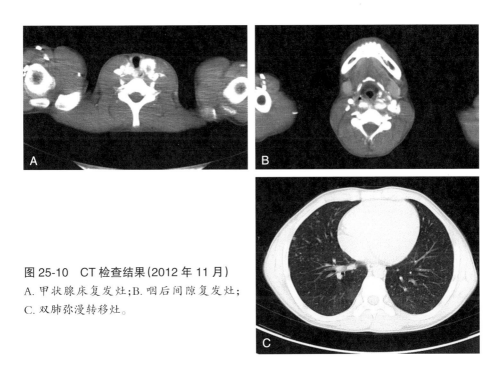

图 25-10　CT 检查结果（2012 年 11 月）
A. 甲状腺床复发灶；B. 咽后间隙复发灶；
C. 双肺弥漫转移灶。

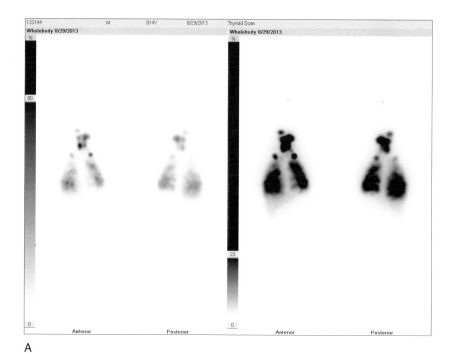

A

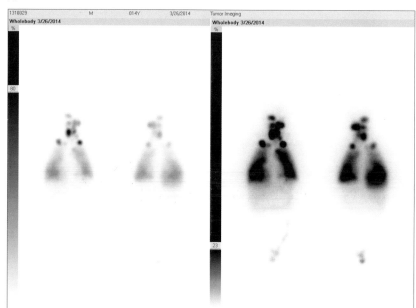

B

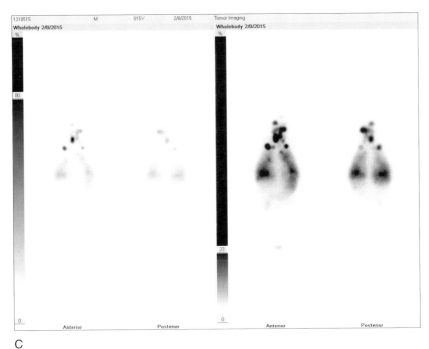

C

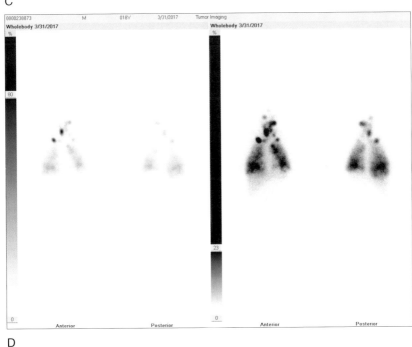

D

图 25-11　四次 ^{131}I 治疗后 Rx-WBS 结果

A. 第一次；B. 第二次；C. 第三次；D. 第四次。

表 25-1　四次 ^{131}I 治疗结果

治疗次数	时间	^{131}I 剂量 /mCi	^{131}I 治疗后全身显像结果
第一次	2013 年 8 月	100	顶骨部、双侧颈部、锁骨区、双肺弥漫性多发功能摄 ^{131}I 灶
第二次	2014 年 3 月	120	顶骨区、双侧颈部、锁骨区、双肺弥漫性多发功能摄 ^{131}I 灶
第三次	2015 年 2 月	150	顶骨区、颈部、锁骨区、双肺弥漫性多发功能摄 ^{131}I 灶大致同前，双下肺结节稍有好转
第四次	2016 年 3 月	150	顶骨区、双侧颈部、双侧锁骨上窝、双肺弥漫性功能性摄 ^{131}I 灶

（8）治疗过程中血清 TSH 与 Tg 变化情况（图 25-12）：患者治疗过程中口服左甲状腺素钠行 TSH 抑制治疗，随访过程中的血清 TgAb 均在正常范围内，从血清 TSH 和 Tg 的变化趋势可以看出，第一次手术后 TSH 抑制状态下的血清 Tg 并没有达到生化缓解的标准，而是随时间推移缓慢升高，第二次手术前达到 TSH 抑制状态下的最高水平；第一次 ^{131}I 治疗前 TSH 刺激下的血清 Tg 水平最高，随着 ^{131}I 治疗的进行，TSH 刺激下的血清 Tg 逐渐下降，TSH 抑制下的血清 Tg 也逐渐下降，但也没有达到治愈的标准。

（9）治疗过程中的 CT 影像对比（图 25-13）：患者于 2012 年第二次手术前发现双侧颈部肿瘤广泛复发和双肺弥漫转移；2013 年首次 ^{131}I 治疗前复查 CT 检查提示，第二次手术后颈部病灶减少，但仍然显示双肺弥漫转移；四次 ^{131}I 治疗后于 2016 年 12 月复查 CT，与 2013 年影像比较，颈部转移淋巴结缩小，双肺转移结节减少、变小，但也有的结节增大。

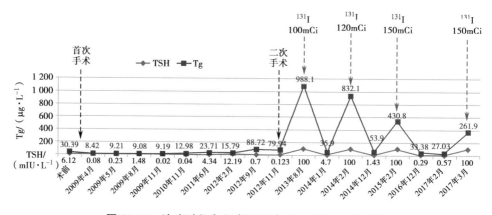

图 25-12　治疗过程中血清 TSH 与 Tg 的动态变化趋势

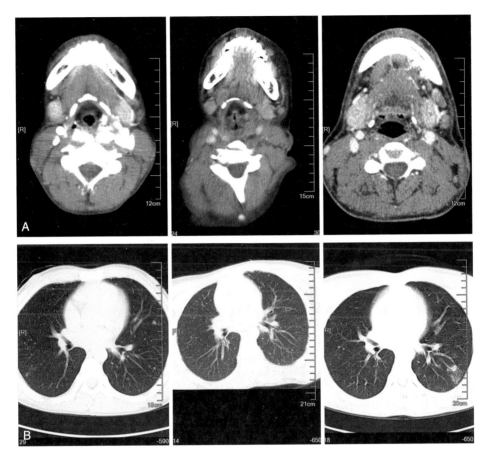

图 25-13　治疗过程中的 CT 影像对比

A. 颈部病灶(左:2012 年;中:2013 年;右:2016 年);B. 肺部病灶(左:2012 年;中:2013 年;右:2016 年)。

(10) 治疗后血清甲状旁腺激素(PTH)与血钙结果(表 25-2):从血钙与血清甲状旁腺激素的变化情况看,第一次手术并没有造成永久性甲状旁腺功能减退;第二次手术后出现了低钙血症,病程中补钙治疗方案为:碳酸钙 D_3,600mg,3 次 /d,口服;骨化三醇 0.25~0.5μg/d,口服,患者偶尔有手足抽搐等低钙血症表现。

(11) 治疗过程中患者一般情况:患者于 2009 年 3 月第一次手术后出现声音嘶哑,声音恢复正常后继续上学,2012 年 9 月出现严重呼吸困难后及第二次手术行气管切开后辍学在家,半年后封堵气管套管可间断发音,又间断上学至初中毕业,之后一直辍学在家。

表 25-2　治疗后血清甲状旁腺激素与血钙结果

项目	检测结果					
	2012 年 11 月	2013 年 8 月	2014 年 1 月	2014 年 2 月	2015 年 2 月	2017 年 3 月
血钙 /(mmol·L^{-1})	2.30	1.65	1.74	1.73	1.67	1.75
血清甲状旁腺激素 /(ng·L^{-1})	26.60	2.00	4.05	3.12	2.00	3.60

（五）初步诊断

儿童甲状腺恶性肿瘤（滤泡型乳头状癌，$T_{4a}N_{1b}M_1$，Ⅱ期，高危组，^{131}I 难治性？）；双肺继发恶性肿瘤（转移性甲状腺癌）；颈部淋巴结继发恶性肿瘤（转移性甲状腺癌）；颅骨继发恶性肿瘤（转移性甲状腺癌）；术后永久性甲状旁腺功能减退（低钙血症）；双侧喉返神经麻痹（肿瘤性）；气管切开术后。

二、MDT 分析

该患者从有可能通过外科治愈的分化型甲状腺癌（DTC）发展成为难治的复发转移性甲状腺癌，值得组织 MDT 讨论，从中汲取经验与教训。

1. 问题 1　总结该病例治疗过程中的经验与教训。

甲状腺外科：首先，第一次手术并不是根治性手术。患者确诊时年龄只有 9 岁，病理证实为滤泡型乳头状癌，属于儿童 DTC，且属于局部晚期甲状腺癌。由于首次手术时对儿童甲状腺癌的认识不够，也没有针对儿童甲状腺癌的临床指南可供参考，对儿童甲状腺癌的治疗仍然来自成人甲状腺癌治疗的经验。从该患者第　次手术前的相关资料及手术中的情况看，该患者为双侧甲状腺癌并双侧颈部淋巴结转移，应行甲状腺全切除及同期双侧颈部淋巴结功能性清扫，也与现行的 2012 年中国《甲状腺结节和分化型甲状腺癌诊治指南》及 2015 年美国甲状腺协会（ATA）发布的《儿童甲状腺结节和分化型甲状腺癌诊治指南》推荐的手术方案相一致。但在实际工作中，儿童甲状腺癌治疗的手术方案也可能受到来自患者监护人的干扰，担忧甲状腺全切除可能造成的甲状腺功能减退对患者生长发育的影响，尤其是该病例在第一次手术时要彻底切除肿瘤就需要切除双侧喉返神经，术后需行气管切开，将对患者未来学业和生活质量产生严重的影响。由于当时技术的原因，术中未能应用神经监测技术来协助判断双侧喉返神经的功能；而术前喉镜检查显示双侧声带功能正常，术中患者监护人也要求尽可能地保证术后生活质量，因此，采取了相对保守的手术方案,导致了原发肿瘤的残留,成为肿瘤"复发"的根源。

术中喉返神经监测技术有助于提高甲状腺手术的安全性和彻底性。为了肿瘤治疗的彻底性,若术中神经监测显示受浸润的喉返神经已无功能,则应积极行原发病灶的彻底切除,连同受浸润的喉返神经的主动切除,避免肿瘤残留导致复发,反之则应尽可能保留有功能的喉返神经,术后及时实施 ^{131}I 治疗。行双侧喉返神经切除者,必然需要行气管切开,但术后发音和生活质量也可以通过其他治疗方法进行改善。声带切除术、喉成形术和同时杓状软骨内移术可用于治疗甲状腺术后双侧永久性声带麻痹导致的呼吸困难。近年来随着微创理念的引入,可采用注射法喉成形术,手术操作更简单、创伤更小,其耐受性和手术效果并不逊于传统手术。

其次,没有及时进行术后 ^{131}I 治疗导致了肿瘤的迅速复发和转移。该患者第一次手术时选择保留双侧喉返神经功能,体现了尊重患者的知情同意权,且残留的病灶有可能通过 ^{131}I 治疗进行清除。由于肿瘤残留,属于复发高风险组,患者具有 ^{131}I 治疗或 ^{131}I 清灶治疗的绝对适应证。第一次手术后发生了暂时性的声音嘶哑且在术后 3 个月恢复,也表明双侧喉返神经有功能。而患者监护人过于担心 ^{131}I 治疗的潜在副作用,尤其是担心对未来生育能力的影响,一直未行 ^{131}I 治疗。第二次手术后由于气管切开也没有及时进行 ^{131}I 治疗。该患者的病理类型是滤泡型乳头状癌,从后来的 ^{131}I 治疗效果来看,若在第一次手术后就及时进行 ^{131}I 治疗,颈部残留的肿瘤及潜在的远处(肺)转移灶,有可能通过 ^{131}I 治疗消除,或可以一定程度上抑制颈部的复发和肺转移的发生。

最后,延迟的第二次手术也增加了综合治疗的复杂性。对于 DTC 来说,出现复发或转移时,首先要评估能否通过再次手术切除,能通过再次手术切除者首选手术治疗,若不能切除也应考虑行 ^{131}I 治疗。该患者第一次手术后未进行 ^{131}I 治疗,且在术后 1 年就现出肿瘤复发,双侧喉返神经也因肿瘤的浸润出现声音嘶哑,超声检查发现左侧甲状腺床及左颈Ⅳ区淋巴结复发。由于医患双方都担心再次手术效果的不确定性和潜在的严重并发症(永久性甲状旁腺功能减退症和气管切开),没有及时进行第二次手术,直至肿瘤进展导致严重呼吸困难时才接受治疗,此时已出现了双侧甲状腺床、双侧颈部淋巴结及咽后淋巴结的广泛复发,也出现了双肺的弥漫转移,此时进行第二次手术,并不能通过再次手术彻底切除肿瘤,必然增加了治疗的复杂性。

从肿瘤治疗的复杂性看,该患者的病情已由局部晚期 DTC 发展成了复发转移性甲状腺癌,若 ^{131}I 治疗后认为已达到 RAIR-DTC 的判断标准,目前患者已满 18 岁,可以加入 RAIR-DTC 的药物临床试验,可能会从中获益。因此,局部晚期甲状腺癌的综合治疗中,手术是有可能治愈肿瘤的最直接手段,手术时既要考虑治疗对生活质量的影响,更应该要考虑肿瘤的治疗效果。正是由于儿童甲状腺癌的生物学行为不同于成人甲状腺癌,儿童甲状腺癌确诊时临床分期高,更容易发生甲状腺外浸润和淋巴结转移,2015 年 ATA 发布的《儿童甲状腺结节和分化型甲状腺癌诊治指南》,具有很好的临床指导价值。

核医学科: ^{131}I 治疗在 DTC 的治疗中有着重要的作用,尤其是对局部晚期和转移、复发性的 DTC 治疗就更为明显。该患者第一次手术时并没有发现肺转移,但原发肿瘤为局部晚期肿瘤(T_{4a})和广泛双侧颈部淋巴结转移(N_{1b}),尽管同期进行了甲状腺全切除、中央区淋巴结清扫和双侧颈部淋巴结功能性清扫,但为了保留双侧喉返神经功能而导致双侧甲状腺肿瘤的残留。根据国内外成人分化型甲状腺癌指南以及 2015 年 ATA 的《儿童甲状腺结节和分化型甲状腺癌诊治指南》,该患者第一次手术后就属于复发风险高危的患者,有 ^{131}I 治疗或 ^{131}I 清灶治疗的适应证,但由于监护人过于担忧 ^{131}I 治疗可能带来的远期严重不良反应,在第一次手术后拒绝行 ^{131}I 治疗,失去了通过手术、^{131}I 治疗和 TSH 抑制治疗等综合手段治愈肿瘤的机会。

对儿童 DTC 来说,^{131}I 治疗同样具有两面性,可能获得肿瘤治愈或减少复发的益处,也有可能出现近期或远期的不良反应,但至今仍然无相关循证医学证据支持此观点。对儿童来说,应在监护人充分理解可能的获益与风险前提下,决定是否行 ^{131}I 治疗。^{131}I 治疗的近期不良反应多数可以自行缓解,无须特殊治疗。较常见的远期不良反应包括慢性唾液腺损伤、龋齿、鼻泪管阻塞或胃肠道反应等,很少引起骨髓抑制和肾功能异常;^{131}I 治疗与继发性肿瘤的关系并无一致结论,但认为儿童发生继发性肿瘤和放射性肺纤维化的风险较高。目前无足够证据表明 ^{131}I 治疗影响生殖系统,但建议女性患者在 ^{131}I 治疗后6~12 个月内避免妊娠。该患者属于 DTC,具有 ^{131}I 亲和性,若第一次手术后及时进行 ^{131}I 治疗,颈部残留的肿瘤有可能被治愈,潜在的没有被切除的颈部转移灶和远处的隐匿转移灶也可能被治愈,而不至于出现双侧颈部广泛复发、双肺弥漫转移及颅骨转移。

此外,该患者的第二次手术也只是姑息性手术,颈部的复发肿瘤并没有彻底切除,且从后续的 ^{131}I 治疗结果看,颈部的摄 ^{131}I 灶也是第二次手术无法切除而残留或再次复发的病灶,且已有双肺弥漫转移灶;第二次手术后也属于复发高风险的甲状腺癌,具有 ^{131}I 治疗的绝对适应证。没有及时进行术后 ^{131}I 治疗,导致了肿瘤进展,增加了后续治疗的困难性。

从后续的四次 ^{131}I 治疗情况来看,颈部复发病灶和双肺转移灶均具有摄取 ^{131}I 的功能。病程中血清 TgAb 水平都在正常范围内,从 ^{131}I 治疗前后血清 Tg 来看,不论 TSH 刺激或抑制状态下的血清 Tg 都呈下降趋势。因此,从血清学指标看,一定程度上认为 ^{131}I 治疗是有效的,但没有达到治愈的标准,而超声提示颈部复发淋巴增多,CT 检查也提示颈部和肺部转移病灶减少,但有个别结节增大。因此,也应警惕肿瘤的失分化和 ^{131}I 抵抗的问题。

内分泌科:术后 TSH 抑制治疗及甲状旁腺功能减退症管理相关问题值得讨论。

术后 TSH 抑制治疗:术后 TSH 抑制治疗或内分泌治疗也是 DTC 的重要辅助治疗手段,TSH 抑制水平与 DTC 的复发、转移和癌症相关死亡的关系密切。特别对复发高风险的 DTC 者,这种关联性更明显,复发风险中高危的患者可以从 TSH 抑制治疗中获益。TSH 抑制治疗最佳目标 TSH 应满足:既能降低 DTC 的复发率、转移率和相关死亡率,又能减少外源性亚临床甲状腺功能亢进导致的不良反应、提高生活质量。目前国内外指南都建议依据术后复发危险分层进行不同程度的 TSH 抑制治疗。从该患者的两次手术情况来看,都没有彻底切除肿瘤,均有肉眼可见的肿瘤残留,且 2012 年复发时已出现双肺弥漫性转移,该患者整个病程中的复发危险分层始终属于高危组。因此,应该实施严格的深度 TSH 抑制治疗,将 TSH 控制于 0.1mIU/L 以下。中高危患者随访观察过程中(3~5 年)再评估并且无肿瘤存在的证据时,可将 TSH 调整至正常值的下限,但从该患者的治疗效果看,并未达到肿瘤临床治愈的标准:①没有肿瘤存在的临床证据;②没有肿瘤存在的影像学证据;③^{131}I 清甲治疗后的 WBS 没有发现甲状腺床和床外组织摄取 ^{131}I;④TSH 抑制状态下和 TSH 刺激后,在无 TgAb 干扰时,测不到血清 Tg(一般为 Tg<1μg/L)。因此,该患者应长期接受深度 TSH 抑制治疗。从该患者的随访结果看,有些时间段的 TSH 抑制治疗并未达标,复查时间间隔也较大,可能与患者的依从性有关。此类高危患者可以从 TSH 抑制治疗中获益,一定程度上抑制病情的进展,因此,对复发高风险的患者更应做好密切随访,实时调整左甲状腺素钠剂量以实现规范的术后 TSH 抑制治疗。

术后随访与监测:甲状腺全切除术后,不论是否接受 ^{131}I 治疗,无 TgAb 存在时,血清 Tg 可以作为 DTC 的肿瘤标志物对治疗效果进行评估,由于 TgAb 可能干扰 Tg 的检测,因此,应同时进行 TgAb 的测定。血清 Tg 常于术后 3~4 周最低,因此,应于第一次手术后 1 个月左右进行复查,随访期应间隔 3~6 个月复查一次,病情缓解后可每年复查一次。术后超声检查也是疗效评估与病情监测的重要内容,通常建议术后每隔 6~12 个月进行复查。该患者第一次手术后的血清 Tg 并没有达到完全缓解,初次手术后 1 年余就发现颈部复发病灶,应进一步行颈胸部 CT 或 MRI 检查评估肿瘤情况,从而全面评估再次手术的可切除性。复查随访的意义应充分告知患者监护人,应该根据异常的复查结果进行治疗方案的调整,而不应在复发肿瘤导致临床症状甚至危及生命时才进行治疗,这样必然错过治疗肿瘤的最佳时机。

术后甲状旁腺功能减退症管理：甲状旁腺损伤导致的甲状旁腺功能减退是甲状腺手术常见并发症，肿瘤复发再次手术时该并发症风险增加。从血钙和 PTH 的变化情况来看，第二次手术后出现血钙和 PTH 的显著下降，患者出现低钙血症的症状，且半年以上未恢复，属于术后持续性或永久性甲状旁腺功能减退。目前尚缺乏有效的手段治疗永久性甲状旁腺功能减退，长期治疗的目标是使用口服钙剂和维生素 D 治疗，达到控制低钙血症症状，维持血钙在 2.0~2.1mmol/L 水平，防止治疗不足和过度治疗带来的危害。从该患者的血钙和 PTH 检测结果看，碳酸钙 D_3(600mg，3 次 /d) 和骨化三醇 (0.25~0.5μg/d) 的治疗方案并未达到术后甲状旁腺功能减退症的治疗目标，可将口服钙剂调整为每日元素钙 1~1.5g，分 3~4 次口服，若增加钙剂后血钙仍不理想，可将骨化三醇剂量调整为 0.5μg/ 次，2 次 /d。同时动态监测血钙、磷和维生素 D 水平，避免高钙血症和维生素 D 中毒。

2. 问题 2　确定下一步治疗方案。

甲状腺外科：无确切外科手术指征。该患者属于颈部广泛复发、双肺弥漫转移、颅骨转移的 DTC，颈部的肿瘤经过综合治疗已得到一定程度控制，但并没有完全消除，目前已行气管切开，并无肿瘤浸润气管或食管导致呼吸或吞咽困难等危及生命的表现，再次外科手术也不能解决全身性肿瘤的问题，故已无外科确切的手术指征。对颈部持续存在的肿瘤也可以采取姑息性切除；术后辅助行外放疗，可以一定程度上控制颈部肿瘤进展带来的危害。目前 131I 治疗累积剂量不足 600mCi，且颈部复发灶和转移灶均有摄 131I 功能，肺部转移肿瘤也得到了一定程度的控制，尚未达到 RAIR-DTC 的标准。因此，可以尝试继续行 131I 治疗，若出现 131I 治疗无效，可以选用小分子激酶靶向药物治疗，但治疗费用较高。

核医学科：可尝试继续 131I 治疗。131I 治疗属于 DTC 相对安全的治疗方法。迄今为止，尚无法通过前瞻性临床研究确定 131I 治疗剂量的上限（包括单次剂量和累积剂量）。回顾性统计分析提示，随 131I 治疗次数增多和 131I 累积剂量加大，不良反应的风险也会增高。由于该患者颈部复发、肺转移灶较多，颅骨也有转移，不适合外照射治疗。这些复发转移病灶仍然具有 131I 亲和性，治疗前后 TSH 刺激和抑制下的血清 Tg 呈逐渐下降趋势，肺部病灶也较 2013 年 131I 治疗前减少和缩小。尽管超声提示颈部淋巴结增多，但未经活检证实为转移，从血清学、影像学和治疗后的 Rx-WBS 显像来看，该患者的 131I 治疗是有效的，但不能排除肺转移的个别肿瘤出现了 131I 抵抗的现象，并不能整体判断为 RAIR-DTC。因此，该患者通过 131I 治疗进一步控制肺部转移和颈部复发灶的获益可能性仍然存在，可以建议该患者继续 131I 治疗，直至大部分病灶不摄 131I，或出现新病灶，或病情显著进展，才可认为发展成为 RAIR-DTC。继续 131I

治疗应警惕放射性肺炎的发生,应充分告知可能的获益与风险。

RAIR-DTC 的治疗主要包括远处转移灶的切除、药物治疗、外放疗及射频消融治疗。若该患者已发展为 RAIR-DTC,其全身转移灶不具备外科切除条件。ATA 指南推荐有症状的、伴有局部并发症高危风险的远处转移 RIAR-DTC,外放疗、射频消融治疗优先于全身治疗。近年来,随着对 RAIR-DTC 分子机制研究的不断深入,越来越多的分子靶向药物被用于 RAIR-DTC 的治疗,以索拉非尼为代表的分子靶向药物,在治疗 RAIR-DTC 方面取得一定效果。可以建议该患者在出现 ^{131}I 抵抗后应用分子靶向药物或加入药物临床试验。

3. 病例总结 儿童 DTC 少见,与成年人 DTC 相比,儿童甲状腺癌确诊时肿瘤更大、甲状腺外浸润、淋巴结转移和肺转移率更高。手术是治疗儿童 DTC 的最主要手段,术后实施个体化的 TSH 抑制治疗和 ^{131}I 治疗,儿童甲状腺癌也可获得满意的远期治疗效果。该病例确诊时为局部晚期 DTC,治疗过程中过于担心治疗带来的并发症,没有进行积极的治疗,现已发展成为复发转移性DTC,甚至可能发展为 RAIR-DTC,可以预见该患者的不良预后。

因此,对儿童局部晚期的 DTC,应充分评估手术、^{131}I 治疗和 TSH 抑制治疗可能的获益与风险,以提高远期治疗效果为出发点,慎重选择,避免不规范治疗造成不良结局。

三、最 终 诊 断

1. 儿童甲状腺恶性肿瘤(滤泡型乳头状癌,$T_{4a}N_{1b}M_1$,Ⅱ期,高危组,结构不完全反应)
2. 双肺继发恶性肿瘤(转移性甲状腺癌)
3. 颈部淋巴结继发恶性肿瘤(转移性甲状腺癌)
4. 颅骨继发恶性肿瘤(转移性甲状腺癌)
5. 手术后甲状旁腺功能减退症(永久性)
6. 永久性双侧喉返神经麻痹(肿瘤性)
7. 永久性气管切开术后

四、诊治关键点

◆ 儿童甲状腺癌,又称"青少年甲状腺癌",是指发生于 18 岁以下的儿童或青少年的甲状腺癌。

◆ 手术是 DTC 有效的治疗手段,手术时既要考虑治疗对生活质量的影响,更应该要考虑肿瘤的治疗效果,避免治疗的不规范。

◆ 复杂甲状腺手术或局部晚期甲状腺癌手术中,应使用术中喉返神经监测技术,评估喉返神经的功能。若喉返神经无功能,应行受浸润的神经连同肿瘤切除。

◆ 甲状腺全切除术后,血清 Tg 可作为 DTC 的肿瘤标志物对治疗效果和病情进行评估,应于第一次手术后 1 个月复查甲状腺功能,随访期应间隔 3~6 个月复查一次,病情缓解后可每年复查一次。

◆ 术后超声检查也是疗效评估与病情监测的重要内容,通常建议术后每隔 6~12 个月进行复查。

◆ 儿童甲状腺癌术后需要对其复发风险进行分层,甲状腺癌术后复发危险度分层有助于:①预测患者的预后;②指导个体化的术后治疗方案,包括 ^{131}I 治疗和 TSH 抑制治疗等,以减少复发率和死亡率;③指导个体化的随访方案。

◆ 不同于成人 DTC 的危险分层,2015 年 ATA《儿童甲状腺结节和分化型甲状腺癌诊治指南》明确了儿童 DTC 复发危险分层标准。①低危组:原发肿瘤限于甲状腺内,无淋巴结转移(N_0)或淋巴结转移不确定(N_x)或意外发现中央区少量淋巴结的微转移。低危组的患者发生远处转移的风险较低,但仍然存在中央颈部病灶残留的风险,尤其是没有进行中央区淋巴结清扫者。②中危组:不论原发肿瘤大小,发生广泛中央区淋巴结转移或少量颈侧区淋巴结转移。中危组的患者远处转移风险低,而淋巴结不能完全切除或颈部肿瘤残留的风险较高。③高危组:广泛的颈侧区淋巴结转移(广泛 N_{1b})或局部浸润性肿瘤(T_4),伴或不伴远处转移。高危组患者的病灶无法彻底切除、病变持续和远处转移的风险较高。该患者确诊时为局部晚期甲状腺癌,首次手术导致肿瘤残留,术后复发风险为高危组,复发时出现了远处转移,再次手术及后续的 ^{131}I 治疗并未治愈颈部复发及远处转移的肿瘤,属于肿瘤残留的复发风险高危组患者。复发危险分层对指导 TSH 抑制治疗和 ^{131}I 治疗具有重要参考价值。

◆ ^{131}I 治疗属于 DTC 相对安全的治疗方法,应该选择性用于儿童分化型甲状腺癌的术后辅助治疗,复发风险高危组患者是 ^{131}I 治疗的绝对适应证。

◆ 儿童 DTC 出现复发或转移灶时,应首选外科切除,其次是 ^{131}I 治疗,最后才是外放疗、消融治疗等。

◆ 甲状旁腺功能减退是甲状腺手术常见的并发症,由于甲状腺手术导致甲状旁腺被切除或损伤后,甲状旁腺的功能持续半年以上不能恢复者称为永久性术后甲状旁腺功能减退,严重影响患者的生活质量,需要终生口服钙剂和维生素 D 治疗。

◆ RAIR-DTC 涵盖所有经过规范的 ^{131}I 治疗后仍出现复发及转移或已知病灶进展的 DTC 患者。当儿童 DTC 患者归类为 RAIR-DTC,没有进一步 ^{131}I

治疗的指征,可考虑进行小分子激酶抑制剂的靶向药物治疗。

(苏艳军)

推荐阅读资料

[1] 中华医学会核医学分会. ^{131}I治疗分化型甲状腺癌指南(2014版).中华核医学与分子影像杂志,2014,34(4):264-278.

[2] 中华医学会内分泌学分会,中华医学会外科学分会内分泌学组,中国抗癌协会头颈肿瘤专业委员会,等. 甲状腺结节和分化型甲状腺癌诊治指南.中华内分泌代谢杂志,2012,28(10):779-797.

[3] American Thyroid Association(ATA) Guidelines Taskforce on Thyroid Nodules and Differentiated Thyroid Cancer,COOPER D S,DOHERTY G M,et al. Revised American Thyroid Association management guidelines for patients with thyroid nodules and differentiated thyroid cancer. Thyroid,2009,19(11):1167-1214.

[4] FRANCIS G L,WAGUESPACK S G,BAUER A J,et al. Management guidelines for children with thyroid nodules and differentiated thyroid cancer. Thyroid,2015,25(7):716-759.

[5] HAUGEN B R,ALEXANDER E K,BIBLE K C,et al. 2015 American Thyroid Association management guidelines for adult patients with thyroid nodules and differentiated thyroid cancer:The American Thyroid Association guidelines task force on thyroid nodules and differentiated thyroid cancer. Thyroid,2016,26(1):1-168.

病例 26

游走的肺部阴影

（MDT 科室：呼吸内科、感染性疾病科、风湿免疫科、医学影像科）

一、病例分析

患者，男，56岁，已婚已育，农民。

（一）主诉

发热、咳嗽、咳痰20余天。

（二）病史

患者自20余天前受凉后出现发热，自觉下午明显，体温波动在37.4~38℃最高达38℃，自服"风寒感冒冲剂"后体温能降至正常。继之出现咳嗽、咳黄色脓痰，每次量约10ml，同时伴有头痛。到当地卫生院就诊，给予"左氧氟沙星和阿奇霉素"静脉滴注治疗8d，上述症状无缓解。2014年9月17日转至某市级医院治疗，以"肺部感染（肺结核可能）"收住院，给予"异烟肼、利福平、乙胺丁醇、吡嗪酰胺"抗结核治疗和"左氧氟沙星"治疗8d，莫西沙星治疗2d后，头痛缓解，仍有发热、咳嗽、咳痰，9月29日复查胸部CT提示"左肺上叶和右肺下叶感染性病灶，病灶较2周前增大增多"。为进一步诊治于10月1日以"双肺肺炎（肺结核待排）"收住笔者所在医院呼吸内科。病程中无咯血、胸痛、呼吸困难，无恶心、呕吐、腹泻，无食欲缺乏、消瘦、盗汗等症状，饮食、睡眠、大小便均正常，体重无明显改变。

既往史无特殊，无家族遗传病史。

（三）体格检查

T 38℃,P 106 次 /min,R 21 次 /min,BP 105/75mmHg。一般情况尚可,急性病容,未吸氧情况下口唇及四肢端轻度发绀,全身皮肤未见皮疹、出血点,全身浅表淋巴结未触及肿大,咽部无充血,扁桃体不大;双肺呼吸音粗,右下肺可闻及湿啰音,心界不大,无期前收缩及杂音;腹部(-),双下肢无水肿。

（四）辅助检查

1. 实验室检查　WBC 14.46×10⁹/L,N% 83.1%,Hb 110g/L,PLT 401×10⁹/L;ESR 102mm/h;肝肾功能、生化未见明显异常;pH 7.48,PaO_2 52.3mmHg,$PaCO_2$ 30.5mmHg;入院后 3 次痰培养均为阴性;肺功能示,FEV_1 2.77L,占预计值的 86.6%,FEV_1/FVC 115%,肺弥散功能正常;结核菌素试验阴性;3 次痰抗酸染色未见抗酸杆菌;免疫系统疾病全套阴性;血培养 3 次均阴性;C 反应蛋白 86.3mg/L;降钙素原正常;肿瘤标记物全套正常;梅毒及 HIV 抗体(-);呼吸道九项均阴性(包括军团菌、支原体、衣原体、立克次体、腺病毒、呼吸道合胞病毒、甲型流感病毒、乙型流感病毒、副流感病毒 1~3 型)。

2. 影像学检查

(1) 胸部 CT(图 26-1):双肺多发片状高密度模糊影,其内可见支气管充气征,以双肺下叶明显,右上肺见反晕环征。

(2) 气管镜检查(图 26-2):各管腔通畅,部分管腔黏膜萎缩,未见肿物。

（五）初步诊治

初步诊断:双肺肺炎(肺结核待排)。

根据患者病史及入院时的 CT 影像学资料,诊断考虑肺炎。10 月 1 日—

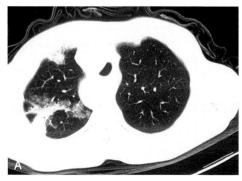
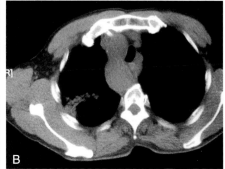

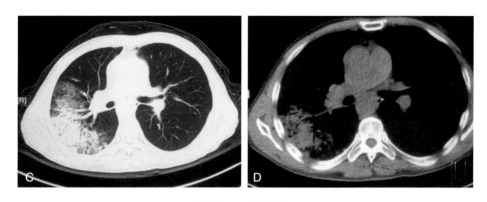

图 26-1　胸部 CT

A. 右上肺（肺窗）；B. 右上肺（纵隔窗）；C. 双下肺（肺窗）；D. 双下肺（纵隔窗）。

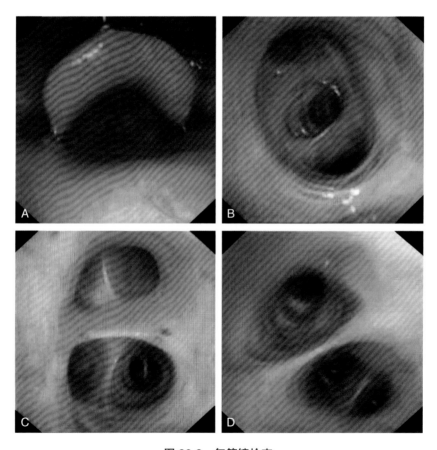

图 26-2　气管镜检查

A. 会厌部黏膜充血；B. 左肺上叶各段开口通畅但管腔扩大；C. 右肺上叶各段开口通畅、黏膜光滑；D. 右肺中、下叶开口通畅、黏膜光滑。

8 日给予莫西沙星针 0.4g 静脉滴注,10 月 8 日—11 日给予拉氧头孢针 2.0g 静脉滴注,抗感染治疗,但患者的发热、咳嗽、咳痰无改善,胸部 CT 提示病变范围扩大。10 月 8 日复查血常规无明显变化(与 10 月 1 日比较)。胸部 CT 片结果提示双肺多发片状高密度模糊影,其内可见支气管充气征,右肺部分絮状影,以双肺下叶明显。故 10 月 12 日—16 日:给予比阿培南针 0.3g 联合替考拉宁针 200mg 静脉滴注,加强抗感染治疗,上述症状仍无改变,纤维支气管镜检查结果提示未发现异常。真菌相关检查结果:G 试验(+)。

二、MDT 分析

(一) 病情演变

1. 经过正规、足量的抗感染治疗,患者症状无明显缓解,仍然出现发热、呼吸困难等症状。胸部 CT 片示肺部病灶无变化,血细胞分析示白细胞和中性粒细胞无明显变化。

2. 胸部 CT 复查结果(2014-10-20)(图 26-3):胸部右肺病灶较前稍有吸收,范围略有缩小,双肺下叶病灶变化不明显,右肺中叶见反晕环征。

(二) MDT 意见

感染性疾病科:中年男性,病程较短,病情进展快。病程在 2 个月内,病程前期有咽痛、发热、乏力等流感样症状,主要表现为发热、咳嗽、咳痰。查体右下肺可闻及爆裂音,未吸氧情况下口唇及四肢端轻度发绀。胸部 CT 提示双肺多发片状高密度模糊影,其内可见支气管充气征,右肺部分絮状影,以双肺下叶明显。血常规提示白细胞增高,C 反应蛋白、红细胞沉降率增快,低氧血症。反复予以抗感染、降温治疗,外院也给予抗结核治疗,但效果不佳。目前不考虑细菌感染引起的疾病。呼吸道九项检查均为阴性。真菌相关检查:G 试验(+),真菌感染不能除外,建议给予抗真菌治疗。

风湿免疫科:中年男性,病程较短,病情进展快。病程在 2 个月内,病程前期有咽痛、发热、乏力等流感样症状,主要表现为发热、咳嗽、咳痰。查体右下肺可闻及爆裂音,患者存在缺氧。胸部 CT 提示双肺多发片状高密度模糊影,结核相关检测、免疫系统疾病检测、肿瘤标记物、血培养及降钙素原均未发现异常,C 反应蛋白 86.3mg/L。不考虑结核、结缔组织疾病所致的肺部病变,同时也可除外肿瘤,建议取肺组织行病理组织活检明确病灶性质。

医学影像科:胸部 CT 见双肺多发片状高密度模糊影,其内可见支气管充气征,以双肺下叶明显,右上肺见反晕环征,感染、机化性肺炎不能除外。经过

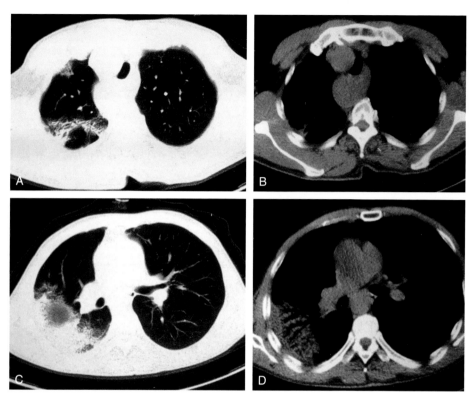

图 26-3　复查胸部 CT（2014-10-20）

A. 右上肺（肺窗）；B. 右上肺（纵隔窗）；C. 双下肺（肺窗）；D. 双下肺（纵隔窗）。

正规、足量的抗感染治疗，患者症状无明显缓解，仍然出现发热、呼吸困难等症状，胸部 CT 片示肺部病灶无吸收。建议取肺组织行病理组织活检明确病灶性质。

综上所述，本病例诊治难点为：患者病程较短，病情进展快且重。胸部 CT 提示感染征象，但反复血培养和痰培养均未找到病原学证据，且给予常规的抗感染、降温治疗，疗效不佳，诊断不能明确。根据 MDT 意见，调整治疗方案如下：

10 月 22 日—26 日给予伏立康唑针 0.2g 静脉滴注，抗真菌治疗；因患者持续发热，且结缔组织疾病不能排除，于 10 月 23 日—31 日给予静脉滴注甲泼尼龙针治疗，2d 后患者体温降至正常，改口服泼尼松片剂 40mg/d 治疗；最终患者于 10 月 27 日行 CT 引导下穿刺活检。病理组织检查（图 26-4）：肺组织活检示病变呈慢性炎症急性病变，小灶呈机化性肺炎改变。

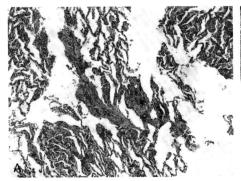
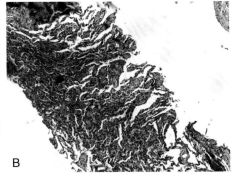
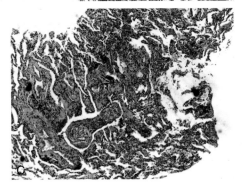

图 26-4　病理组织检查

图 A、B、C 示肺泡管、肺泡和细支气管内疏松纤维组织息肉样增生,疏松纤维组织主要由成纤维细胞和蓝染的黏膜样基质构成,病变时均一,保留肺泡结构,间质可有少许炎细胞浸润(HE 染色,×40)。

治疗后随访 4 个月情况:患者一般情况良好,未诉特殊不适,日常生活如常。复查 CT(图 26-5),与 2014 年 10 月 20 日 CT 比较,右肺上叶、中叶、下叶病灶明显吸收,双肺下叶左心室层面出现新发病灶。

三、最 终 诊 断

隐源性机化性肺炎

四、诊治关键点

◆ 隐源性机化性肺炎(COP)是以肺泡内、肺泡管、呼吸性细支气管及终末细支气管腔内有机化性肉芽组织为病理特点,对糖皮质激素反应良好的间质性肺疾病,又称"闭塞性细支气管炎伴机化性肺炎(BOOP)"。COP 的发病年龄为 20~80 岁,以 40~60 岁多见。大多亚急性起病,病程在 2 个月内。病程前期有咽痛、发热、乏力等流感样症状,临床常见症状为干咳(56%~100%)、程度不

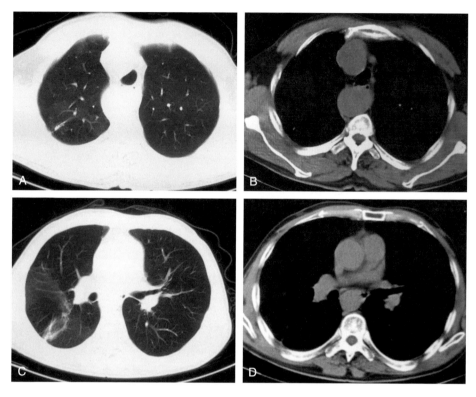

图 26-5　复查胸部 CT(随访 4 个月后)

A. 右上肺(肺窗);B. 右上肺(纵隔窗);C. 双下肺(肺窗);D. 双下肺(纵隔窗)。

等的呼吸困难(50%~80%),极少数表现为严重的进行性呼吸困难。本病咯血、喘息、胸痛等症状少见,也有无临床症状的病例,由于临床症状无特异性,常造成延误诊断(从发病到确诊时间为 6~13 周)。

◆ 约 2/3 患者查体可闻及爆裂音,多位于双中 - 下肺,约 1/4 患者查体无异常。辅助检查:血常规白细胞计数增多,几乎所有患者均有红细胞沉降率增快,35% 患者有 G 试验阳性,81% 患者 CRP 增高,部分患者类风湿因子试验阳性,抗核抗体阳性。肺功能检查常表现为限制性通气功能障碍和弥散功能障碍,约 90% 患者出现低氧血症。

◆ 胸部影像学检查:X 线表现多样性,无特异性,多数斑片状影主要分布于胸膜下及肺野外带。两肺多发斑片状影在病程中常有明显的移动或游走性,为本病特征性的改变。CT 影像表现为病变形态多样及分布多样性,可表现为气腔实变影或不规则线状、条索状影,可出现反晕环征。根据 CT 影像学表现可分为三种类型:多发肺泡实变影(典型 COP)、浸润性阴影(浸润性 COP)、局灶性实变影(局灶性 COP)。在 COP 患者影像学表现中同时出现反晕环征与其他条索状、斑片状影,对 COP 的影像学诊断更有意义。

◆ COP 确诊需要病理学依据。疑似诊断的条件:①临床上有持续干咳、呼吸困难、发热、体重减轻;肺部爆裂音,无杵状指。② X 线弥漫性肺泡和 / 或肺间质浸润影,特别是游走性斑片状影。③抗生素治疗无效,除外结核、支原体、真菌等感染。④支气管肺泡灌洗液细胞数目增高,淋巴细胞及中性粒细胞比例增高,CD4/CD8 降低。⑤糖皮质激素治疗有效。

◆ 由于 COP 的发病率不高,临床表现缺乏特异性,加上认识水平和 / 或医疗条件限制,常造成延误诊断和治疗。临床思维欠缺亦是导致本病误诊误治的原因。回顾该病例,可以挖掘出清晰的诊断线索。首先,患者既往无慢性咳嗽、咳痰的病史,起病呈亚急性,发病初期表现为"感冒"症状,继之出现咳嗽、咳黄色脓痰,给予抗感染治疗无效,发热、咳嗽、咳痰症状改善不明显,胸部 CT 提示"左肺上叶和右肺下叶多发片状高密度模糊影,其内可见支气管充气征,右肺部分絮状影,以双肺下叶明显,右上肺可见反晕环征"。血常规提示白细胞增高,C 反应蛋白、红细胞沉降率增快,低氧血症。结合患者的病史、胸部高分辨 CT 改变及抗感染治疗效果,诊断考虑为 COP。给予激素治疗后,病情很快得以好转,肺组织活检结果提示病变呈慢性炎症急性改变,小灶呈机化性肺炎改变。其疗效和病理检查结果进一步证实了诊治方向的正确性。

(杜晓华　张力燕　业秀林　李琳)

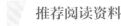 推荐阅读资料

［1］蔡后荣,李惠萍. 实用间质性肺疾病. 北京:人民卫生出版社,2010.

［2］钟南山,刘又宁. 呼吸病学 .2 版. 北京:人民卫生出版社,2012.

［3］MATSUNO O,UENO K,HAYAMA Y,et al. Deterioration of asthma in a patient with diffuse panbronchiolitis(DPB) after macrolide therapy. J Asthma,2010,47(4):486-488.

关节肿痛患者发热、皮疹、全血细胞减少，元凶是谁

（MDT 科室：风湿免疫科、呼吸内科、感染性疾病科、血液内科）

一、病 例 分 析

患者，女，17 岁，未婚，学生。

（一）主诉

多关节肿痛 2 年，发热 20d，皮疹 10 余天。

（二）病史

患者于 2 年前无明显诱因出现右手指间关节肿胀、疼痛、活动受限，于当地市级医院就诊，诊断为"类风湿关节炎"，予以"甲氨蝶呤 4 片，1 次／周；洛索洛芬 1 片，1 次／d"。服用 6 个月后自行停药，后未规律复诊，症状反复并逐渐累及双手指间关节、双腕关节、膝关节，自行服用"偏方"治疗。4 个月前于当地县级医院就诊，诊断同前，予以"泼尼松 6 片，1 次／d"口服，后逐渐减量至"3 片，1 次／d"。20d 前无明显诱因出现发热，最高体温达 40.3℃，有时可自行降至正常，伴有双手指间关节疼痛、畏寒、寒战，无胸痛和胸闷、无咳嗽和咳痰、无咽痛，无腹痛和腹泻、无恶心和呕吐等不适，再次于当地医院予以对症支持治疗（具体不详），体温可降至正常，但反复发热。10d 前开始出现四肢皮肤散在红色皮疹，直径 1~2mm，未高出皮面，压之不褪色，无明显瘙痒及疼痛。为求进一步系统诊治于笔者所在医院分院就诊，RFIg 359.8IU/ml，RFIgA 355.62IU/ml，RFIgG 347.81IU/ml，RFIgM 319.61IU/ml，CCP 300IU/ml，抗角

蛋白抗体阳性。骨髓穿刺示：①粒细胞系统增生伴中毒性改变；②红细胞系统反应性增生欠佳；③组织细胞比值偏高，噬血细胞可见。予以"免疫球蛋白15g/d 冲击 3d，环孢素 50mg、2 次 /d，头孢哌酮舒巴坦抗感染，地塞米松 20mg、2 次 /d"治疗 6d 后，皮疹较前减少，双手指间关节肿痛较前缓解，但仍有发热，每日至少 1 次，遂转至笔者所在医院。自起病以来无明显脱发、颜面无皮疹、无明显口眼干，精神、饮食、睡眠欠佳，二便正常，近 1 周体重下降 1kg。既往史、个人史无特殊。

(三) 体格检查

T 36.1℃，P 98 次 /min，R 22 次 /min，BP 94/56mmHg。发育正常，营养中等，神志清楚，呼吸平顺，自主体位，对答切题，查体合作。皮肤巩膜无黄染，全身淋巴结无明显肿大，双侧胸廓对称，双肺呼吸音粗，未闻及干湿啰音。心界正常，心率 98 次 /min，律齐，未闻及病理性杂音。腹部平软，未触及包块，无压痛、反跳痛，肝脾肋下未触及，肝区无叩痛，无移动性浊音，肠鸣音正常。生理反射存在，病理反射未引出。专科查体：四肢可见散在红色皮疹，直径1~2mm，未高出皮面，压之不褪色，无明显触压痛。未见异常脱发，颜面无皮疹，双手近端指间关节肿胀、压痛，右手第五近端指间关节压痛，余关节无明显肿胀及压痛。四肢肌力、肌张力正常。

(四) 辅助检查

1. 实验室检查

(1) 血常规 (2017-6-1)：WBC $6.65×10^9$/L，PLT $83×10^9$/L，Hb 113g/L。血常规 (2017-06-03)：WBC $3.71×10^9$/L，PLT $102×10^9$/L，Hb 125g/L。

(2) 抗核抗体谱：阴性。

(3) 骨髓穿刺 (2017-06-05)：见病史。

(4) 感染相关蛋白：CRP 152mg/L；PCT 1.2563μg/L；ESR 65mm/h。

(5) 肿瘤标志物：铁蛋白 >1 500μg/L，细胞角蛋白 19 片段测定 4.39μg/L，糖蛋白抗原测定 41.87IU/ml。

(6) 甲状腺功能：血清游离三碘甲状腺原氨酸 (T_3) 2.82pmol/L，甲状腺球蛋白 (Tg)：1.44μg/L。

(7) 血培养：未见明显异常。

2. 影像学检查

(1) 头颅 MRI (2017-06-12)：①脑实质平扫未见明显异常；②右侧大脑前动脉 A_1 段较对侧细，余颅内动脉主干未见明显异常；③右侧横窦、乙状窦较对侧纤细，考虑左侧优势型。

（2）肺部 CT 平扫：双肺及纵隔 CT 平扫未见明显异常。

（五）初步诊治

初步诊断：发热查因；类风湿关节炎待诊。

进一步明确诊断，暂在护胃基础上予调节免疫、镇痛、抗感染、营养神经等对症支持治疗。

二、MDT 分析

（一）病情演变

入院后予甲泼尼龙 80mg，1 次 /d，治疗原发病；美罗培南 1g，1 次 /8h，抗感染；塞来昔布镇痛；奥美拉唑护胃等治疗。患者入院后第 3 天再次出现发热，体温最高达 38.6℃，伴畏寒，复查胸部 CT 未见明显异常。患者出现全血细胞减少（WBC $1.73×10^9$/L，N $0.89×10^9$/L，RBC $3.99×10^{12}$/L，Hb 100.0g/L，PLT $62×10^9$/L）。骨髓穿刺（2017-6-24）同前。血生化：ALB 25.8g/L，GLB 44.3g/L，AST 52.8IU/L，r-GGT 179.0IU/L。凝血功能：D- 二聚体 40mg/L，纤维蛋白 / 纤维蛋白降解产物 150mg/L，凝血酶原时间 15.9s，纤维蛋白原 6.93g/L，凝血酶时间 21.2s，活化部分凝血酶时间 72.8s，抗凝血酶 76%。呼吸道病毒示：肺炎支原体（+），腺病毒（+），副流感病毒 1~3 型（+），G 试验（+），曲霉菌半乳甘露聚糖 0.58μg/L。患者长程发热，为高热，病因尚不明确，病情危重。

（二）MDT 意见

呼吸内科：患者反复发热，最高体温在 40.3℃，骨髓穿刺见噬血细胞，考虑非感染性发热。无呼吸道感染征象，暂停抗感染治疗；复查骨髓穿刺、骨髓培养、心脏超声等。

感染性疾病科：患者入院后呼吸道病毒检查示肺炎支原体（+）、腺病毒（+）、副流感病毒 1~3 型（+），且抗感染、激素等治疗，效果欠佳，全血细胞减少，CRP、PCT 明显升高，G 试验、GM 试验明显升高。查体可见双眼结膜充血，四肢皮肤可见散在陈旧性皮疹。建议加用"磷酸奥司他韦，75mg/ 次，口服，2 次 /d"抗病毒治疗，完善骨髓培养。

血液内科：患者确诊为类风湿关节炎 2 年，高热 1 个月余，近 3d 出现全血细胞减少，骨髓穿刺提示噬血细胞可见，血清铁蛋白 >1 500μg/L，甘油三酯升高，应高度警惕血液系统疾病。复查骨髓穿刺结果同前，目前应动态监测血常规，必要时申请血小板对症治疗，监测血生化。必要时予免疫球蛋白。

三、最 终 诊 断

1. 发热查因,噬血细胞综合征可能性大
2. 感染性疾病待观察
3. 幼年特发性关节炎全身型
4. 化疗后骨髓抑制Ⅳ度
5. 流感可能
6. 轻度贫血
7. 低蛋白血症

四、诊治关键点

◆　幼年特发性关节炎(JIA)是指发病年龄在 18 岁以下,关节炎持续 6 周以上,除外其他原因,以慢性关节滑膜炎为主要特征,伴有许多关节外器官损害的全身性疾病,是儿童时期常见的重大慢性疾病。2001 年加拿大埃得蒙顿国际风湿病学联盟将 JIA 分为 7 个亚型,分别是全身型 JIA、少关节型 JIA、类风湿因子阴性的多关节型 JIA、类风湿因子阳性的多关节型 JIA、银屑病性 JIA、与附着点炎症相关的 JIA、未分类的 JIA。全身型幼年特发性关节炎(sJIA)的特征是以发热、关节炎、与热同行的皮疹、多浆膜炎、肝大和 / 或脾大为主要临床表现,并同时伴有白细胞和血小板明显增高、ESR 增快和贫血的幼年慢性特发性关节炎。该病的平均发病年龄为 4~6 岁,也可在儿童任何年龄阶段发病,男女比例大致相当。据统计,sJIA 的发病率大约为 10/10 万,占总的幼年特发性关节炎的 10%~15%,但致残率和病死率却占 JIA 患者致残病死总人数的 2/3 以上。然而由于病因不明,目前仍以糖皮质激素联用抗风湿药物施以治疗,但病情仍凶险、反复、难以控制。

◆　巨噬细胞活化综合征(MAS)是继发性噬血细胞综合征的一个亚型,是一种严重的具有潜在生命威胁、多继发于 sJIA 的自身炎症性反应综合征。免疫反应失控导致细胞毒性 T 淋巴细胞和巨噬细胞过度激活和增殖是 MAS 的典型病理学特征。继发于 sJIA 的 MAS 发病率并不十分清楚,有 7%~13% 的 sJIA 患者发生 MAS。30%~40% 的 sJIA 患者合并亚临床型 MAS 或轻型 MAS。亚临床 MAS 概念的提出有助于对这种严重并发症的早期识别和早期治疗。一项来自全世界 33 个国家 99 名儿童风湿科医师参与的多中心研究对 362 例继发 sJIA 的 MAS 临床和流行病学特征进行分析,显示:MAS 女童与男童比例为 6∶4;sJIA 起病年龄中位数为 5.3 岁;并发 MAS 的时间在起病 3.5 个月;近

22% 的 MAS 与 sJIA 同时被诊断。提示 MAS 可作为 sJIA 的早期表现甚至首发症状。国外研究表明，MAS 病死率高达 46%。国内对多中心来源的 72 例分析，发现 MAS 病死率达 50%。

◆ 根据 2004 年国际组织细胞协会修订标准，符合以下 8 条中的 5 条者诊断为 MAS。①发热超过 1 周，高峰值达 38.5℃以上；②脾大；③两系或三系血细胞减少（Hb<90g/L，血小板计数 $<1.0×10^{11}$/L，中性粒细胞计数 $<1.0×10^9$/L）；④血清三酰甘油升高（≥3mmol/L）和 / 或纤维蛋白原下降（<1.5g/L）；⑤血清铁蛋白升高（≥500μg/L）；⑥血浆可溶性 CD25（可溶性 IL-2 受体）升高（≥2 400IU/ml）；⑦自然杀伤细胞活性下降或缺乏；⑧骨髓、脾、脑脊液或淋巴结发现噬血细胞现象，未见恶性肿瘤细胞。

◆ 目前 MAS 多采用高剂量激素联合 T 淋巴细胞免疫抑制剂治疗。由于 MAS 起病急骤且进展迅猛，需要早期应用起效迅速和作用强大的免疫抑制剂控制炎性反应，低剂量激素治疗 MAS 无效。大剂量激素冲击治疗迅速控制炎性反应，缓解病情，是治疗 MAS 的首选药物。环孢素能明显抑制 T 淋巴细胞活性，对 MAS 患者起"拯救性"作用，初期采取静脉给药方式，待病情稳定后改为口服。尚不清楚 MAS 临床症状改善后环孢素需要维持多久，突然停药会引起 MAS 复发，用药期间应监测其血药浓度。依托泊苷是噬血细胞综合征的诊断指南（HLH-2004）化疗方案中最为重要的药物，但对于继发风湿病的 MAS 其作用并不明确，且绝大多数 MAS 在激素联合环孢素治疗后都能缓解，无须应用依托泊苷治疗。尽管大剂量丙种球蛋白冲击治疗 MAS 应用较为广泛，但其疗效并不确定。生物制剂治疗 sJIA 效果显著，但是能否使 sJIA/MAS 获益仍有争议。

◆ 本例患者类风湿关节炎幼年起病，追问病史，2 年前起病时曾有发热，无明显皮疹，考虑为 sJIA，即 Stills 病。此次入院后仍反复发热，每日至少一次，入院时血常规无明显异常，血培养正常，CRP、PCT 明显升高，G 试验、GM 试验阳性，提示感染可能。入院后先后予以多种抗生素抗感染治疗、地塞米松静脉滴注、非甾体抗炎药口服或肌内注射，疗效欠佳。后逐渐出现全血降低，再次追问病史，回顾辅助检查。患者持续高热，全血细胞减少，骨髓穿刺提示噬血细胞可见，血清铁蛋白 >1 500μg/L，甘油三酯升高，腹部超声脾脏稍大，提示噬血细胞综合征可能。予以"激素 + 环孢素 + 依托泊苷"化疗方案，同时辅以 IL-11、粒细胞集落刺激因子、升血小板药等对症支持治疗。三次化疗后患者血常规逐渐恢复，体温逐渐降至正常。但随后出现化疗后骨髓抑制，再次出现全血降低，同时合并口腔溃疡和口腔真菌感染。停用依托泊苷并加强抗真菌治疗，保持口腔清洁，后口腔溃疡逐渐好转、真菌感染控制、血常规逐渐恢复、体温正常出院。患者出院后随访多次，病情稳定，继续"激素 + 环孢素"方案维持治疗。

（徐健　梁维）

推荐阅读资料

［1］ 马慧慧,俞海国. 巨噬细胞活化综合征的再认识. 中华实用儿科临床杂志,2017,32(3):238-240.

［2］ BEHRENS E M,BEUKELMAN T,PAESSLER M,et al. Occult macrophage activation syndrome in patients with systemic juvenile idiopathic arthritis. J Rheumatol,2007,34 (5):1133-1138.

［3］ BEUKELMAN T,PATKAR N M,SAAG K G,et al. 2011 American College of Rheumatology recommendations for the treatment of juvenile idiopathic arthritis: initiation and safety monitoring of therapeutic agents for the treatment of arthritis and systemic features. Arthritis Care Research,2011,63(4):465-482.

［4］ MINOIA F,DAVÌS,HORNE A C,et al. Clinical features,treatment,and outcome of macrophage activation syndrome complicating systemic juvenile idiopathic arthritis: a multinational,multicenter study of 362 patients. Arthritis Rheumatol,2014,66(11): 3160-3169.

［5］ YOKOTA S,ITOH Y,MORIO T,et al. Macrophage activation syndrome in patients with systemic juvenile idiopathic arthritis under treatment with tocilizumab. J Rheumatol,2015,42(4):712-722.

病例 28

他为何全身毛发脱落

（MDT 科室：消化内科、风湿免疫科、临床营养科、胃肠外科）

一、病 例 分 析

患者，男，68 岁，已婚已育，农民。

（一）主诉

腹泻、腹痛 2 个月。

（二）病史

患者于 2 个月前无明显诱因解黄色稀水样便，每日 2~10 次，每次量约 50ml，无黏液、脓血、食物残渣及油脂，伴脐周间断性隐痛，排便后可缓解，有反酸、胃灼热，有全身毛发脱落、指 / 趾甲营养不良、眼睑水肿、味觉减弱及乏力，无发热、盗汗及咯血，体重下降 8kg。曾于 2016 年 1 月 12 日至当地医院就诊，行肠镜检查（图 28-1）后诊断为"溃疡性结肠炎可能"，转入笔者所在医院消化内科进一步诊治。既往有高血压病史 20 余年，曾行"腰椎间盘手术""双眼白内障手术"。无消化道息肉病及遗传病家族史。

（三）体格检查

神志清，眼睑轻度水肿，头发、眉毛、胡须、腋毛及阴毛脱落（图 28-2），指 / 趾甲营养不良，部分甲壳脱落（图 28-3）。心肺无异常，腹软，脐周压痛，肠鸣音 6 次 /min，四肢无水肿。

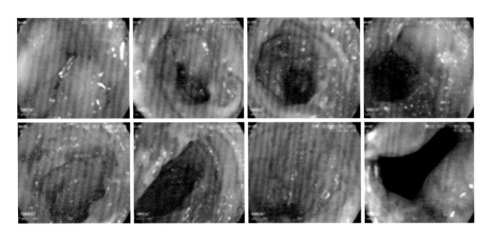

图 28-1 肠镜(2016-01-12)示溃疡性结肠炎可能

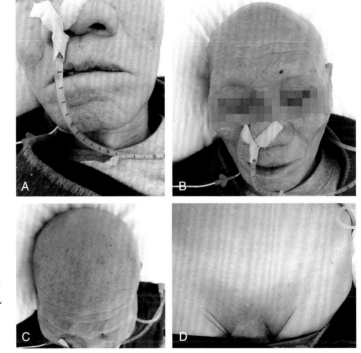

图 28-2 毛发脱落
A. 胡须脱落;B. 眉毛脱落;C. 头发脱落;D. 阴毛脱落。

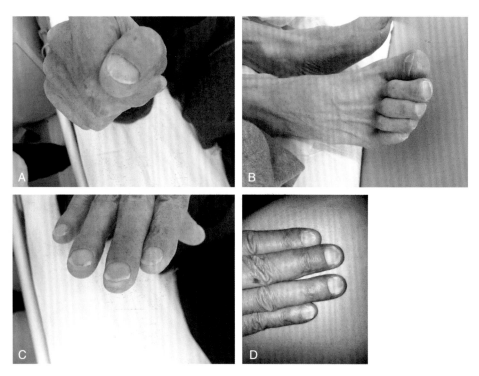

图 28-3　指 / 趾甲变化

A. 指甲营养不良;B. 趾甲营养不良;C. 部分指甲甲壳脱落;D. 部分指甲甲壳脱落。

（四）辅助检查

1. 实验室检查

（1）血常规:WBC $4.9×10^9$/L,PLT $331×10^9$g/L。

（2）血生化:总蛋白 54.1g/L,球蛋白 21.8g/L,胆碱酯酶 4.2kIU/L,血清钾 3.11mmol/L,血清钠 147.4mmol/L,血清氯 112.8mmol/L,血清钙 1.82mmol/L,血清磷 0.75mmol/L,血清锌 7.95mmol/L。

（3）大便潜血(+)。

（4）抗核抗体谱:ANA 筛查阳性,ANA 滴度 1:80,ANA 核型斑点型。

（5）免疫球蛋白 IgG 5.06g/L,补体(C)30.62g/L,T-SPOT.TB(+)。

（6）肿瘤标记物:癌胚抗原 11.36μg/L,铁蛋白 8.759μg/L。

（7）^{13}C 呼气试验(−)。

2. 影像学检查

（1）消化道钡剂：反流性食管炎；慢性浅表性胃炎；小肠功能紊乱。

（2）胸腹部 CT+CTA：肺气肿；结肠多发肠管改变，多考虑为炎性病变。

（3）肠镜（2016-01-18）：结直肠黏膜充血、水肿、增生，并见少许糜烂和溃疡（图 28-4）；肠黏膜病理示黏膜急慢性炎，局灶见隐窝脓肿（图 28-5）。

（4）胃镜（2016-01-20）：轻度反流性食管炎，胃黏膜充血水肿（图 28-6）；胃黏膜病理示黏膜轻度慢性非特异性炎伴水肿（图 28-7）。

（五）初步诊治

初步诊断：结肠炎性病变性质待查。

予抑酸、调节肠道菌群、补液维持水电解质平衡等治疗。

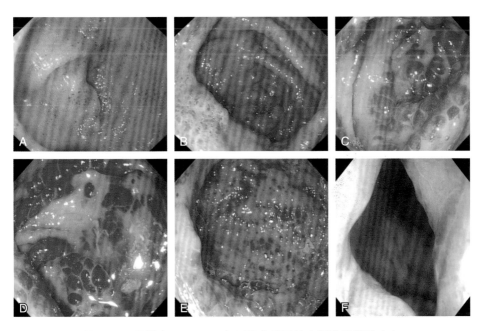

图 28-4　肠镜（2016-01-18）：回肠末端及结直肠黏膜炎性改变
A. 回肠末端；B. 回盲部；C. 横结肠；D. 乙状结肠；E. 直肠；F. 肛门。

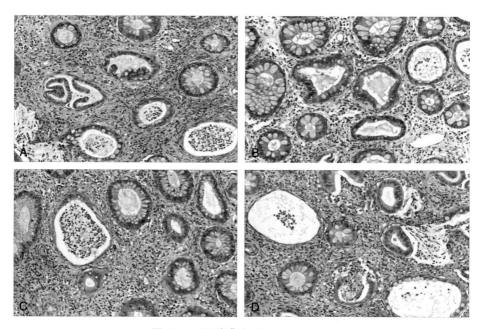

图 28-5　肠黏膜病理(2016-01-18)

A.黏膜间质慢性炎细胞浸润,小灶可见隐窝脓肿;B.黏膜间质慢性炎细胞浸润,隐窝结构稍不规则;C.黏膜间质慢性炎细胞浸润,小灶可见隐窝脓肿;D.黏膜间质慢性炎细胞浸润,局部隐窝炎、隐窝脓肿;HE 染色,×100。

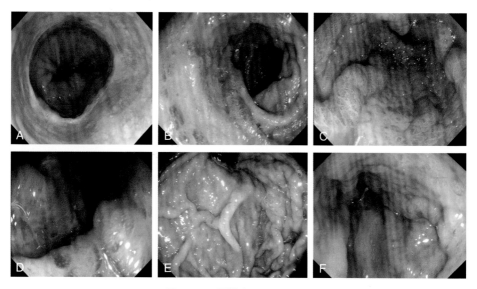

图 28-6　胃镜(2016-01-20)

A.食管糜烂;B.球部充血水肿;C.胃窦充血水肿;D.胃角充血水肿;E.胃底未见异常;F.胃体充血水肿。

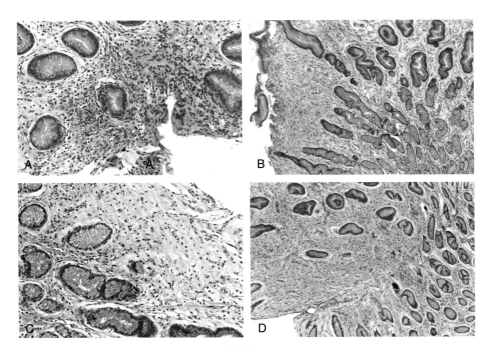

图 28-7　胃黏膜病理(2016-01-20)

A. 胃黏膜表面小灶糜烂;B. 胃黏膜间质水肿,黏膜腺体结构尚规则;C、D. 胃黏膜间质水肿,黏液样变性;HE 染色,×100。

二、MDT 分析

(一) 病情演变

经过抑酸、调节肠道菌群、补液维持水电解质平衡等治疗 2 周后,患者病情无缓解,大便次数仍每日 5~10 次;加用奥曲肽、洛哌丁胺治疗 5d 后,大便仍为每日 5~10 次。营养状态较前变差,亟须调整治疗方案。

(二) MDT 意见

消化内科:老年男性,主因"腹痛、腹泻 2 个月"入院,腹痛部位为脐周,间断性发作,排便后可缓解,无黏液脓血便,无低热、咳嗽、咳痰、盗汗,有明显体重下降。肠镜提示结直肠黏膜充血、水肿、增生,并见少许糜烂和溃疡,肠黏膜病理检查示黏膜急慢性炎,局灶见隐窝脓肿;胃镜提示轻度反流性食管炎,胃黏膜充血水肿,胃黏膜病理检查示黏膜轻度慢性非特异性炎伴水肿。患者既往无结核病史,平素无低热、咳嗽、咳痰、盗汗,虽 T-SPOT.TB(+),但胸部 CT 未见有活动性病灶,故暂不考虑结核。患者为老年男性,近期有明显消瘦,肿瘤标志物仅见癌胚抗原和铁蛋白轻度升高,行 CT 检查未发现肿瘤病灶,故暂不考虑消化道肿瘤。患者有腹痛、腹泻,无黏液脓血便,患病时间较短,肠镜下可见溃疡,目前炎症性肠病不能完全除外。但患者有全身毛发脱落,指 / 趾甲营养不良,虽胃肠镜下未见有息肉形成,仍需考虑胃肠道息肉 - 色素沉着 - 秃发 -指甲萎缩综合征可能。现患者腹泻次数多,进食差,应加强营养,肠外营养联合肠内营养,可使用糖皮质激素和免疫调节剂治疗。

风湿免疫科:患者为老年男性,此次腹泻、腹痛 2 个月,病程较短,病程中有眼睑水肿、全身毛发脱落、指 / 趾甲营养不良,但无关节痛、皮疹、口腔溃疡,胃肠镜提示炎性病变。完善风湿免疫相关检查,ANA 筛查阳性,ANA 滴度1:80,ANA 核型斑点型,ANCA 阴性,目前风湿免疫相关疾病诊断证据不足,建议复查抗核抗体全套。但患者确有全身毛发脱落、指 / 趾甲营养不良,确需考虑胃肠道息肉 - 色素沉着 - 秃发 - 指甲萎缩综合征可能。根据相关文献报道,可考虑使用激素和免疫抑制剂治疗。根据患者体重,可予甲泼尼龙 40mg/d、静脉滴注,沙利度胺 75mg、每晚口服,同时加强营养支持。若患者病情好转,可将激素改为口服激素,逐渐停药。

临床营养科:患者有腹痛、腹泻,加之饮食较差,需加强营养支持,建议先使用肠外营养联合肠内营养,待患者逐渐耐受后,可使用全肠内营养。

胃肠外科:患者有腹痛、腹泻,无黏液脓血便,无消化道出血、穿孔、梗阻表现,暂无须外科干预。患者病史较短,建议继续内科治疗。若内科治疗无效,可考虑行外科手术切下部分肠段,行病理检查可明确疾病,以助诊断。

根据多学科讨论意见,调整治疗方案:甲泼尼龙 40mg/d,静脉滴注;沙利度胺 75mg,每晚口服;肠内肠外营养支持。治疗 2 周后,患者病情明显缓解,大便每日 1 次。于入院后 4 周(2016-02-18)复查肠镜,提示降结肠及远端黏膜充血水肿,息肉样增生,充血水肿情况较前减轻(图 28-8)。患者好转出院,院外继续口服醋酸泼尼松、沙利度胺及肠内营养剂治疗。

1 个月后返院复查,此时患者大便每日 1~2 次,伴乏力、耳鸣及听力下降,毛发、甲壳长出(图 28-9、图 28-10)。

复查胃镜(2016-03-18):黏膜充血水肿(图 28-11);胃黏膜病理:黏膜慢性非特异性炎,伴少数腺体轻度不典型增生(图 28-12)。复查肠镜(2016-03-21):全结直肠黏膜充血水肿,散在分布大小不等、形态各异息肉样隆起,充血水肿情况较前减轻,但息肉样增生较前增多(图 28-13);肠黏膜病理检查示增生性息肉,局部腺瘤样增生(图 28-14)。继续予醋酸泼尼松(逐渐减量)、沙利度胺及肠内营养剂治疗。

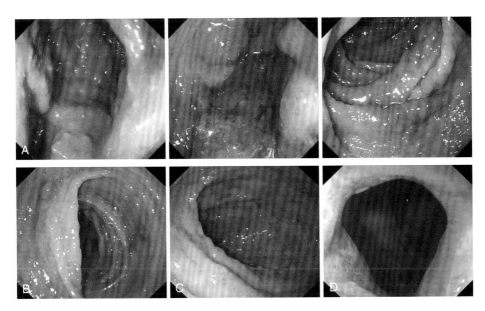

图 28-8　肠镜（2016-02-18）
A. 降结肠充血水肿；B. 乙状结肠充血水肿；C. 直肠充血水肿；D. 肛门痔疮。

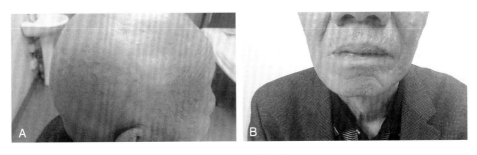

图 28-9　毛发变化
A. 头发长出；B. 胡须长出。

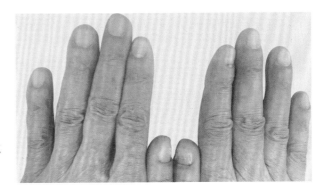

图 28-10　甲壳变化

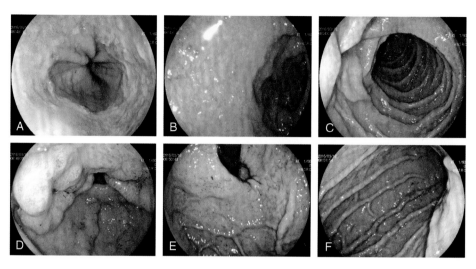

图 28-11　胃镜(2016-03-18)

A.食管下段糜烂;B.球部充血水肿;C.降段充血水肿;D.胃窦充血水肿;E.胃底充血水肿;
F.胃体充血水肿。

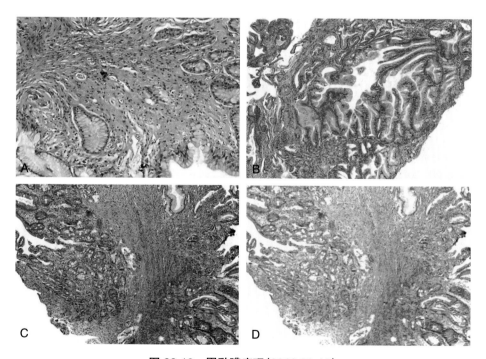

图 28-12　胃黏膜病理(2016-03-18)

A.胃黏膜间质少许炎细胞浸润,水肿;B.胃小凹上皮增生;C、D.十二指肠黏膜腺体结构尚
规则,间质慢性炎细胞浸润;HE 染色,×40。

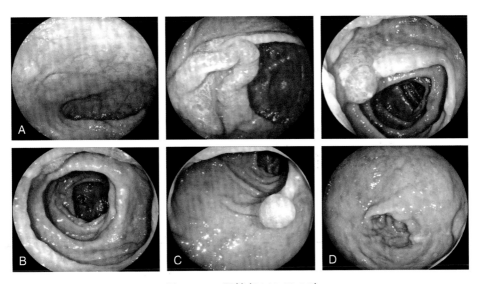

图 28-13　肠镜(2016-03-21)

A.肠镜;B.升结肠充血水肿,息肉样隆起;C.乙状结肠充血水肿,息肉样隆起;D.直肠充血水肿,息肉样隆起。

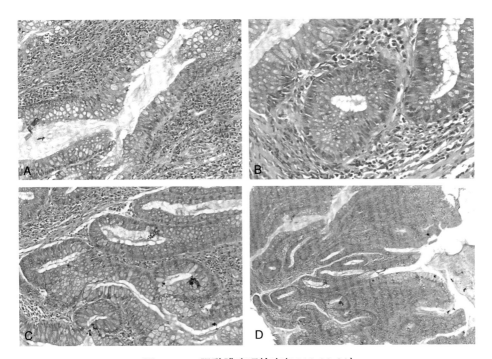

图 28-14　肠黏膜病理检查(2016-03-21)

A.腺体扩张,间质慢性炎细胞浸润,血管充血;B.部分腺体核深染,呈笔杆状,呈低级别上皮内瘤变样改变;C、D.腺体扩张,间质慢性炎细胞浸润,血管充血;HE 染色,×200。

275

4个月后随访,患者无腹痛,大便每日1~2次,常于下午出现双下肢水肿,可自行消退,毛发、甲壳均长出,耳鸣好转,体力增强,体重增加10kg。

三、最终诊断

胃肠道息肉-色素沉着-秃发-指甲萎缩综合征

四、诊治关键点

◆ 卡纳达-克朗凯特综合征(Canada-Cronkhite syndrome,CCS)是Cronkhite和Canada首先报道的一组临床综合征,国内通常称"胃肠道息肉-色素沉着-秃发-指甲萎缩综合征"。1985年国内首次报道。该病病因迄今未明,多数研究认为该综合征是一种获得性胃肠道息肉病,伴有皮肤色素沉着、秃发、指甲萎缩等表现。大部分患者有发病诱因,如精神刺激、过度劳累、长期服药或手术。全消化道息肉可能与炎症相关。整个胃肠道均可有息肉,息肉数可达数百个,直径自数毫米至3cm不等。结肠息肉均为无蒂,胃息肉可有蒂,很难与增生性息肉相鉴别。部分息肉表面有溃烂。息肉可历时数月或数年。症状好转后息肉消散,但也可持久存在数年之久。所有患者都有外胚层的变化,即皮肤毛发变化,如指甲有不同程度的营养不良和甲床部分分离。

◆ 本病成年发病,男性多见。症状首先以腹泻最常见,80%以上病例有腹泻,排便量多,并含脂肪或血便,大多有体重减轻、蛋白质丢失,因吸收面积减少,可有不等程度的脂肪及双糖吸收不良;其次是腹痛、厌食、乏力、水肿、恶心及呕吐和味觉减退。起病常急骤,进展迅速,开始有腹泻、腹部不适、食欲缺乏,随即出现消瘦、水肿,在数周至数月间出现外胚层的变化。胃肠道出血可以很严重,小肠息肉可发生肠套叠,但不常见。腹泻和蛋白质丢失可导致严重营养不良,是病残和死亡的原因,患者常死于其并发症如免疫功能障碍、贫血、充血性心力衰竭、肺炎、脓血症、休克。该病可在数月内死亡,也可有自发性或治疗后缓解。

◆ CCS诊断应综合考虑,目前并没有明确的诊断标准。国内有学者将诊断要素归为5点:①成年发病,男性多见;②无家族史;③胃肠道广泛多发息肉;④有外胚层病变如皮肤色素沉着、脱发、指/趾甲萎缩等;⑤表现为腹泻、腹痛伴食欲缺乏、体重下降等症状。

◆ CCS应与其他的胃肠道息肉病变相鉴别,如波伊茨-耶格综合征(Peutz-Jeghers综合征)、家族性结肠息肉病、加德纳综合征(Gardner综合征)、特科特综合征(Turcot综合征)等,这些疾病具有明显的家族遗传性,临床上无脱发、指/趾甲萎缩等外胚层特征,不难区别;巨大肥厚性胃炎(梅内特里耶病)胃黏膜改变与 CCS 相似,但巨大肥厚性胃炎仅累及胃,不伴有外胚层病变。

◆ CCS 的治疗一般是采取对症治疗、营养支持治疗、糖皮质激素、抗生素、5-氨基水杨酸、组胺受体拮抗剂、免疫调节剂等治疗。最新研究发现,抗肿瘤坏死因子 α(如英夫利西)治疗 CCS 有显著疗效。外科手术切除蛋白丢失肠段,是一种有效的治疗方法,但目前仅限于治疗 CCS 合并肠梗阻、癌变、消化道大出血等并发症。CCS 延误治疗或治疗不足,死亡率可高达 50%。常见死亡原因为全身脏器衰竭、癌变、营养不良、继发感染等,一般 CCS 的特征性表现迟于消化道非特异性症状。在临床上,出现有不明原因腹痛、腹泻的患者,需警惕该病。

◆ 本病例有胃肠道症状,包括腹泻、腹痛、纳差,体重下降,味觉减退,外胚层三联征(皮肤色素沉着、毛发脱落、指/趾甲萎缩),抗核抗体阳性;肠镜提示全结直肠黏膜充血水肿,散在分布大小不等、形态各异息肉样隆起;病理检查提示增生性息肉、局部腺瘤样增生。予糖皮质激素、免疫抑制剂和肠内营养治疗后,患者的胃肠道症状及外胚层改变较前明显好转。因该病较为少见,通过 MDT 讨论后,明确了诊断,并制订治疗方案,最终患者病情得以缓解。

(缪应雷　文韵玲　黄奇)

 推荐阅读资料

[1] BOLAND B S,BAGI P,VALASEK M A,et al. Cronkhite Canada syndrome:significant response to infliximab and a possible clue to pathogensis. Am J Gastroenterol,2016, 111(5):746-748.

[2] CAO X C,WANG B M,HAN Z C. Wireless capsule endoscopic finding in Cronkhite-Canada syndrome. Gut,2006,55(6):899-900.

[3] CRONKHITE L W,CANADA W J. Generalized gastrointestinal polyposis:an unusual syndrome of polyposis,pigmentation,alopecia and onychotrophia. N Engl J Med,1955, 252(24):1011-1015.

[4] WALLENHORST T,PAGENAULT M,BOUGUEN G,et al. Small-bowel video capsule endoscopic findings of Cronkhite-Canada syndrome. Gastrointest Endosc,2016,84(4): 739-740.

[5] WATANABE C,KOMOTO S,TOMITA K,et al. Endoscopic and clinical evaluation of treatment and prognosis of Cronkhite-Canada syndrome:a Japanese nationwide survey. J Gastroenterol,2016,51(4):327-336.

一声叹息——预后不良的青年直肠癌患者

（MDT 科室：肿瘤科、肿瘤内科、肿瘤放疗科、医学影像科、病理科）

一、病 例 分 析

患者，男，36 岁，办公室文员。

（一）主诉

发现左腹股沟肿物 2 个月。

（二）病史

因"发现左腹股沟肿物 2 个月"于 2017 年 2 月就诊于当地医院。当地医院切除肿物后病理检查考虑"转移性腺癌"（图 29-1）。

患者在当地医院行 CT 等检查未发现原发病灶，遂转院至某省级医院行 PET/CT 寻找原发病灶，PET/CT 结果显示直肠下段及盆腔淋巴结代谢增高，考虑直肠癌伴盆腔淋巴结转移（图 29-2）。

患者进一步在某省级医院行肠镜及内镜超声检查，肠镜下距肛缘 3cm 处可见一黏膜下隆起伴表面破溃（图 29-3）。经超声内镜引导下取

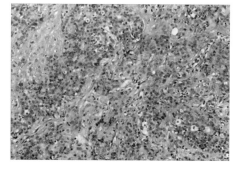

图 29-1　切除物病理图（HE 染色，×100）

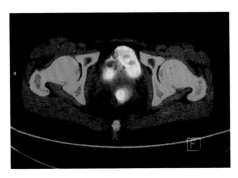

图 29-2　盆腔 PET/CT

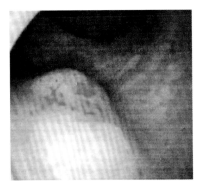

图 29-3　肠镜

材活检,病理检查结果回报:结合 HE 及免疫组化结果支持腺癌。免疫组化结果为:CK7(+),CK20(-),Villin(-),CDX-2(-),P63(-),CK5/6(-),P40(-),TTF-1(-),CD56(-),Ki-67(50% 左右),Vim(-),TTF-1(-),L-CK(-)。

(三) 辅助检查

患者至医院病理科复审病理资料结果显示:腹股沟淋巴结转移性中 - 低分化腺癌,结合临床多考虑肠道来源。免疫组化结果显示:MLH1(100% 中 +),MSH2(100% 强 +),MSH6(100% 强 +),PMS2(95% 中 +)。进一步行基因检测提示:K-ras 基因突变,N-ras、Braf-V600E 未见突变(图 29-4)。

磁共振提示肿瘤侵犯左侧精囊腺(图 29-5)、合并有左侧侧方淋巴结转移(图 29-6)及骶前淋巴结转移(图 29-7)。

(四) 初步诊断

初步诊断:直肠癌 $cT_{4b}N_2M_{1a}$。

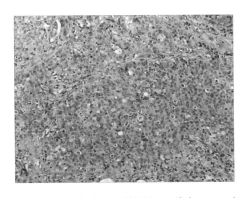

图 29-4　复审病理切片图(HE 染色,×100)

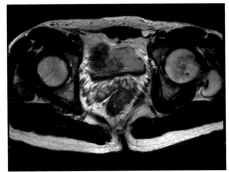

图 29-5　侵犯左侧精囊腺

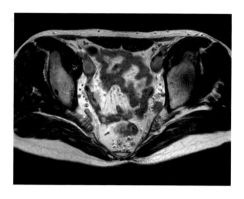

图 29-6　左侧侧方淋巴结转移

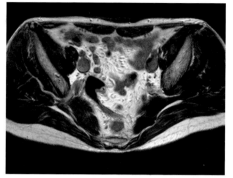

图 29-7　骶前淋巴结转移

二、MDT 分析

（一）第一次 MDT

医学影像科：患者目前影像学资料提示直肠肿物突破肠壁全层并侵犯邻近器官（左侧精囊腺），直肠系膜内见散在小淋巴结部分直径超过 8mm。而在直肠系膜外出现直径超过 2cm、血供不丰富的淋巴结 2 枚，一枚在左侧髂血管旁，一枚在骶前直肠系膜外。同时之前已切除腹股沟转移淋巴结 1 枚。PET/CT 及胸部 - 上腹部增强 CT 均未见肝、肺等远处转移灶，因此本病例为Ⅳ期直肠癌，且局部分期偏晚。

病理科：本例患者经 3 家省级医院会诊，目前考虑为直肠腺癌，腹股沟淋巴结为转移性中 - 低分化腺癌。但该病例有一特征表现为 HE 染色下癌细胞形态似乎分两部分，有腺癌成分，也有部分分化差的癌的成分，到底是同一肿瘤中的两种不同形态还是两种肿瘤同时出现在同一个转移灶中，还有待进一步的大体标本进行验证。同时患者 K-ras 基因突变，N-ras、Braf-V600E 未见突变，林奇综合征四个蛋白免疫组织化学显示未见缺失，考虑患者为微卫星稳定。

肿瘤科：患者目前肿瘤局部分期较晚，无法达到一次性根治性切除的目标，同时患者没有消化道出血及梗阻症状，综合考虑不进行外科手术介入。同时，患者肿瘤距肛门 3cm，目前阶段手术必须行经腹会阴直肠癌根治术，对于年轻患者造成的生理及心理伤害极大，故首先进行系统性治疗或放疗。在取得控制肿瘤的同时，力争达到临床完全缓解，从而进入非手术治疗模式，避免对患者身心造成巨大伤害。

肿瘤放疗科:患者肿瘤局部分期较晚,有行局部放疗指征,但目前没有消化道梗阻症状,且出现引流区外淋巴结转移,建议放疗推后,先行全身系统性治疗,根据治疗反应评价结果再决定何时介入放疗。

肿瘤内科:患者为无消化道症状的Ⅳ期直肠癌,*K-ras* 基因突变不但让患者无法使用西妥昔单抗,而且为一个独立预后不良因素,且患者转移路径较为特殊,故应以全身化疗为主,结合 NCCN 方案推荐考虑方案为:mFOLFOX$_6$+ 贝伐单抗。治疗 6 周期后评价疗效,根据结果制订下一步治疗方案。同时治疗过程中因为使用贝伐单抗,且原发病灶并未切除,需严格观察患者是否有原发病灶出血征象。

(二) 第一次病情演变

患者行 6 周期全身化疗后未出现Ⅱ度以上骨髓抑制及其他毒性反应,无消化道出血梗阻症状,按 MDT 要求进行病情评估。复查磁共振提示肿瘤退缩不明显,且进一步侵犯左侧肛提肌(图 29-8、图 29-9),肝、肺等远处脏器未见转移。

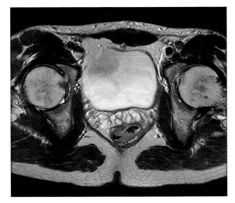 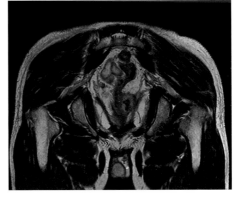

图 29-8　肿瘤侵犯左侧肛提肌(轴位)　　图 29-9　肿瘤侵犯左侧肛提肌(矢状位)

(三) 第二次 MDT

医学影像科:患者经过 6 个周期化疗后,原发病灶控制并不理想,病灶在原有侵犯左侧精囊腺的基础上进一步侵犯左侧肛提肌,且原发病灶经治疗后其内未见明显低信号表现,提示纤维化不明显,可认为原发病灶经全身化疗缓解不明显。同时肝、肺等远处器官未见转移性病灶。

肿瘤科:患者经 6 周期治疗后,原发病灶未见明显退缩,但同时经过 3 个月的治疗期也未见远处器官出现转移;目前原发病灶仍无出血梗阻等肿瘤急症,手术无法达到根治性切除的效果,故仍不考虑外科手术介入。但鉴于前期标准一线治疗无效,同时未见远处转移,建议进入局部放化同期治疗。

肿瘤内科:患者按照 NCCN 指南进行的标准一线治疗,局部病灶按实体瘤疗效评价标准(RECIST)评价为疾病稳定,但却侵犯左侧肛提肌,6 周期的治疗已经能足够体现肿瘤对于治疗的反应性。目前如果仍选择单纯化疗,则将更替二线方案,基础治疗方案为:FOLFIRI,并根据患者体质决定是否联合使用贝伐单抗。但从肿瘤局控率的角度出发,建议行局部放化同期治疗,其后根据治疗效果再决定是否进行全身化疗。

肿瘤放疗科:同意肿瘤科、肿瘤内科对于病情的分析。患者目前局部病灶控制不理想,同时并未出现远处转移病灶,患者治疗目标应调整为力争治愈疾病,因此治疗成功与否的关键就在于局部能否控制肿瘤生长并为根治性手术提供条件。目前是局部放化疗同期治疗介入的适当时机,方案应选择进行疗效较为肯定的常规长疗程治疗。同时鉴于患者较为年轻,出于对生殖、泌尿功能保护的考虑,建议选择螺旋断层放射治疗(TOMO),并在治疗过程中注意骨髓抑制、放射性肠炎、放射性皮肤损伤等并发症的防治和处理。

综上所述,采取原发病灶常规长疗程 TOMO。

(四) 第二次病情演变

按 MDT 讨论结果,患者进行原发病灶常规长疗程同步放化疗。治疗剂量为 48Gy(TOMO),放疗间歇期给予 mFOLFOX$_6$ 巩固性化疗 4 周期。放化疗结束 8 周后进行全面评估。影像学评价原发病灶及盆腔转移淋巴结退缩可,且纤维化程度高,肿瘤退缩分级(mrTRG)2 级。但右侧腹股沟有新发现肿大淋巴结,增强 CT 提示肝左叶有一异常强化,性质不明(图 29-10~ 图 29-15)。

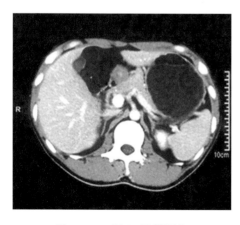

图 29-10　肝 S$_5$ 异常强化

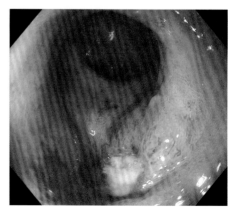

图 29-11　原发病灶退缩理想

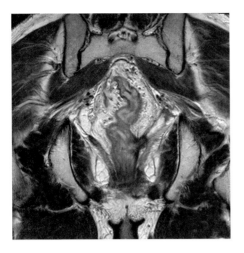

图 29-12　原发病灶纤维化明显

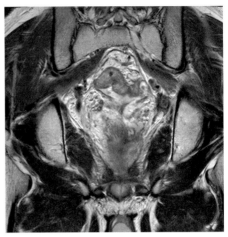

图 29-13　侧方淋巴结纤维化明显

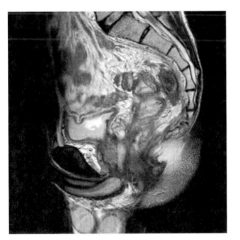

图 29-14　骶前淋巴结纤维化明显

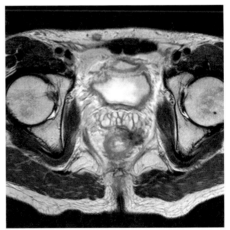

图 29-15　右侧腹股沟新发淋巴结

（五）第三次 MDT

医学影像科：患者进行放化同期治疗及间歇期的 4 个周期 mFOLFOX$_6$ 治疗后进行评价。MRI 提示肿瘤原发病灶及侧方淋巴结、骶前淋巴结大小退缩不明显，但其内见大量低信号改变提示纤维化。最新的 mrTRG 分级：mrTRG1，无明显肿瘤信号；mrTRG2，大量低信号纤维成分，少量肿瘤残余信号；mrTRG3，纤维 / 黏液成分占 50%，中量肿瘤信号；mrTRG4，少量纤维 / 黏液成分，大部分为肿瘤信号；mrTRG5，肿瘤信号无变化。结合上述分级，患者局部信号达到mrTRG2级,治疗反应率良好。但右侧腹股沟出现新发结节,是否为肿瘤转移还是放射性肠炎所致的局部炎症引发的腹股沟反应性淋巴结有待鉴别。肝S_5段异常强化病灶,因为大小所限,并未显示出典型的转移性病灶的"牛眼征",建议进一步行肝脏钆塞酸二钠注射液(普美显)磁共振检查。

肿瘤放疗科:患者按计划完成放疗及间歇期巩固化疗,治疗过程中出现Ⅱ度骨髓抑制剂肛周放射性皮肤损伤。经升白细胞及局部处理后上述并发症得到有效控制,同时磁共振评价原发病灶纤维化程度较高,提示肿瘤局控较好。但肿瘤大小改善不明显,无法达到临床完全缓解诊断,仍建议进行手术。

肿瘤内科:患者截至目前已进行"mFOLFOX$_6$+贝伐单抗"6周期,48Gy(TOMO),间歇期mFOLFOX$_6$ 4周期,治疗强度已接近肿瘤坏死治疗水平。目前病灶控制尚可,有手术机会,不建议为了不确定的疗效而继续化疗增加毒性反应,故建议再与家属充分沟通后,可考虑进行手术治疗。

肿瘤科:患者经过前期治疗原发病灶控制理想,但并未达到临床完全缓解水平,结合目前放疗已结束10周,已达到放疗效应最大化的时间窗,且贝伐单抗已停用13周,手术出血风险相对降低,故有手术指征,暂无绝对手术禁忌证。拟定手术方式为:腹腔镜辅助经肛提肌外腹会阴联合直肠癌切除术+左侧侧方淋巴结清扫术。腹股沟肿大淋巴结手术中一并切除,根据冷冻切片结果决定是否行右侧腹股沟淋巴结清扫术,同时术中腹腔镜探查肝脏肿物性质,必要时结合术中超声进行肝肿物切除或射频消融术,以达到根治性手术的目的。

本次MDT小结:患者可进行手术切除原发病灶,并根据术中实际情况决定对肝转移灶的处理方式。

(六)第三次病情演变

患者于2017年11月6日手术,术中腹腔镜探查发现,肝脏转移、腹膜多发种植转移,考虑为不可治愈疾病。因患者并无消化道出血及梗阻等症状,无姑息手术必要,遂取材明确腹膜转移灶性质及腹股沟淋巴结性质后结束手术(图29-16~图29-18)。

术后病理检查及基因测序结果提示(图29-19~图29-21):右腹股沟及大网膜、腹膜种植病灶皆为转移性腺癌。免疫组化显示:CK7(+),CK20(−),S100(−),Ki-67(≥50%),Syn(−),CgA(−),CD56(−)。同时将血浆游离DNA及肿瘤组织DNA再次做二代测序,基因检测结果提示肿瘤组织K-ras13密码子突变,血浆游离DNA及肿瘤组织DNA内的肿瘤突变负荷(TMB)均处于中等水平(表29-1),微卫星不稳定检测显示肿瘤组织为微卫星稳定(MSS)(表29-2),化疗药物敏感性检测显示UGT1A1基因为野生型(6/6),提示伊立替康对患者不良反应较低。

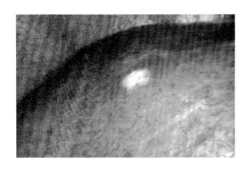

图 29-16　肝转移

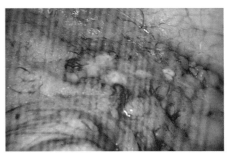

图 29-17　大网膜种植转移

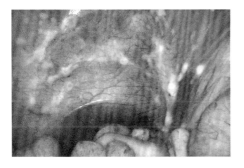

图 29-18　盆底腹膜种植转移

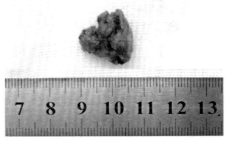

图 29-19　右侧腹股沟淋巴结

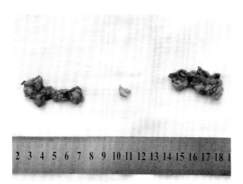

图 29-20　大网膜结节

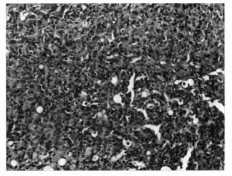

图 29-21　切除物病理图（HE 染色，×100）

表 29-1　肿瘤组织及血浆游离 DNA 肿瘤突变负荷检测

检测项目	血浆游离 DNA	肿瘤组织 DNA
肿瘤突变负荷值 /（个 /Mb^{-1}）	9.98	9.94
肿瘤突变负荷级别	中等	中等
等级	79.57%	54.51%

表 29-2　肿瘤组织微卫星不稳定检测

检测位点	检测结果	结果判读
NR-21	阴性	
BAT-26	阴性	
BAT-25	阴性	微卫星稳定 （MSS）
NR-24	阴性	
MONO-27	阴性	

（七）第四次 MDT

医学影像科:患者目前考虑为不可治愈Ⅳ期肿瘤,回顾术前 CT,肝 S_5 异常强化灶确实为转移灶,提示类似异常强化应常规进行肝脏钆塞酸二钠注射液 MRI 检查。同时,患者此次出现的腹膜种植病灶如何在影像学检查上早期发现确实是个难题,今后影像学发展能否有更好的手段早期发现腹膜种植转移癌,是值得关注的发展方向。

病理科:本次取出的病灶再次行两轮免疫组化检测,考虑为分化差的癌,倾向腺癌,结合既往检查结果及临床证据,仍考虑为直肠腺癌。同时基因检测结果仍提示 K-ras13 密码子突变,微卫星稳定,肿瘤突变负荷不高(血浆游离 DNA:9.98,肿瘤组织:9.94),UGT1A1(6/6)野生型。

肿瘤放疗科:患者目前为Ⅳ期肿瘤,原发病灶已完成放疗,盆底及大网膜转移灶散在,无法勾画靶区。肝转移灶未超过 2cm,射频消融术彻底消融效果可以与手术完整切除相当,若行钆塞酸二钠注射液 MRI 提示有深部无法消融病灶,则可以考虑转移灶行立体定向放射治疗,除此以外目前无放疗指征。后期若原发病灶继续发展引起出血梗阻症状,若全身条件允许则可按根治性放疗处理,将放疗剂量推至 65~70Gy,以达到缓解症状的目的。

肿瘤科:患者病情复杂、肿瘤转移路径较为罕见(腹膜返折下肿瘤未经医源性操作而出现腹腔内广泛种植转移),且目前造成该疾病无法治愈的原因为腹膜种植转移癌,而非肝转移和局部侵犯。目前考虑转移路径为骶前转移淋巴结向前突破腹膜在腹腔内播散所致,提示腹膜返折下肿瘤仍应警惕腹膜种植转移癌风险。目前患者已无根治性手术可能。下阶段可能需要外科介入的时机为肿瘤梗阻后行结肠造瘘术,该患者应进入内科姑息化疗阶段。

肿瘤内科:患者目前状态为Ⅳ期不可治愈直肠癌,目前治疗目标应调整为尽量延长患者生存时间及提高生活质量,治疗应为全身化疗。结合基因检测及药物敏感性检测结果,建议治疗方案为:FOLFIRI+ 贝伐单抗。患者为微卫星稳定,且肿瘤突变负荷不高,结合最新进展,患者无法从程序性死亡受体 -1

（PD-1）治疗中获益，故如果二线 FOLFIRI 方案失败则只能考虑瑞格菲尼，或者进入临床试验等后线治疗。同时患者预后不佳，应充分进行医患沟通，并注意对患者进行心理疏导，避免患者因信心受损而不愿接受治疗。

本次 MDT 小结：采用 FOLFIRI+ 贝伐单抗行姑息性化疗。

（八）病情转归

患者在得知自己病情后坚决要求放弃一切治疗，2018 年 1 月 9 日因"腹胀、少尿"再次入院，入院后 CT 提示：肝脏多发转移瘤，大量腹水，恶性肠梗阻。经对症支持处理后病情缓解不明显，2018 年 1 月 19 日因"多器官功能衰竭"死亡。

三、最终诊断

直肠癌 $pT_{4b}N_2M_{1c}$，ⅣC 期

四、诊治关键点

◆ 该患者病情复杂、肿瘤转移路径较为罕见，早期无任何消化道症状即出现腹股沟淋巴结转移，而经过足量正规治疗后仍出现腹膜返折下肿瘤，未经医源性操作而出现腹腔内广泛种植。提示对于腹膜返折下肿瘤仍不能完全放松对腹膜种植的警惕。同时该病例进展迅速，患者放弃第四次 MDT 讨论给出的治疗意见，发病至死亡仅 11 个月。提示对于此类年轻患者应该尽早进行分子水平的研判，从治疗开始就能进行个体化治疗，以确保得到最好的治疗效果。

◆ 在整个治疗过程中消化道肿瘤 MDT 团队全程参与，在每个治疗关键节点都进行了充分的讨论，是 MDT 在规范化治疗复杂疾病中的典型案例。同时该例患者的治疗结局也提示，在肿瘤治疗的 MDT 团队中，必要时应该引入精神科专家，对患者进行心理咨询以及必要时的心理干预，以保证患者能够积极配合 MDT 团队给出的治疗方案。

（殷亮　李文亮　许宁）

推荐阅读资料

BENSON A B，VENOOK A P，CEDERQUIST L，et al. Colon cancer，version 1.2017，NCCN clinical practice guidelines in oncology. J Natl Compr Canc Netw，2017，15（3）：370-398.

巨大结节性甲状腺肿

（MDT 科室：甲状腺外科、重症医学科、心脏外科、
麻醉科、医学影像科、耳鼻咽喉科）

一、病 例 分 析

患者，男，75 岁。

（一）主诉

右结节性甲状腺肿术后 37 年，再发右颈肿块 20 余年，伴呼吸困难 2 周。

（二）病史

患者 37 年前无意中发现右颈包块，在当地医院行"右甲状腺包块切除术"，后均因术后右颈包块复发，又在该院行了 2 次手术（具体术式不清）。3 次手术术后病理检查结果均为（右甲状腺）结节性甲状腺肿。患者 20 余年来再发右颈部包块，无自觉症状，未再手术，未口服左甲状腺素钠片。2 周前呼吸困难，到某省级医院就诊，因气管狭窄即行气管支架植入及气管插管，带管急诊转入笔者所在医院，以"巨大结节性甲状腺肿"收治甲状腺外科。

（三）体格检查

一般情况可，气管插管下生命体征平稳，右侧颈部可见一大小约 20cm×17cm 的巨大包块（图 30-1），表面光滑，质韧，活动度差；双肺呼吸音粗糙，可闻及少许湿性啰音。

(四) 辅助检查

1. 实验室检查

(1) 血常规：白细胞 $16.00 \times 10^9/L$，中性粒细胞百分比 94.2%。

(2) 甲状腺功能正常。

(3) 超敏 C 反应蛋白：109.0mg/L。

2. 影像学检查

(1) 颈部超声：颈部巨大甲状腺肿(右侧)。

(2) 胸部 X 线片：提示肺部感染。

(3) 气管检查情况见图 30-2。

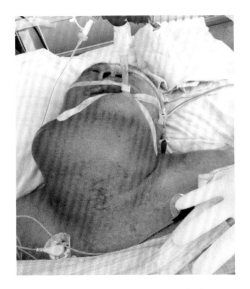

图 30-1　巨大结节性甲状腺肿

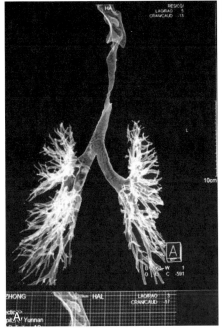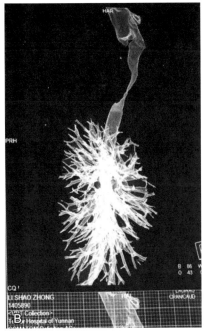

图 30-2　CT 示气管三维重建，气管受压受形、狭窄

A. 正位片；B. 侧位片。

（五）初步诊治

初步诊断：右侧巨大复发性结节性甲状腺肿并气管狭窄；气管支架植入、气管插管术后；肺部感染可能。

初步治疗：再次手术。经积极的术前准备后于2016年1月7日在全身麻醉下行巨大复发性结节性甲状腺肿切除术：右甲状腺及峡部切除术＋右喉返神经探查术（图30-3、图30-4）。病理检查示结节性甲状腺肿，部分上皮呈乳头状增生（图30-5），术后带管返回重症医学科。

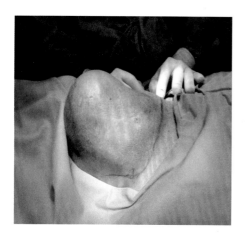

图30-3　术前切口标记

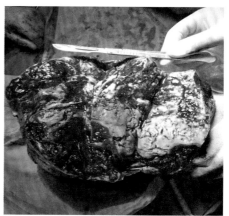

图30-4　术中标本解剖

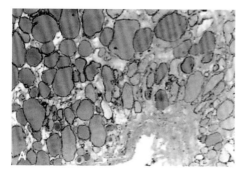

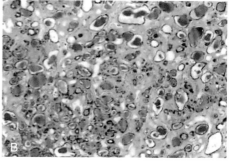

图30-5　术后病理示结节性甲状腺肿，部分上皮呈乳头状增生

A. 结节性甲状腺肿；B. 部分上皮乳头状增生。

二、MDT 分析

（一）病情演变

胸部 X 线片及 CT 检查发现,患者的气管内并联放置了两个气管支架于颈 7~ 胸 2 气管,软骨环受压变薄、软化,支架离声门较近,肺部严重感染。

（二）MDT 意见

甲状腺外科:患者目前巨大甲状腺肿已切除,解除气管压迫,但是气管软骨环已明显受压变薄、气管软化,气管悬吊作用有限,为保证患者呼吸通畅,需行气管切开。

重症医学科:患者病情复杂,目前气管软化、肺部感染严重、肺功能差,不具备拔管条件,需气管切开继续带管。

医学影像科:患者右侧巨大结节性甲状腺肿压迫气管导致狭窄,呼吸困难,紧急情况下行气管支架植入,缓解呼吸困难。现虽已切除巨大甲状腺肿,解除压迫,但长期气管受压,气管软化,取出支架后气管塌陷的可能性很大。

耳鼻咽喉科:患者气管软化明显,具有切管切开指征,但颈 7~ 胸 2 气管段并列放置两个气管支架,需再次麻醉下取出支架后行气管切开。

麻醉科:患者高龄,心、肺功能均差,气管软化明显,气管支架取出后一旦气管塌陷,再次插管困难,甚至无法给氧,导致窒息,危及生命,建议建立体外循环。

心脏外科:患者具备体外循环指征,可以配合完成手术。

经过 MDT 讨论后,最终拟定了手术方案。于 2016 年 2 月 4 日在体外循环的帮助下成功实施了气管切开、气管内支架取出术(图 30-6),手术顺利。术后恢复良好,带气管导管于 2016-02-17 出院(图 30-7)。

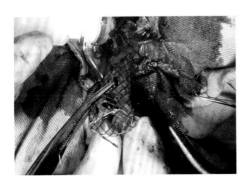

图 30-6　气管切开,支架取出

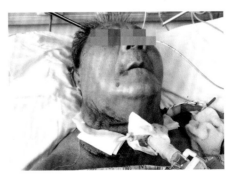

图 30-7　术后气管置管

三、最 终 诊 断

1. 右侧巨大复发性结节性甲状腺肿并气管狭窄
2. 气管支架植入、气管插管术后
3. 肺部感染

四、诊治关键点

◆ 关于结节性甲状腺肿推荐手术治疗的标准,2009 版美国甲状腺协会《甲状腺结节和分化型甲状腺癌的临床诊治指南》没有提及,2015 版《甲状腺结节和分化型甲状腺癌的临床诊治指南》制订标准为结节 >4cm 合并有压迫症状。我国学者共识认为以下情况应及时施行甲状腺手术:①因气管、食管或喉返神经受压引起临床症状者;②胸骨后甲状腺肿;③巨大甲状腺肿影响生活和工作者;④结节性甲状腺肿继发功能亢进者;⑤结节性甲状腺肿疑有恶变者。

◆ 按目前的观点,结节性甲状腺肿推荐的手术方式为甲状腺次全切、近全切或全切。该患者反复手术的治疗过程提示采取规范的手术方式尤为重要。对于巨大结节性甲状腺肿,可能需要胸外科、耳鼻咽喉科、心外科、重症医学科、麻醉科等多学科合作,建立 MDT 团队显得尤为重要。

(钱军　马云海　刘彬)

推荐阅读资料

[1] 陈孝平,汪建平.外科学.9 版.北京:人民卫生出版社,2018.

[2] 张维良,张新晨,张东伟.巨大结节性甲状腺肿手术治疗的若干问题.中国普通外科杂志,2003,12(10):727-728.

[3] HAUGEN B R,ALEXANDER E K,BIBLE K C,et al. 2015 American Thyroid Association Management Guidelines for adult patients with thyroid nodules and differentiated thyroid cancer:The American Thyroid Association Guidelines Task Force on thyroid nodules and differentiated thyroid cancer. Thyroid,2015,26(1),1-133.

如何利用 3D 打印技术为"玻璃人"安全实施全膝人工关节置换术

（MDT 科室：运动医学科、血液内科、检验科、麻醉科、重症医学科、输血科）

一、病 例 分 析

患者，男，22 岁，未婚未育，自由职业。

（一）主诉

双膝关节疼痛伴渐进性活动受限 20 年余，加重 10 年余。

（二）病史

患者因"双膝关节疼痛伴渐进性活动受限 20 年余"于 2017 年 6 月 5 日收治运动医学科。患者家属诉患者 18 个月龄时舌咬伤后流血不止，至血液内科就诊后确诊为"血友病"。20 年来患者反复出现全身肌肉及关节肿胀、疼痛，双膝关节较重，发作时给予静脉注射"重组人凝血因子Ⅷ"，治疗后全身肿胀、疼痛等症状缓解。患者自诉分别于 9 岁、13 岁先后出现左膝关节及右膝关节活动受限，后双膝关节肿胀、疼痛症状反复，双膝关节活动受限呈进行性加重，行动只能靠轮椅，严重影响日常活动。即使严格按照血液内科治疗计划进行治疗，患者双膝关节反复出血的情况仍无法完全解决，且患者双膝关节骨质侵蚀破坏情况进行性加重。既往史、个人史无特殊。

（三）体格检查

一般情况可，心、肺、腹未见明显异常，双侧面部多处不规则红斑，无瘙痒

及破溃,压之褪色;双下肢肌肉严重萎缩,双
膝关节呈屈曲挛缩畸形,双侧髌骨周围压痛,
双侧髌骨加压研磨试验阳性;左膝关节主动
活动度:30°(屈)~120°(伸),右膝关节主动
活动度:60°(屈)~120°(伸);右膝关节内翻
12°,左膝关节内翻8°;双侧股四头肌肌力4
级,左大腿围32.1cm,小腿围20.3cm,右大腿
围31.4cm,小腿围19.3cm。右膝关节评分
(KSS评分)为28分,功能评分为35分,左膝
关节KSS评分为34分,功能评分为40分。
患者入院时情况见图31-1。

(四)辅助检查

1. 实验室检查　患者入院时BMI为
20.7kg/m²(身高160cm,体重53kg),入院后
复查血浆Ⅷ因子活性0.3%(<1%),血浆Ⅷ因
子抑制物筛查为阴性,APTT 118.2s。

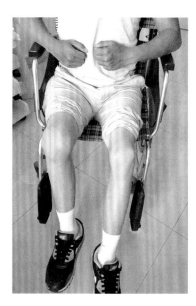

图31-1　患者入院时情况

2. 影像学检查

(1) 右膝关节正侧位X线片(图31-2):右膝关节血友病性骨关节病改变,
骨性强直形成。

(2) 双下肢全景位X线片(图31-3):双膝关节血友病性骨关节病。

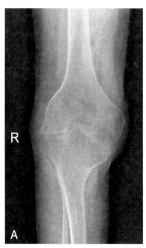
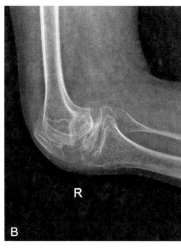
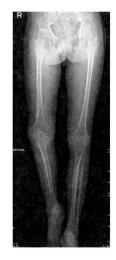

图31-2　右膝关节正侧位X线片
A.正位X线片;B.右膝关节侧位X线片。

图31-3　双下肢全
景位X线片

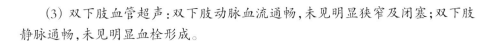

（3）双下肢血管超声：双下肢动脉血流通畅，未见明显狭窄及闭塞；双下肢静脉通畅，未见明显血栓形成。

（五）初步诊治

初步诊断：血友病 A 重型；双膝关节血友病性骨关节病，重型。

进一步明确诊断，排除手术禁忌证，拟手术治疗。

二、MDT 分析

（一）病情演变

即使严格按照血液内科治疗计划进行治疗，并给予营养神经及对症处理，患者症状无明显缓解，双膝关节反复出血的情况仍无法完全解决，且患者双膝关节骨质侵蚀破坏情况进行性加重，患者目前行动只能依靠轮椅，严重影响日常活动。患者手术意愿强烈，由于关节反复出血将导致关节严重的疼痛、反复损伤、僵硬、畸形及退行性改变。然而，由于血友病患者的凝血功能障碍、术中及术后出血易导致患者失血，手术难度大、风险大，需要进一步制订精准的手术方案。

（二）MDT 意见

1. 术前 MDT

运动医学科与血液内科、检验科、麻醉科、重症医学科、输血科联合组成多学科治疗小组，共同制订患者治疗计划。

血液内科：由于不同患者对于凝血因子的敏感度不一，且部分患者体内可能已存在凝血因子抗体，所以如盲目按照补充凝血因子量公式［每次所需凝血因子Ⅷ制品的单位 = 体重 kg×（欲达凝血因子Ⅷ止血水平 %– 实测患者凝血因子Ⅷ水平 %）×0.5］计算用量，则可能出现问题，即过量导致深静脉血栓形成、不足出现凝血功能障碍。因此，为了减少并发症并准确把握患者补充凝血因子前后活性的真实变化，不能单纯信赖公式计算而得到的凝血因子量，而应采取预输凝血因子并测定凝血因子活性的试验来获得准确的数据，决定予以凝血因子替代疗法。

检验科：针对本例患者开通绿色通道，及时提供准确有效的凝血因子活性检验结果，摸索患者体内凝血因子Ⅷ活性变化趋势，为手术当日静脉注射凝血因子量作出预判，指导制订凝血因子替代方案。

麻醉科：根据患者情况，拟采取全身麻醉插管的麻醉方式，避免麻醉操作造成的皮肤黏膜损伤。

重症医学科:全力配合术中及术后出现意外情况的特殊处置。

输血科:为患者提供充足的术前备血以及新鲜冰冻血浆以防止术中出现大量失血。

运动医学科:因患者右膝关节症状较重,决定在排除手术禁忌证后行"3D打印截骨导航模板辅助右膝关节置换术",利用个体化的导航模板辅助手术,从而减少手术时间,降低术中失血的风险,提高手术成功率。

2. 诊治过程

(1) 术前将患者双下肢 CT 的 DICOM 数据导入计算机进行逆向三维重建,设计并打印出股骨、胫骨 1∶1 模型及截骨导航模板(图 31-4、图 31-5),消毒后留备术中使用。2017 年 6 月 14 日予以静脉注射"重组人凝血因子Ⅷ"×4 支,

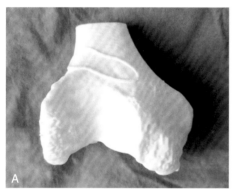
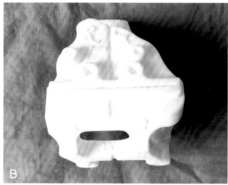

图 31-4　患者 3D 打印股骨 1∶1 模型及股骨截骨导航模板

A. 3D 打印股骨模型;B. 3D 打印股骨截骨导航模板。

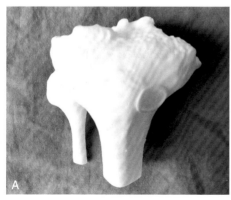
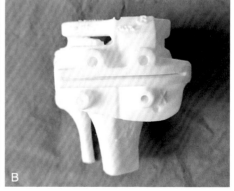

图 31-5　患者胫骨 1∶1 模型及胫骨截骨导航模板

A. 3D 打印胫骨模型;B. 3D 打印胫骨截骨导航模板。

1 次 /8h，在检验科的密切配合下探索患者体内凝血因子Ⅷ活性变化趋势，为手术当日静脉注射凝血因子量作出预判。发现患者在静脉注射"重组人凝血因子Ⅷ"后 1h，血浆Ⅷ因子活性可达峰值（血浆Ⅷ因子活性：83%）。

（2）手术当日（2017-06-15）8：00 静脉注射"重组人凝血因子Ⅷ"8 支，9：00 测得患者体内血浆Ⅷ因子活性为 110%。9：10 分麻醉开始，麻醉科进行详细术前评估后采用全身麻醉。9：30 止血带充气加压（压力为 45kPa），手术开始。10：10 按照术前计划进行股骨及胫骨截骨（图 31-6、图 31-7）。11：00 术中测得患者体内血浆Ⅷ因子活性为 100%。11：22 释放止血带，安装股骨及胫骨假体。12：00 手术结束，并测得患者体内血浆Ⅷ因子活性为 84.6%（图 31-8）。手术顺利，术中出血 263ml，患者在麻醉科进行复苏后生命体征平稳并安返病房。当日患者病情平稳，精神可，术口处敷料干燥，无渗血、渗液，术口引流量为 35ml，右髋关节、踝关节及右足各足趾活动正常，右下肢无肿胀，无瘀点、瘀斑，右侧

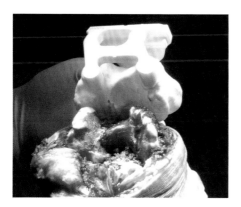

图 31-6　术中股骨模型与股骨对比

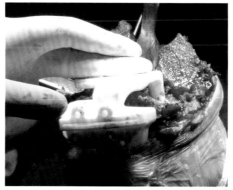

图 31-7　应用胫骨截骨导板截骨

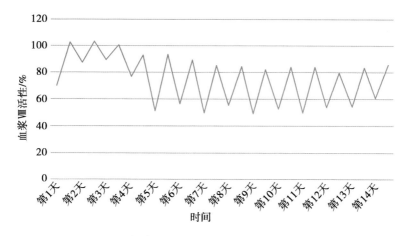

图 31-8　术后 14d 内血浆Ⅷ活性变化趋势

足背动脉搏动可。术后第 1 天患者右膝关节术口处引流量为 18ml,无出血征象,拔除引流管,并嘱患者进行直腿抬高练习、踝泵练习等康复治疗。

3. 术后 MDT

(1) 术后第 1 天即自行挂助行器下地活动。因患者右膝关节常年处于屈曲挛缩畸形,术后患者右膝关节仍存在屈曲 15° 畸形,因此予以夜间(24:00 至次日 6:00)右下肢皮牵引,并于膝关节上方放置 1kg 沙袋进行辅助牵引。于术后第 10 天可被动伸直,主动活动度为 10°~130°(术前右膝关节主动活动度 60°~120°)。

(2) 因术后需尽早进行康复锻炼,为控制患者右膝关节出血情况,术后第 1 天 7:25 静脉注射"重组人凝血因子Ⅷ"×6 支,15:00 及 23:00 分别予以静脉注射"重组人凝血因子"×4 支;术后第 2 天 ~ 第 5 天予以静脉注射"重组人凝血因子"×4 支,1 次 /8h;术后第 6 天 ~ 第 14 天予以静脉注射"重组人凝血因子"×3 支,1 次 /8h。每次静脉注射"重组人凝血因子"后 1h、6h 均抽血复查血浆Ⅷ因子活性,术后第 1 天 ~ 第 3 天血浆Ⅷ因子活性波动在 70%~103%,术后第 4 天 ~ 第 6 天血浆Ⅷ因子活性波动在 51%~93.4%,术后第 7 天 ~ 第 14 天血浆Ⅷ因子活性波动在 48.6%~85.6%。其间每 3d 复查血浆Ⅷ因子抑制物筛查均为阴性。

(3) 术后第 3 天(2017-06-18)复查右膝关节正侧位 X 线片(图 31-9)示右膝关节置换术后改变,人工关节稳定。复查双下肢全景位 X 线片(图 31-10)示膝人工关节植入中,关节对合良好,左膝、双踝关节血友病性骨关节病。患者术前患肢髋膝踝角为 170.18°,术后改善为 175.48°。复查右下肢血管超声示右下肢

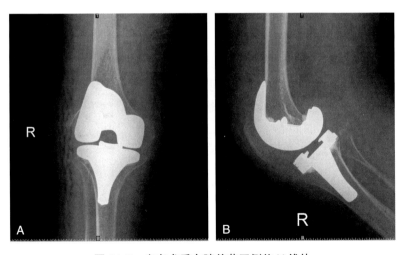

图 31-9 患者术后右膝关节正侧位 X 线片

A. 正位 X 线片;B. 侧位 X 线片。

动脉血流通畅,未见明显狭窄及闭塞;右下肢静脉血流通畅,未见明显血栓形成。

（4）患者术后未出现感染、下肢深静脉血栓、出血（手术及其他部位）、切口愈合不良、皮瓣坏死等情况。2017 年 7 月 5 日经运动医学科及血液内科评估后达到出院标准,予以出院。

4. 术后随访情况　患者一般情况良好,未诉特殊不适。术后 1 个月、2 个月及 3 个月返院随访,患者右膝关节在凝血因子替代疗法的治疗下未出现出血情况;术后 3 个月患者右膝关节主动活动度为 5°~130°;右膝关节 KSS 评分为 50 分,功能评分为 50 分。

三、最 终 诊 断

1. 血友病 A 重型
2. 双膝关节血友病性骨关节病,重型。

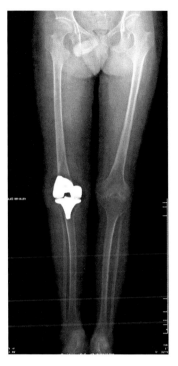

图 31-10　术后双下肢全长位 X 线片

四、诊治关键点

◆　血友病性骨关节病患者若出现膝关节软骨完全破坏,骨质破坏明显并畸形,关节病变根据改良的 Arnold-Hilgartner 关节病变分级已为终末期,关节疼痛和活动受限不能缓解等情况时,应选择行全膝人工关节置换术使患者膝关节恢复正常的解剖关系,提高患者生活质量。然而,常规全膝人工关节置换术术中截骨打开股骨髓腔,手术时间较长,并增加了术中失血量、术中及术后感染及脂肪栓塞的风险,而 3D 打印截骨导航模板进行个性化全膝人工关节置换术可以减少手术时间、减少术中失血的风险,同时也可以最大限度地减少术中假体植入的误差,从而提高手术效率。

◆　对于血友病患者,术中最大的风险即出血不止。因此,本病例选择 3D 打印技术辅助全膝人工关节置换术在一定程度上降低了术中出血的风险。患者术中出血量仅为 263ml,术后术口引流量仅为 53ml,且术后患者右膝关节未出现肿胀等间接提示患者不存在出血情况。此外,患者术前患肢髋膝踝角为 170.18°,术后为 175.48°,患肢力线良好。血友病患者需在血液内科医生的指导下行人工关节置换术,其中补充凝血因子使患者凝血因子活性达到标准是手术成功的关键,凝血因子替代疗法为此提供了保障。相关文献报道,对血友病患者实施凝血因子替代疗法后手术耐受性较好。对于凝血因子替代疗法对血浆Ⅷ因子活性的要求,本例患者术后第 1 天至第 3 天血浆Ⅷ因子活性波动在 70%~103%,术后第 4 天至第 6 天血浆Ⅷ因子活性波动在 51%~93.4%,术后第 7 天至第 14 天血浆Ⅷ因子活性波动在 48.6%~85.6%,基本符合要求。

◆ 本病例中,运动医学科联合血液内科、检验科、麻醉科、重症医学科、输血科共同组成 MDT 团队,各科室发挥各自的专业优势。血友病性骨关节病的治疗不单是外科手术的问题,精准的治疗概念应贯穿到整个治疗过程,包括凝血因子活性的实时动态监测、凝血因子替代治疗、麻醉方式的选择及风险评估、成分输血的术前准备、个体化的手术操作、术后并发急危重症的抢救措施及规范化治疗。精准化、个体化、综合化的多学科协作治疗是目前血友病性骨关节病诊治最新模式,为本例手术取得成功奠定了良好基础。在严格围术期管理下实施 3D 打印截骨导航模板辅助血友病性骨关节病全膝人工关节置换术,不失为一种很好的手术选择,具有创新性。

(李彦林　李松　刘德健)

▌ 推荐阅读资料

［1］ 丁秋兰,王学锋,王鸿利,等 . 血友病诊断和治疗的专家共识 . 临床血液学杂志,2010,23(1):49-53.

［2］ MACDESSI S J,JANG B,HARRIS I A,et al. A comparison of alignment using patient specific guides,computer navigation and conventional instrumentation in total knee arthroplasty. Knee,2014,21(2):406-409.

［3］ SCHOTANUS M G,SCHOENMAKERS D A,SOLLIE R,et al. Patient-specific instruments for total knee arthroplasty can accurately predict the component size as used perioperative. Knee Surg Sports Traumatol Arthrosc,2017,25(12):3844-3848.

［4］ STRAUSS A C,SCHMOLDERS J,FRIEDRICH M J,et al. Outcome after total knee arthroplasty in haemophilic patients with stiff knees. Haemophilia,2015,21(4):e300-305.

以皮肤表现为线索的艾滋病合并
多重致死性深部真菌感染

（MDT 科室：皮肤科、神经内科、感染性疾病科、血液内科）

一、病 例 分 析

患者，女，40 岁，离异，农民。

（一）主诉

全身丘疹、斑块、结节、溃疡、结痂 2 个月。

（二）病史

患者 2 个月前出现颜面、躯干及四肢坏死性丘疹、斑块、结节、溃疡、结痂，无头痛、恶心、喷射性呕吐、昏迷，无发热、咳嗽、咳痰等。追问病史，患者于 3 个月前确诊艾滋病（AIDS），CD4$^+$T 淋巴细胞计数 20 个 /μl。3 个月前无明显诱因出现发热，体温最高达 39℃，伴畏寒、寒战，当地医院诊断"肺结核"，予"异烟肼、利福平、吡嗪酰胺、乙胺丁醇"抗结核治疗后体温降至正常，已自行停用抗结核药。既往有"血小板减少"病史 3 年余，血小板计数为 8×10^9/L，曾长期使用糖皮质激素治疗。既往有复发性带状疱疹病史，3 年内反复发作 3 次，已治愈。

（三）体格检查

T 36.2℃，P 84 次 /min，R 20 次 /min，BP 120/80mmHg。神清，浅表淋巴结未触及，颜面、躯干及四肢见散在黄豆至花生大小圆形、类圆形丘疹、斑块、结节，表面可见凹陷、坏死及黑紫色结痂（图32-1），右足踝部可见一大小约5cm×5cm类圆形溃疡，溃疡边缘不规则隆起，基底不平整并伴少许渗出，上腭可见散在分布黏膜溃疡。皮肤巩膜无黄染，双侧瞳孔等大等圆，直径3mm，对光反射灵敏，颈软；双肺呼吸音增粗，未闻及干湿啰音及胸膜摩擦音，心律齐，各瓣膜听诊区未闻及杂音；腹平软，全腹无压痛及反跳痛，肝脾肋下未及，移动性浊音阴性；双下肢不肿，生理反射存在，病理反射未引出。

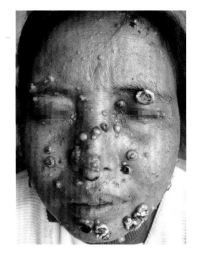

图32-1　面部坏死性丘疹、结节、斑块

（四）辅助检查

1. 血液真菌培养　鉴定为马尔尼菲篮状菌（TM）（图32-2）。

2. 血液及脑脊液真菌检查　脑脊液墨汁染色后显微镜下见圆形、卵圆形双层厚壁孢子，外有透亮的荚膜（图32-3）；37℃改良沙氏培养基上进行血液培养，第3天开始出现酵母样菌落，尿素酶试验阳性，菌种鉴定为新型隐球菌。

3. 脑脊液压力　大于330mmH$_2$O。

4. 皮损组织病理检查　HE染色，真皮内见黏液样浸润及大量大小不等的圆形带厚荚膜厚壁孢子，周围少量淋巴细胞浸润；过碘酸希夫（PAS）染色，真皮内含有较多圆形、卵圆形的酵母样菌体（图32-4）。

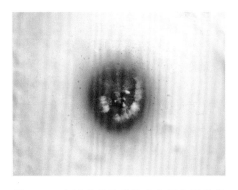

图32-2　血液真菌培养鉴定为马尔尼菲篮状菌

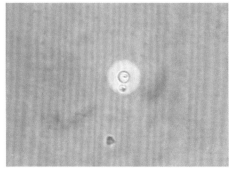

图32-3　脑脊液墨汁染色镜下见厚壁孢子，外有透亮荚膜

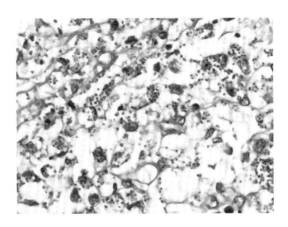

图 32-4　（PAS 染色 ×600）大量酵母样菌体

（五）初步诊治

初步诊断：艾滋病；深部真菌感染；肺结核。

两性霉素 B 治疗，静脉给药，起始剂量为 5mg/kg，小剂量逐渐递增至 25mg/kg，同时予抗反转录病毒治疗（ART）。治疗 14d，脑脊液压力下降至 210mmH$_2$O，脑脊液墨汁染色新型隐球菌阳性；治疗 2 个月后，脑脊液压力较前下降，脑脊液新型隐球菌墨汁染色阳性，血小板 103×10^9/L，皮疹较前减少。持续治疗 4 个月后，改用伊曲康唑 400mg/d，口服治疗 8 个月，复查脑脊液，墨汁染色仍显示新型隐球菌阳性，故延长伊曲康唑治疗时间 6 个月，最终伊曲康唑共治疗 14 个月。

二、MDT 分析

皮肤科：皮肤是人体最大的免疫器官，90% 艾滋病患者可出现皮肤黏膜损害，许多患者以皮肤损害为首发症状，皮肤损害可作为艾滋病诊断的重要线索，也是艾滋病患者免疫状况观察的重要指标。隐球菌病皮损呈多形性，有结节、斑块、脓疱、脓肿及疱疹样损害等，可出现在身体任何部位。71% 马尔尼菲篮状菌病患者可出现皮肤损害，皮损常见于面部、躯干上部及上肢，典型皮损为中央坏死的脐凹样丘疹，也可为结节、痤疮样损害、脓肿、溃疡等。隐球菌病一旦侵及中枢神经系统，则预后极差，而马尔尼菲篮状菌病对艾滋病患者的诊断及免疫状况评估有重要指导意义。该例患者无发热、神经系统症状及呼吸系统症状，仅以颜面、躯干及四肢坏死性丘疹、斑块、结节、溃疡、结痂就诊，根据患者特征性皮损表现以及 HIV 感染病史、低 CD4$^+$T 淋巴细胞水平、新型隐球菌及马尔尼菲篮状菌感染均不能除外,而新型隐球菌及马尔尼菲篮状菌感染均易发生血行播散,故应行血液真菌培养鉴定,以明确诊断,避免漏诊。患者免疫状况极其低下,无发热及神经系统症状、体征,但因新型隐球菌易感染中枢神经系统特性,故应行脑脊液新型隐球菌相关检查。

神经内科: 中枢神经系统在正常情况下对各种病原体侵犯有较强的抵抗力,一旦感染侵及中枢神经系统,提示预后不佳,故早期诊断、及时治疗对减少患者病死率至关重要。中枢神经系统真菌感染临床表现可分为两大类:一是由脑膜炎、脑膜脑炎引起的弥漫性中枢神经系统症状,可出现发热、头痛、恶心、呕吐、昏迷、脑膜刺激征等;二是由真菌感染后占位性病变所致的局灶性神经缺损症状,如视野缺损、听觉缺损、偏瘫等。但也有极少数患者无相应临床表现,仅依靠实验室检查明确诊断。对于中枢神经系统新型隐球菌感染,主要表现为脑膜炎及脑膜脑炎相关症状。该例患者就诊时无神经内科相应临床表现,但依据其病史,不能完全除外中枢神经系统感染,故应行脑脊液压力检查及脑脊液真菌相关检查,以确保早期诊断。

感染性疾病科: 艾滋病是 HIV 感染导致的致死性传染病,HIV 是一种RNA 反转录病毒,能选择性结合 CD4 分子并侵入表达 CD4 的宿主细胞(主要为辅助性 T 淋巴细胞及树突状细胞),导致机体免疫功能缺陷及免疫紊乱,艾滋病患者易合并多种机会性感染,包括细菌、真菌、病毒及寄生虫。在此病例中,该患者 CD4$^+$T 淋巴细胞计数低,预示发生机会性感染可能大,患者存在明显免疫功能缺陷,临床可无明显感染中毒表现。综合患者病史及典型皮肤表现,仍不能除外机会性感染,故应完善相关病原学检查,针对相应病原体全程、足量、序贯治疗,同时给予 ART,治疗过程中应严密监测生命体征及其他临床症状,定期做相关病原学检查、HIV 病毒载量及其他实验室检查指标,根据相关结果及时调整治疗方案。

血液内科: 血小板减少症根据病因可分为特发性血小板减少症和继发性血小板减少症。特发性血小板减少症病因不清,继发性血小板减少症常见病因包括骨髓增生异常、骨髓占位性病变及感染等。该例患者既往有血小板减少病史 3 年余,病因不清,病程反复,曾长期使用糖皮质激素治疗,但疗效欠佳。根据患者病史,考虑为 HIV 感染相关性血小板减少症。针对此类患者,反复使用糖皮质激素易增加致死性机会性感染风险,应加强支持治疗及护理,同时及时规范的 ART 对血小板减少情况的改善具有重要意义。

治疗 5 个月后,复查血小板计数 129×10^9/L,CD4$^+$T 淋巴细胞 84 个 /μl,皮损明显消退(图 32-5)。1 年后随访,皮损基本消失,CD4$^+$T 淋巴细胞 140 个 /μl,脑脊液新型隐球菌墨汁染色仍阳性,脑脊液压力正常,余实验室指标无异常。4 年后复查 CD4$^+$T 淋巴细胞 200 个 /μl。5 年后再次随访患者,可见颜面、躯干、

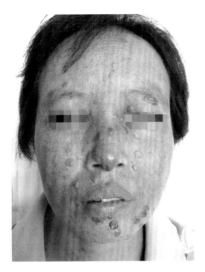 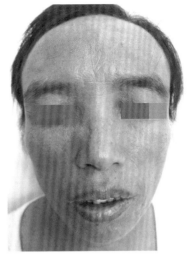

图 32-5　治疗 5 个月后皮损明显消退　　　图 32-6　随访 5 年未复发

四肢遗留部分萎缩性瘢痕,脑脊液压力正常,脑脊液新型隐球菌墨汁染色及血培养均为阴性,CD4$^+$T 淋巴细胞 240 个 /μl(图 32-6)。

三、最 终 诊 断

1. 艾滋病
2. 播散性隐球菌病
3. 播散性马尔尼菲篮状菌病
4. HIV 相关性血小板减少症
5. 肺结核

四、诊治关键点

◆　深部真菌病是指致病性真菌侵犯黏膜、皮下组织、内脏器官所致的疾病。艾滋病合并深部真菌病发展迅速、预后较差,尽管 ART 在全球得到广泛推广,每年仍有 100 万左右艾滋病患者死于深部真菌感染,占所有艾滋病及其相关疾病死亡人数的 50%。

◆　特征性真菌性皮肤黏膜损害可作为诊断艾滋病的重要线索,也是免疫状况评估的重要指标。马尔尼菲篮状菌病是艾滋病的标志性机会感染疾病,需及时行 HIV 检查。艾滋病患者出现此病提示已进入艾滋病期;无其他可致免疫缺陷基础疾病的患者发生隐球菌病,尤其是播散性隐球菌病,亦需考虑艾滋病可能。对深部真菌感染的早期诊断和治疗,可避免艾滋病患者病情迅速恶化和蔓延,对延长生存时间、提高生存质量具有重要意义。

◆ 隐球菌病常见于 CD4$^+$T 淋巴细胞计数 <100 个 /μl 的艾滋病患者。体外试验证实,新型隐球菌可增强 HIV 复制,被新型隐球菌激活的单核细胞来源的树突状细胞可激活静息 CD4$^+$T 淋巴细胞,加速 HIV 病毒在树突状细胞和 CD4$^+$T 淋巴细胞间的传递,进而导致艾滋病患者病情迅速恶化。免疫功能正常的人群中,如有罹患隐球菌病者,往往局限于皮肤、肺部及肺门淋巴结,临床症状不明显,而 HIV 感染合并隐球菌病往往引起系统播散性感染,并可通过血行进入中枢神经系统,病死率极高。脑脊液压力高、昏迷、多器官受累、低 CD4$^+$T 淋巴细胞计数、未接受 ART、老年患者是艾滋病合并隐球菌病患者死亡的高危因素。

◆ 隐球菌病的诊断主要根据临床症状、体征、病理及实验室检查,最终确诊有赖于真菌直接镜检、培养鉴定及病理检查。首选两性霉素 B、5- 氟胞嘧啶,同时氟康唑、伏立康唑,有较好的疗效。对于中枢神经系统新型隐球菌感染的抗真菌治疗,初期治疗一般持续 8~12 周,应用两性霉素 B 与 5- 氟胞嘧啶或三唑类抗真菌剂联合治疗,以尽快使脑脊液新型隐球菌转阴,后口服三唑类抗真菌剂维持治疗 1 年以上,停药时间依据患者免疫功能决定。

◆ 马尔尼菲篮状菌病是由马尔尼菲篮状菌(旧称"马尔尼菲青霉菌")感染引起的一种机会性、系统性深部真菌病,艾滋病等免疫功能低下患者为马尔尼菲篮状菌病的易感人群。由于几乎所有马尔尼菲篮状菌病患者均可检测到 HIV 抗体阳性,目前世界卫生组织已经把它作为艾滋病的指征性疾病。

◆ 根据不同临床表现,马尔尼菲篮状菌病可分为局限性和播散性。局限性发病较为隐匿,全身症状轻,病原体局限于入侵部位,出现不同的临床表现。播散性起病急,病原体沿单核巨噬细胞系统播散,可累及肝、脾、肺、骨髓、淋巴结等器官,引起各个器官系统的不同临床表现。笔者对云南省 141 例患者的研究表明,绝大多数播散性患者 CD4$^+$T 淋巴细胞计数小于 50 个 /μl,病情危重,91.49% 伴发热,45.39% 有呼吸系统症状,30.50% 有消化系统症状,皮疹、口腔黏膜损害及中枢神经系统症状分别为 24.11%、20.57% 和 2.84%;影像学检查发现 69.50% 患者有脾脏肿大,65.25% 患者有淋巴结肿大,肝脏肿大患者为 27.66%;肺部影像学检查发现,51.77% 患者肺野见斑片状浸润阴影,11.35% 患者为粟粒样结节改变,9.93% 患者为肺间质改变,同时可出现肺门或纵隔淋巴结肿大。部分患者可出现肝肾损伤,白细胞、血小板减少等。同时笔者进行的体外试验发现,马尔尼菲篮状菌可增强 HIV 的复制并促进树突状细胞将 HIV 递呈至 CD4$^+$T 淋巴细胞,可能是导致艾滋病患者病情迅速恶化的原因。

◆ 马尔尼菲篮状菌病的诊断除根据临床症状、体征及实验室检查外，还有赖于真菌镜检、培养鉴定及病理检查发现马尔尼菲篮状菌。马尔尼菲篮状菌病需与组织胞浆菌病、肺结核等鉴别。两性霉素 B、伊曲康唑、伏立康唑、氟康唑等有较好疗效。

◆ 本例患者以艾滋病合并深部真菌感染的皮肤表现就诊，因该患者免疫功能极其低下，虽无明显神经系统、呼吸系统等症状，实则病情危重。在对患者皮肤疾病的诊治过程中，考虑其可能存在深部真菌感染，虽无各器官系统典型临床表现，仍应进行全面检查。后发现患者存在两种机会性致死性真菌的共同感染，且已累及多个器官系统，患者 CD4$^+$T 淋巴细胞计数、血小板计数极低，同时出现中枢神经系统受累，治疗难度高，风险大。经皮肤科、神经内科、感染性疾病科、血液内科的 MDT，该患者得以长期存活，治疗收到满意的效果。

（李玉叶　朱蕾）

推荐阅读资料

［1］涂韦,金咏梅,杨宏军,等.艾滋病合并隐球菌病患者 43 例临床特点及影响预后的相关因素研究.中国皮肤性病学杂志,2015,29(11):63-66.

［2］张云桂,李玉叶,李惠琴,等.云南省艾滋病合并马尔尼菲青霉菌病 141 例临床分析.中国皮肤性病学杂志,2013,27(4):351-356.

［3］Li Y Y,Saeed U,Wei S S,et al. Both coinfections of penicillium marneffei and cryptococcus neoformans in AIDS patient:a report of rare case. AIDS,2017,31(15):2171-2172.

［4］QIN Y,LI Y Y,JIANG A P,et al. Stimulation of cryptococcus neoformans isolated from skin lesion of AIDS patient matures dendritic cells and promotes HIV-1 trans-infection. Biochem Biophys Res Commun,2012,423(4):709-714.

［5］QIN Y,LI Y Y,LIU W,TIAN R,et al. Penicillium marneffei-stimulated dendritic cells enhance HIV-1 trans-infection and promote viral infection by activating primary CD4$^+$ T cells. PLoS One,2011,6(11):e27609.

无水乙醇注射治疗胰岛素瘤

（MDT 科室：内分泌科、肝胆外科、超声科、病理科）

一、病 例 分 析

患者，男，17 岁，学生。

（一）主诉

反复头晕、饥饿、心悸、软弱、乏力 10 年。

（二）病史

10 年前无明显诱因出现晨起后头晕、心悸，伴饥饿感、四肢软弱、乏力，进食后上述症状可缓解。偶有早晨意识模糊，予蜂蜜水或葡萄糖水喂服 10 余分钟至半小时后可自行清醒，未予重视。6 年前上述症状发作频繁，发作时自测血糖 2~3mmol/L，就诊于儿科，建议其饮食调节，未予特殊治疗。患者昨日晨起后再次出现头晕、心悸、四肢软弱、乏力等不适，遂就诊于内分泌科。起病以来，体重无明显变化，大、小便正常。既往史、个人史无特殊。

（三）体格检查

T 36.3℃，P 100 次/min，R 20 次/min，BP 94/59mmHg。身高 169cm，体重 56kg，BMI 19.61kg/m²，腰围 70cm，臀围 87cm，腰臀比 0.80。一般情况可，营养中等，神志清楚，对答切题。心、肺、腹无异常。双下肢无水肿。生理反射存在，病理反射未引出。

（四）辅助检查

1. 实验室检查　血常规、生化、甲状腺功能、肿瘤标记物未见明显异常。

2. 评价低血糖的实验室检查

2017-07-27：随机血糖 2.40mmol/L，胰岛素 12.92mIU/L，C 肽 1.64μg/L，胰岛素释放指数 0.299。

2017-07-27：空腹血糖 0.3mmol/L，胰岛素 14.76mIU/L，C 肽 1.66μg/L，胰岛素释放指数 2.838。

3. 影像学检查

（1）腹部 CT 平扫：肝、胰、脾、双肾未见确切异常密度灶。

（2）MRI 平扫加增强：肝、胰、脾、双肾未见确切异常密度灶。

（3）内镜超声检查（EUS）：胰腺体部可探及一稍低回声占位，内部回声稍欠均匀，边界欠清，其中一截面为 5.7mm×5.0mm，多普勒显示病灶内未见血流信号，胰腺头部及尾部未见确切占位性病变，胰管未见扩张及狭窄，胰腺体部低回声占位性质待查（胰岛细胞瘤可能）（图 33-1）。

（五）初步诊治

初步诊断：胰岛素瘤。

进一步明确诊断，排除手术禁忌证，拟手术治疗。

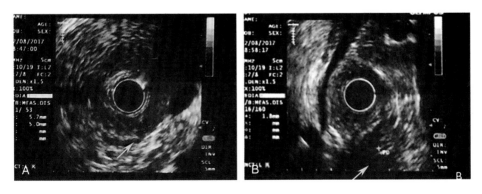

图 33-1　内镜超声检查

A. 胰腺体部低回声占位性质待查（胰岛细胞瘤可能），其中一截面大小为 5.7mm×5.0mm（箭头所指）；B. 胰管未见扩张及狭窄，其直径为 1.8mm。

二、MDT 分析

（一）病情演变

经过进食、对症处理等治疗,患者症状缓解,患者及家属手术意愿强烈。

（二）MDT 意见

内分泌科:患者有典型惠普尔三联症（Whipple 三联征）表现,无长期服用药物、严重疾病病史,血糖低于 2.8mmol/L 时相应胰岛素浓度 >6mIU/L,且胰岛素释放指数 >0.4,内镜超声检查明确定位胰腺肿瘤。患者诊断明确,治疗以处理原发病为主,首选肿瘤切除术或减瘤手术。

肝胆外科:患者诊断明确,但考虑病灶位置特殊,周围有胃、脾、腹主动脉、肠系膜上动脉、脾静脉等重要组织众多,手术难度大、风险大,需要进一步行定位、功能诊断。

超声科:患者行 EUS 已明确定位胰腺肿瘤。患者诊断明确。有研究显示,EUS 引导下无水乙醇注射术治疗良性胰岛素瘤,90% 左右患者术后无低血糖症状再发作,监测血糖在正常范围,10% 左右患者术后低血糖症状发作较术前减少,且与外科手术相比,具有微创、经济、并发症少和术后恢复快等优势。

通过以上 MDT 分析,制订治疗方案如下:

超声科:在 EUS 引导下行胰岛细胞瘤无水乙醇注射治疗。EUS 胰腺体部可探及一稍低回声占位,内部回声稍欠均匀,边界欠清,其中一截面为 5.7mm×5.0mm。

病理科:手术所提供病理标本取材满意,送检涂片中见少量上皮细胞,呈单个散在及腺样分布,细胞不伴有非典型性。结合临床病史,考虑胰腺内分泌肿瘤（胰岛细胞瘤）可能(图 33-2)。

术后随访:术后 1 个月复查空腹血糖 5.2mmol/L,胰岛素 12.07mIU/L,C 肽 1.96μg/L。

三、最 终 诊 断

胰岛素瘤。

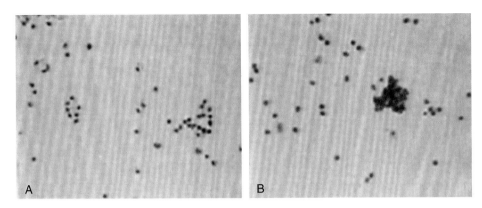

图 33-2　胰腺细针穿刺涂片

A.少量上皮细胞,呈单个散在;B.上皮细胞呈腺样分布。所有细胞均不伴有非典型性。

四、诊治关键点

◆ 胰岛素瘤指因胰岛 B 细胞瘤或 B 细胞增生造成胰岛素分泌过多,进而引起低血糖症候群为特征的疾病,其胰岛素分泌不受低血糖抑制,为器质性低血糖症中较常见的病因。

◆ 胰岛素瘤发病率低,国外报道为(1~4)/100 万。在胰腺内分泌肿瘤中最多见,约 90% 为胰岛 B 细胞的良性肿瘤,恶性胰岛素瘤约占 10%;且约 90% 胰岛素瘤为单个,在胰头、体、尾各部位发生的概率相同。肿瘤大多呈灰白色和紫红色,边界清楚但大多无包膜,质较正常胰组织软,表面不平,血供丰富,瘤体小,位置隐蔽,手术时难以发现,尤其是胰头和钩突部的肿瘤。镜下癌细胞排列呈索状或腺样,较小,胞质透明而核染色较深,呈方形或多角形,细胞形态不一,核分裂常见。本病可发生于各个年龄段,但 40~60 岁多发,无性别差异,部分有家族史。

◆ 胰岛素瘤常有典型的 Whipple 三联征表现:①低血糖症状、昏迷及精神神经症状,每日空腹或劳动后发作;②发作时血糖低于 2.8mmol/L;③口服或静脉注射葡萄糖后,症状可立即消失。需详细询问病史、查体并分析已有实验室检查结果,寻找其他病因的线索,如导致低血糖的药物、严重疾病、升糖激素缺乏以及非胰岛细胞肿瘤等。

◆ 实验室检查:常有胰岛素不适当分泌增多。正常人空腹胰岛素浓度在35~145pmol/L(5~20mIU/L),胰岛素瘤患者超过正常。如血糖 <2.8mmol/L 时,相应的胰岛素浓度≥36pmol/L（≥6mIU/L,放射免疫法),提示低血糖为胰岛素分泌过多所致。胰岛素释放指数为血浆胰岛素(mIU/L)与同一血标本测定的

血糖值（mg/dl）之比。正常人该比值<0.3，多数胰岛素瘤患者>0.4，甚至1.0以上；血糖不低时，此值>0.3无临床意义。血浆胰岛素原和C肽测定，参考Marks和Teale的诊断标准：血糖<3.0mmol/L，C肽>300pmol/L，胰岛素原>20pmol/L，应考虑胰岛素瘤。

◆ 影像学检查：普通经腹壁超声对胰岛素瘤的诊断价值有限，阳性率为40%左右，EUS阳性率为90%左右，腹腔镜超声检查可直接在胰腺表面进行检查，术中超声的阳性率可达100%。CT或MRI是胰腺肿瘤影像学检查的常用手段，其中胰腺CT薄层扫描、平扫加增强能有效地定位胰腺肿瘤，CT检查阳性率高达80%，远高于普通经腹壁超声。MRI检查阳性率为80%左右，与CT相仿，但MRI检查成本高。选择性动脉钙刺激静脉采血测定胰岛素（ASVS）是在数字减影血管造影（DSA）的基础上发展而来的，适用于术前无创定位检查阴性的患者。ASVS需要超选胰腺各段的供血血管，然后向血管内注入钙剂。正常情况下，胰岛B细胞受钙剂刺激分泌胰岛素。而在胰岛素瘤或胰岛B细胞增生时，正常胰岛B细胞被抑制，只有肿瘤或增生细胞才对钙剂的刺激有反应，分泌胰岛素。在向胰腺各段的供血血管注入钙剂后，在一定时间内测定肝静脉的胰岛素水平。若刺激后的胰岛素水平比基础水平升高2倍以上，则为阳性，然后通过供血区域判断出肿瘤所在的位置。ASVS对胰岛素瘤的检出率较高，为90%~100%。在行ASVS之前，最好先行DSA。一是DSA的结果可以与ASVS的结果相互补充验证，提高诊断的正确率；二是可以发现血管变异，减小术中术后出血的风险。ASVS是DSA技术的延伸与互补，且无须额外的复杂操作。生长抑素受体闪烁显像（SRS）的原理是胰岛素瘤细胞多表达高亲和力的生长抑素受体，因此可以利用放射性核素（铟、碘等）标记的生长抑素类似物，与生长抑素受体结合。再使用闪烁法测定生长抑素受体的分布，从而确定肿瘤的位置，同时还可以发现是否有转移灶的存在。除此之外，SRS还可用于评价生长抑素类药物对胰岛素瘤治疗效果的敏感性。

◆ 胰岛素瘤的治疗以处理原发病为主，首选肿瘤切除或减瘤手术，目前手术方式有传统开腹手术、腹腔镜下胰岛素瘤切除术、达芬奇机器人系统手术、EUS引导下无水乙醇注射术。有研究显示：EUS引导下无水乙醇注射术治疗良性胰岛素瘤，90%左右患者术后无低血糖症状再发作，监测血糖在正常范围，10%左右患者术后低血糖症状发作较术前减少，且与外科手术法相比，具有微创、经济、并发症少和术后恢复快等优势。对不能手术或恶性肿瘤转移复发者可辅以生长抑素治疗、全身或局部化疗、同位素标记的生长抑素治疗。围术期、不能手术者或术后症状不缓解者应予对症治疗，如纠正低血糖等。

◆ 胰岛素瘤为器质性低血糖症中最常见的原因，有少部分患者定位难度大。本例患者行CT、MRI未见病灶，最后行EUS找到病灶。此类患者手术难度大、风险大,具有较高的 MDT 价值。经过 MDT 合作,顺利完成诊治,使患者受益。

(刘伟军　彭露萍　谭洪　李会芳)

推荐阅读资料

[1] 蒋艳娟,覃山羽,姜海行,等.超声内镜引导下无水乙醇注射法与外科手术法治疗良性胰岛素瘤的对比研究.中国内镜杂志,2017,23(4):8-13.

[2] 胡瑞晴,王清.胰岛素瘤诊疗进展.中国实验诊断学,2019,23(2):362-366.

[3] WEI J S,LIU X C,WU J L,et al. Diagnosis and surgical management of insulinomas in 33 consecutive patients at a single institution. Langenbecks Arch Surg,2016,401(7):1019-1025.

[4] YANG D,INABNETWB 3RD,SARPELU,et al. EUS-guided ethanol ablation of symptomatic pancreatic insulinomas. Gastrointest Endosc,2015,82(6):1127.

AAAA	asleep-awake-asleep anesthesia	睡眠 - 清醒 - 睡眠麻醉
ACTH	adrenocorticotropic hormone	促肾上腺皮质激素
ADC	apparent diffusion coefficient	表现扩散系数
AED	antiepileptic drugs	抗癫痫药
AFP	alpha-fetoprotein	甲胎蛋白
AIDS	acquired immunodeficiency syndrome	艾滋病
AJCC	American Joint Committee on Cancer	美国癌症联合会
ALB	albumin	白蛋白
ALK	anaplastic lymphoma kinase	间变性淋巴瘤激酶
ALIP	abnormal localization of immature precursors	幼稚前体细胞异常定位
ALP	alkaline phosphatase	碱性磷酸酶
ALT	alanine aminotransferase	丙氨酸氨基转移酶
AMACR	α-methylacyl-coa racemase	α- 甲基酰基辅酶 A 消旋酶
ANA	antinuclear antibody	抗核抗体
ANCA	antineutrophil cytoplasmic antibody	抗中性粒细胞胞质抗体
APACHE Ⅱ	acute physical and chronic health Ⅱ	急性生理与慢性健康 2
APTT	activated partial thromboplastin time	活化部分凝血活酶时间
ART	antiretroviral therapy	抗反转录病毒治疗
ASIA	American Spinal Injury Association	美国脊柱损伤协会
AST	aspartate aminotransferase	天门冬氨酸氨基转移酶
AT	antithrombin	抗凝血酶
ATA	American Thyroid Association	美国甲状腺协会

ATS	American Thoracic Society	美国胸科学会
BAC	bronchioloalveolar carcinoma	细支气管肺泡癌
BCC	basal cell carcinoma	基底细胞癌
BE	base excess	剩余碱
BI-RADS	breast imaging reporting and data system	乳腺影像报告和数据系统
BMI	body mass index	体重指数
BNP	brain natriuretic peptide	脑钠肽
BOOP	bronchiolitis obliterans with organizing pneumonia	闭塞性细支气管炎伴机化性肺炎
BP	blood pressure	血压
BUN	blood urea nitrogen	血尿素氮
C3	complement3	补体成分 3
CA19-9	carbohydrate atigen 19-9	糖类抗原 19-9
CCS	Canada-Cronkhite syndrome	卡纳达 - 克朗凯特综合征
CD	cluster of differentiation	分化群
CDE image	color Doppler energy image	彩色多普勒能量图
CDFI	color Doppler flow imaging	彩色多普勒血流显像
CDX-2	candal-related homeobox transcription factor 2	尾型同源盒转录因子 -2
CEA	carcinoembryonic antigen	癌胚抗原
CgA	chromogranin A	嗜铬粒蛋白 A
CgB	chromogranin B	嗜铬粒蛋白 B
CGIS	clinical global impression scale	临床总体印象量表
CK	cytokeratin	细胞角蛋白
CK	creatine kinase	肌酸激酶
CMV	cytomegalovirus	巨细胞病毒
CO	cardiac output	心输出量

COP	cryptogenic organizing pneumonia	隐源性机化性肺炎
Cre	creatinine	肌酐
CRP	C-reactive protein	C 反应蛋白
CRT	capillary refilling time	毛细血管充盈时间
CT	computed tomography	计算机体层成像
CTA	computed tomography angiography	CT 血管成像
cTnI	cardiac troponin I	心肌肌钙蛋白 I
DBIL	direct bilirubin	直接胆红素
DIC	disseminated intravascular coagulation	弥散性血管内凝血
DICOM	digital imaging and communications in medicine	医学数字成像和通信
DNA	deoxyribonucleic acid	脱氧核糖核酸
DSA	digital subtraction angiography	数字减影血管造影
DTC	differentiated thyroid cancer	分化型甲状腺癌
DVT	deep venous thrombosis	深静脉血栓形成
DWI	diffusion weighted imaging	弥散加权成像
E_2	estradiol	雌二醇
EBV	Epstein-Barr virus	EB 病毒
ECG	electrocardiogram	心电图
ECOG	Eastern Cooperative Oncology Group	美国东部肿瘤协作组
EGFR	epidermal growth factor receptor	表皮生长因子受体
ENA	extractable nuclear antigen	可提取性核抗原
EOS	eosinophilic granulocyte	嗜酸性粒细胞
EP	VP-16+DDP	依托泊苷 + 顺铂
ER	estrogen receptor	雌激素受体
ERS	European Respiratory Society	欧洲呼吸学会
ESR	erythrocyte sedimentation rate	红细胞沉降率

ESRD	end-stage renal disease	终末期肾脏病
EUS	endoscopic ultrasonography	内镜超声检查
FCD	focal cortical dysplasia	局灶性皮质发育不良
FDP	fibrin degradation product	纤维蛋白降解产物
FIB	fibrinogen	纤维蛋白原
FIO_2	fraction of inspired oxygen	吸入氧浓度
FLAIR	fluid attenuated inversion recovery	液体抑制反转恢复像
FNAB	fine needle aspiration biopsy	细针穿刺活检
f-PSA	free prostate-specific antigen	游离前列腺特异性抗原
FSH	follicle stimulating hormone	卵泡刺激素
FT_3	free triiodothyronine	游离三碘甲腺原氨酸
FT_4	free thyroxine	游离甲状腺素
GA	general anesthesia	全身麻醉
GEP-NETs	gastroenteropancreatic neuroendocrine tumors	胃肠胰神经内分泌瘤
GGT	gamma-glutamyl transpeptidase	谷氨酰转移酶
GH	growth hormone	生长激素
GLB	globulin	球蛋白
GLU	glucose	葡萄糖
HAMA	Hamilton anxiety scale	汉密尔顿焦虑量表
HAMD	Hamilton depression scale	汉密尔顿抑郁量表
Hb	hemoglobin	血红蛋白
HBV	hepatitis B virus	乙型肝炎病毒
HCMV	human cytomegalovirus	人巨细胞病毒
HCT	hematocrit	血细胞比容
HER2	human epidermal growth factor receptor 2	人类表皮生长因子受体 2
HIV	human immunodeficiency virus	人体免疫缺损病毒

HLA-B27	human leukocyte antigen-B27	人类白细胞抗原-B27
HLH	hemophagocytic lymphohistiocytosis	噬血细胞性淋巴组织细胞增生症
HSV	herpes simplex virus	单纯疱疹病毒
hs-CRP	hypersensitive c-reactive protein	超敏C反应蛋白
IBIL	indirect bilirubin	间接胆红素
ICU	intensive care unit	重症监护病房
Ig	immunoglobulin	免疫球蛋白
IL-6	interleukin-6	白介素6
ILAE	International League Against Epilepsy	国际抗癫痫联盟
INR	international normalized ratio	国际标准化比值
iPPH	intractable postpartum hemorrhage	难治性产后出血
JIA	juvenile idiopathic arthritis	幼年特发性关节炎
KPS	Karnofsky performance status	卡氏功能状态评分
L	lymphocyte	淋巴细胞
LDH	lactate dehydrogenase	乳酸脱氢酶
LDL-C	low density lipoprotein cholesterol	低密度脂蛋白胆固醇
LH	luteinizing hormone	黄体生成素
M	monocyte	单核细胞
MAS	macrophage activation syndrome	巨噬细胞活化综合征
MC	mesothelial cell	间皮细胞
MDT	multiple disciplinary team	多学科协作
MMS	Mohs micrographic surgery	Mohs显微描记外科
mPAP	mean pulmonary artery pressure	肺动脉平均压
MRA	magnetic resonance angiography	磁共振血管成像
MRCP	magnetic resonance cholangiopancreatography	磁共振胰胆管成像

MRI	magnetic resonance imaging	磁共振成像
MRV	magnetic resonance venography	磁共振静脉成像
MSS	microsatellite stabilization	微卫星稳定
MUM-1	multiple myeloma oncogene 1	多发性骨髓瘤癌基因 1
MUC 2	mucin 2	黏蛋白 2
Myo	myoglobin	肌红蛋白
N	neutrophil	中性粒细胞
NCCN	National Comprehensive Cancer Network	美国国立综合癌症网络
NETs	neuroendocrine tumors	神经内分泌瘤
NK 细胞	natural killer cell	自然杀伤细胞
NRS	nutrition risk screening	营养风险筛查
NSE	neuron-specific enolase	神经特异性烯醇化酶
OGTT	oral glucose tolerance test	口服葡萄糖耐量试验
P	progesterone	孕酮
$PaCO_2$	partial pressure of carbon dioxide	二氧化碳分压
PAN	polyarteritis nodosa	结节性多动脉炎
PANSS	positive and negative syndrome scale	阳性和阴性精神症状评定量表
PaO_2	arterial partial pressure of oxygen	动脉血氧分压
PAWP	pulmonary arterial wedge pressure	肺毛细血管楔压
PCK	pan-cytokeratin	广谱细胞角蛋白
PCT	procalcitonin	降钙素原
PE	pulmonary embolism	肺动脉检查
PEG	percutaneous endoscopic gastrostomy	经皮内镜下胃造口术
PET	positron emission tomography	正电子发射体层成像
PET/CT	positron emission tomography/computed tomography	正电子发射计算机体层显像

PGE$_1$	prostaglandin E$_1$	前列腺素 E$_1$
PGF$_{2a}$	prostaglandin F$_{2a}$	前列腺素 F$_{2a}$
PGIL	primary gastrointestinal lymphoma	原发性胃肠道淋巴瘤
PIL	primary intestinal lymphoma	原发性肠道淋巴瘤
PI-RADS	prostate imaging and reporting and data system	前列腺影像及报告数据系统
PLT	platelet	血小板
PO$_2$	oxygen partial pressure	氧分压
PPH	postpartum hemorrhage	产后出血
PPI	proton pump inhibitor	质子泵抑制剂
PPS	primary pulmonary sarcoma	原发性肺肉瘤
PR	progesterone receptor	孕激素受体
PRL	prolactin	催乳素
PSA	prostate specific antigen	前列腺特异性抗原
PSAP	prostate acid phosphatase	前列腺酸性磷酸酶
PT	prothrombin time	凝血酶原时间
PTH	parathyroid hormone	甲状旁腺激素
PVR	pulmonary vascular resistance	肺血管阻力
RAI	radioactive iodine	放射性碘
RAIR-DTC	radioactive iodine-refractory differentiated thyroid cancer	放射性碘难治性分化型甲状腺癌
RASS	renin-angiotensin-aldosterone system	肾素 - 血管紧张素 - 醛固酮系统
RBC	red blood cell	红细胞
RECIST	response evaluation criteria in solid tumour	实体瘤疗效评价标准
RESLES	reversible splenial lesion syndrome	可逆性胼胝体压部病变综合征
RF	rheumatoid factor	类风湿因子

RLS	reaction level scale	反应水平分级
SaO₂	arterial oxygen saturation	动脉血氧饱和度
SDSS	social disability screening schedule	社会功能缺陷筛选量表
sJIA	systemic juvenile idiopathic arthritis	全身型幼年特发性关节炎
SPECT	single photon emission computed tomography	单光子发射计算机体层摄影
sPPH	severe postpartum hemorrhage	严重产后出血
SRS	somatostatin-receptor scintigraphy	生长抑素受体闪烁显像
SSA	somatostatin analog	生长抑素类似物
Syn	synaptophysin	突触生长蛋白
T	testosterone	睾酮
T₁WI	T₁ weighted image	T₁加权像
T₂WI	T₂ weighted image	T₂加权像
T₃	triiodothyronine	三碘甲状腺原氨酸
T₄	thyroxine	甲状腺素
TACE	transcatheter arterial chemoembolization	经导管动脉栓塞化疗
TBIL	total bilirubin	总胆红素
TC	total cholesterol	总胆固醇
TdT	terminal deoxynucleotidyl transferase	末端脱氧核苷酸转移酶
TG	triglyceride	甘油三酯
Tg	thyroglobulin	甲状腺球蛋白
TgAb	thyroglobulin antibody	甲状腺球蛋白抗体
TKI	tyrosine kinase inhibitor	酪氨酸激酶抑制剂
TM	talaromyces marneffei	马尔尼菲篮状菌
TmAb	thyroid microsome antibody	甲状腺微粒体抗体
TMB	tumor mutation burden	肿瘤突变负荷
TOMO	helical tomotherapy	螺旋断层放射治疗

TP	total protein	总蛋白
TPOAb	thyroid peroxidase autoantibody	甲状腺过氧化物酶自身抗体
TSH	thyroid stimulating hormone	促甲状腺激素
TT	thrombin time	凝血酶时间
TTF-1	thyroid transcription factor-1	甲状腺转录因子-1
Vim	vimentin	波形蛋白
WBC	white blood cell	白细胞

首诊科室	病例	病例	最终诊断	页码
产科	病例 19	产后出血到底该不该切子宫	产后出血	167
儿科	病例 10	1 岁小儿消化道出血险丧命,究其原因为哪般	1. 十二指肠球部溃疡并出血 2. 重度贫血 3. 腹泻病	77
风湿免疫科	病例 27	关节肿痛患者发热、皮疹、全血细胞减少,元凶是谁	1. 发热查因,噬血细胞综合征可能性大 2. 感染性疾病待观察 3. 幼年特发性关节炎全身型 4. 化疗后骨髓抑制Ⅳ度 5. 流感可能 6. 轻度贫血 7. 低蛋白血症	260
骨科	病例 1	胸椎管内外肿瘤到底谁来切	1. 胸 8~9 椎管内、外神经鞘瘤 2. 神经功能 Frankel 分级 D 级	1
骨科	病例 5	复杂枕颈畸形	1. 复杂枕颈畸形:①难复性寰枢脱位;②颅底凹陷症;③寰枕融合;④枢椎发育异常;⑤骨性斜颈 2. 延髓脊髓损伤并不全四肢瘫(ASIA 评分 D 级)	33
呼吸内科	病例 22	反复发热,肺部占位,元凶竟是淋巴瘤	非霍奇金淋巴瘤弥漫大 B 细胞型Ⅳ期 B 组	191
呼吸内科	病例 23	中年男性患肺炎为何反复不愈	1. 系统性血管炎结节性多动脉炎(累及心脏、呼吸、神经、消化、泌尿、皮肤) 2. 右肺支气管扩张并感染 3. 低蛋白血症	200
呼吸内科	病例 26	游走的肺部阴影	隐源性机化性肺炎	252

续表

首诊科室	病例		最终诊断	页码
临床营养科	病例 16	骨感美真的健康吗	1. 神经性厌食症 2. 重度营养不良、恶病质 3. 广泛性焦虑障碍 4. 营养不良性心包积液 5. 营养不良性贫血 6. 骨质疏松 7. 闭经	140
泌尿外科	病例 4	怎样对付"缠人又善变"的前列腺癌君	前列腺癌 $T_2M_0N_0$ Gleason 评分 8 分	26
内分泌科	病例 6	是男是女,谁说了算	21-羟化酶缺乏症(单纯男性化型)	46
内分泌科	病例 33	无水乙醇注射治疗胰岛素瘤	胰岛素瘤	308
皮肤科	病例 20	基底细胞癌如何手术	右鼻面沟及右鼻侧壁基底细胞癌(硬斑病样型)	176
皮肤科	病例 32	以皮肤表现为线索的艾滋病合并多重致死性深部真菌感染	1. 艾滋病 2. 播散性隐球菌病 3. 播散性马尔尼菲篮状菌病 4. HIV 相关性血小板减少症 5. 肺结核	301
器官移植科	病例 3	肝移植术后门静脉血栓如何破解	1. 肝移植术后门静脉血栓形成(Yerdel 分级Ⅱ级) 2. 门静脉高压合并食管-胃底静脉曲张破裂出血 3. 失血性休克 4. 轻度贫血 5. 营养不良 6. 胆瘘 7. 肝门部脓肿穿刺引流术后 8. 肝移植状态	20
乳腺外科	病例 18	女大学生罹患乳腺癌,治愈率与生活质量如何兼得	右乳浸润性导管癌,$ypT_2N_0M_0$,cPR,Luminal B 样(HER2 阳性)	160

续表